Tom Monte

und die Herausgeber des
EastWest Natural Health

Die fünf Wege der Heilung

Chinesische Medizin, Ayurveda,
westliche Schulmedizin, Homöopathie
und Naturheilkunde

Aus dem Amerikanischen von Rita Höner und Katja Kreis

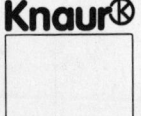

Rob Allanson zum Gedächtnis,
dem Lehrer und Freund

ALTERNATIV HEILEN

Herausgegeben von Gerhard Riemann

Tom Monte hat zahlreiche Bücher zu Gesundheits- und Umweltthemen verfaßt und schreibt regelmäßig Artikel für namhafte Zeitungen und Magazine, u. a. für »The Chicago Tribune«, »Saturday Evening Post« und »New Age Journal«. Als Herausgeber betätigte er sich für »Nutrition Action« und »EastWest Natural Health«.
Mit seiner Frau und seinen drei Kindern lebt er in Amherst, Massachusetts.

Dieses Buch wurde auf chlor- und säurefreiem Papier gedruckt.

Deutsche Erstausgabe April 1995
© 1995 für die deutschsprachige Ausgabe
Droemersche Verlagsanstalt Th. Knaur Nachf., München
Das Werk einschließlich aller seiner Teile ist urheberrechtlich geschützt.
Jede Verwertung außerhalb der engen Grenzen des Urheberrechtsgesetzes
ist ohne Zustimmung des Verlages unzulässig und strafbar. Das gilt
insbesondere für Vervielfältigungen, Übersetzungen, Mikroverfilmungen
und die Einspeicherung und Verarbeitung in elektronischen Systemen.
Titel der amerikanischen Originalausgabe »World Medicine«
© 1993 Natural Health
Originalverlag Jeremy P. Tarcher/Perigee Books, New York
Umschlagillustration Susannah zu Knyphausen
Satz DTP ba · br
Druck und Bindung Ebner Ulm
Printed in Germany
ISBN 3-426-76074-6

5 4 3 2 1

Inhalt

Liste der Abbildungen

Danksagung

Ich kann unmöglich all den Freunden, die mich beim Schreiben dieses Buches unterstützten, namentlich danken. Die folgenden Menschen, deren Hilfe bei seiner Verwirklichung von großer Bedeutung war, möchte ich trotzdem besonders erwähnen:

Leonard Jacobs, der mich beruflich auf tausenderlei Weise unterstützte.

Die Lehrer, Heiler und Seher – von denen viele auf den folgenden Seiten zitiert werden –, die Laien das Wissen und die Werkzeuge zur Selbstheilung gaben, insbesondere Michio und Aveline Kushi sowie Nathan und Ilene Pritikin, von denen ich eine neue Einstellung zur Gesundheit und Heilung lernte.

Robert Allanson und William Tims, die Anfang der 80er Jahre eine Artikelreihe für das *East West Journal* schrieben, in der sie die östlichen und die westlichen Ansichten über den Körper erstmals zu einer Synthese vereinigten.

Die Herausgeber Mark Mayell und Connie Zweig vom *Natural Health*-Magazin sowie Jeremy P. Tarcher, die mich beim Schreiben auf Kurs hielten.

Meine Frau Toby und meine drei Kinder, die mich jeden Tag zu dieser Arbeit inspirierten und mich unterstützten.

Einführung: Magie und Mysterium des menschlichen Körpers

> Die Biomedizin hat der modernen westlichen Gesellschaft nicht nur eine Grundlage für die wissenschaftliche Krankheitsforschung zur Verfügung gestellt, sie ist auch zu unserer speziellen kulturellen Einstellung zur Krankheit geworden, das heißt zu unserem allgemeingültigen Modell.
>
> *George Engel*

Der Körper des Menschen ist ein Reich voller Wunder, das Ehrfurcht einflößt. In jedem von uns ist mehr Magie, als die menschliche Phantasie je erdacht hat, und die Funktionsweise des Körpers ist mit dem Intellekt kaum zu erfassen und noch weniger nachzuahmen. Das Herz schlägt 100 000mal am Tag, 2,5 Milliarden mal bei einer durchschnittlichen Lebensdauer. Die Augen nehmen 10 Millionen Lichtnuancen wahr. Die Nase unterscheidet zwischen Tausenden von Gerüchen und Düften. Das Gehirn nimmt Milliarden winziger Informationseinheiten auf, sortiert sie und reagiert entsprechend. Wer über den Aufruhr der Gefühle, die Einsichten und Kenntnisse des Verstands oder die Reinheit kindlicher Liebe nachdenkt, wird sich respektvoll fragen müssen, wie so viel Wunderbares in einem räumlich und zeitlich so begrenzten System enthalten sein kann.

Noch keinem Künstler ist es gelungen, das Geheimnis ganz einzufangen, das sich in den Augen spiegelt, die Anmut und

die Kraft der Hände, den Schwung des Gangs. Im Körper begegnen sich Kunst und Funktionalität.

Aber nicht nur mit Verwunderung nähern wir uns dem
menschlichen Körper, auch mit Angst. Wir brauchen nur auf
unseren Herzschlag zu hören oder an all die elektrischen
Impulse zu denken, die durch das Gehirn rasen, um die
Zerbrechlichkeit des Lebens zu erkennen. Wenn ein Kind
in eine Muschel hineinhört, hört es den Ozean rauschen,
aber wenn ein Erwachsener sein Ohr an den Brustkorb eines
anderen legt, hört er den Rhythmus von Leben und Tod und
das Flüstern der Unsterblichkeit. Der Körper reicht über die
Grenzen der Wissenschaft hinaus in die Welt von Ethik,
Kultur, Religion und Spiritualität.

Viele Welten sind im Körper enthalten. Wenn Sie daher einen Anatomen, einen Psychologen, einen Künstler und einen Priester nach seiner Einstellung zum Körper befragen,
werden Sie vier unterschiedliche, aber gleichermaßen korrekte Antworten bekommen. Wenn Sie in andere Kulturen
reisen und dieselben Fragen einem indischen, einem chinesischen und einem indianischen Heiler stellen, wird ebenfalls jeder die menschliche Physis anders beschreiben, aber
auch diese Auskünfte werden richtig sein. Keine Ansicht ist
für sich genommen endgültig und maßgeblich.

In jeder Kultur glauben die Menschen gern, daß sie als einzige den Körper und das Leben »richtig« sehen. Im besten
Fall ist dies ein kurioser Charakterzug, im schlimmsten eine
Form blinder Arroganz. Es gibt keine »beste« Einstellung
zum Körper, genausowenig wie es eine beste Sprache gibt.
Das große Geheimnis, das der menschlichen Form inne-
wohnt, läßt sich auf vielerlei Weise verstehen. Jedes Modell
besitzt seine Stärken und Schwächen, seine Einsichten und
Grenzen.

Wir leben in einer Zeit, in der die Menschen über ihren Körper informiert sein wollen. Wir wollen unsere Gesundheit und unsere Gesundheitsversorgung selbständiger handhaben. Viele von uns möchten Krankheiten selbst heilen oder ihnen vorbeugen und Verfahren benutzen, die weniger schädliche Nebenwirkungen haben als viele der modernen Pharmazeutika. Daher wenden wir uns verstärkt den Werkzeugen der Vergangenheit zu und verbinden sie mit den Techniken und dem Verständnis der modernen Wissenschaft.

Heute überschreiten Menschen ihre kulturellen Grenzen, um die Ansichten anderer Traditionen und anderer Völker zu verstehen. In der Medizin bauen wir Brücken zwischen Ost und West, Antike und Moderne, Geist und Materie. Dabei stehen wir vor der Herausforderung, die Kluft zwischen unterschiedlichen Weltanschauungen zu überbrücken. Die alten Völker – im Osten und im Westen – hielten die Welt für ein einheitliches Ganzes, in dem alle Phänomene eng miteinander verbunden sind. Der moderne Mensch sieht das Leben als eine Reihe zusammenhangloser, unverbundener Teile.

Die mechanistische Einstellung zum menschlichen Organismus hat ein technisches Modell der Gesundheit gefördert, bei dem Krankheiten auf Schwierigkeiten in der Mechanik und die ärztlichen Therapien auf technische Manipulationen reduziert werden.

Fritjof Capra

Wir bemühen uns heute darum, diese Grundeinstellungen in Einklang zu bringen, besonders im Bereich des Heilens. Wir wollen die einzelnen Organe und Funktionen verstehen, aber auch sehen, wie sie mit der Ganzheit von Körper, Seele und Geist zusammenhängen. Wir möchten uns selbst und unseren Körper besser begreifen, um so besser und befriedigender zu leben.

Der Körper – Freund oder Feind?

Zu den Schwächen der modernen Einstellung zur Gesundheit gehört die Überzeugung, daß wir Opfer der vorprogrammierten Alterung des Körpers oder von Keimen sind – winzigen Stoffen, die unsichtbar, bösartig und ansteckend sind. Wir »fangen uns eine Erkältung ein«, »bekommen« eine Grippe, als ob die Krankheit mysteriös vom Himmel fiele. Andere häufige Sätze zeigen diese Denkweise ebenfalls. »Er war sein ganzes Leben lang nicht einen Tag krank, und dann bekommt er plötzlich das!« Unserem Freund ging es also gut, er lebte sein Leben, und unversehens bricht sein Körper zusammen. Er wird das unschuldige Opfer einer geheimnisvollen Krankheit.

Unsere Behandlungsmethoden zeigen diese tiefsitzenden Einstellungen noch deutlicher. Die meisten Behandlungen sollen Symptome unterdrücken oder Eindringlinge vernichten. Denken wir je darüber nach, ob der Körper uns durch diese Symptome vielleicht etwas sagen will, ob etwas in unserem Verhalten diese Krankheit verursacht hat, ob die übliche Erkältung letztendlich unserer Gesundheit nützt? Wie viele von uns glauben, daß der Körper die Kraft hat, sich selbst zu heilen?

Wenn Sie die Sprache des Körpers verstehen und aus Ihren Krankheiten etwas lernen wollen, müssen Sie damit anfangen, Ihren Körper als einen Freund mit eigenem Funktionssystem, eigener Heilkraft und eigenen Gesetzen zu sehen.

Sehr oft betrachten die Menschen den Körper als Feind – er läßt sie im Stich, wenn sie es am wenigsten erwarten oder ihn am nötigsten brauchen.

In diesem Buch untersuchen wir die verschiedenen Möglichkeiten, den Körper und die Gesundheit zu sehen. Wir zeigen, daß es viele Wege gibt, den Körper zu verstehen – Methoden, an die Sie noch nicht gedacht haben, die aber Veränderungen darin bewirken, wie Sie sich sehen, wie Sie Ihren Körper behandeln und wie gut er funktioniert. Wir hoffen, daß Sie eine bessere Beziehung zu Ihrem Körper bekommen und ihn als Freund erkennen.

Die wissenschaftliche Medizin im Westen beschäftigt sich hauptsächlich mit objektiven, unpersönlichen, physiochemischen Erklärungen von *Erkrankungen* und ihrer technischen Kontrolle. Viele traditionelle Heilsysteme dagegen drehen sich um das gesamte Phänomen der *Krankheit*, das heißt um die persönliche und soziale Erfahrung von Erkrankung ... Während die westliche wissenschaftliche Medizin sich auf das *Abstellen der Erkrankung* konzentriert, will die traditionelle Medizin vor allem *die Krankheit heilen* – das heißt, die individuelle und soziale Reaktion auf Erkrankung behandeln.

David S. Sobel

Das ist nicht so schwer, wie Sie vielleicht denken. Es verlangt nicht mehr als das, was Sie jedem Freund geben würden: Aufmerksamkeit, Verständnis, Intelligenz, Liebe. Und warum nicht? Ihr Körper ist das größte Geschenk, das Sie je erhalten haben. Er ist auch eins der größten Paradoxe, dem Sie im Leben gegenüberstehen. Einerseits ist er unglaublich geheimnisvoll. Andererseits ist er so einfach und leicht deutbar, daß sogar ein Kind versteht, wie er funktioniert und was getan werden kann, um seine Gesundheit und sein Wohlbefinden zu fördern. Auf den folgenden Seiten beschäftigen wir uns mit diesem Paradox – dem Geheimnis und der Einfachheit des menschlichen Körpers. Wir machen Sie mit vielen Wundern Ihres Körpers bekannt. Und wir zeigen Ihnen einfache Maßnahmen, die Sie selbst ergreifen können, um gesund zu bleiben oder eine auftretende Krankheit zu überwinden.

Wir begeben uns auf eine Reise durch ein bemerkenswertes Reich, in dem Wunder und Magie alltäglich sind. An keinem anderen Ort dieser Welt geschehen wunderbarere Dinge als in unserem Körper.

Beginnen wir unsere Reise mit einem kleinen Ausflug: einem Spaziergang im Park. Es ist ein ganz normaler, aber dennoch wunderschöner Park – grüne Rasenflächen, Baumgruppen hier und da, ein See. Das Sonnenlicht wirft einen goldenen Schimmer auf die Blätter und das Gras unter unseren Füßen. Der Park ist gut besucht: Dort auf dem angrenzenden Sportplatz spielt eine Schulmannschaft Baseball; ab und zu streift ein Jogger Ihren Ellbogen; ein älteres Paar schlendert Arm in Arm vorüber, während auf einer Parkbank rechts von Ihnen ein junges Liebespaar sitzt. Weiter hinten versuchen ein Vater und sein Sohn, einen Drachen steigen zu lassen, während unter der stattlichen Eiche links eine junge Mutter ihre kleine Tochter mit einer Rassel unterhält. Auf einer weiteren Bank kuriert ein junger Mann eine Erkältung aus; er führt häufig ein Taschentuch zur Nase. Auf der anderen Seite des Parks schließlich, umspielt von Sonnenlicht und Schatten, führt ein älterer Chinese allein und mit langsamen Bewegungen einen Tanz aus, Tai-Chi genannt.

Bei dem Baseballspiel geht ein ungefähr 13jähriger Junge in voller Baseballkluft auf die Werferplatte zu. Von den Zuschauern auf der unüberdachten Tribüne, den Spielern im Feld und denen auf der Bank dringen Bruchstücke von Baseballgesprächen herüber. Der Schlagmann nimmt seinen Platz am Schlagmal ein, hebt den Schlagstock über die rechte Schulter und fixiert den Werfer. Dieser erwidert den Blick und macht sich bereit. Er sieht den Fänger an, der »Werfer« signalisiert. Der Wind wirbelt etwas Staub an der Werferplatte auf, während der Schiedsrichter – gekleidet wie Darth Vadar aus dem *Krieg der Sterne* – sich hinter den Fänger duckt und den Wurf erwartet. Das Duell hat begonnen. Der Wurf ist unterwegs. Der Schlagmann hat weniger als eine Sekunde Zeit, um den Wurf einzuschätzen und seinen Schlagstock so zu dirigieren, daß er den Ball trifft.

Es gehört zu den schwierigsten Aufgaben im Sport, einen fliegenden Baseball mit einem Schlagstock zu treffen; die Leistung wird noch größer, wenn Sie sich klarmachen, was der Körper fast gleichzeitig alles tun muß, um dieses Meisterstück zu vollbringen.

Der Schlagmann sieht den Baseball, weil dieser Energiewellen reflektiert, die elektromagnetische Strahlung bzw. Licht genannt werden. Diese Lichtwellen, die eine Geschwindigkeit von rund 300 000 km in der Sekunde haben, kommen im Auge des Schlagmanns an, bevor der Ball das Schlagmal erreicht. Die Augen stellen sich sofort auf die Lichtwellen ein, indem sie verschiedene Teile genau an sie anpassen: die Hornhaut, das klare, konvexe Fenster vorne am Auge; die Pupille, die Öffnung direkt vor der Linse; und die Linse selbst. Alle Anpassungen werden im Zusammenwirken von Muskeln im Auge vorgenommen, die auf Befehle des Gehirns reagieren. Das Gehirn sagt den verschiedenen Teilen der Augen, daß sie sich zusammenziehen oder ausdehnen sollen, je nachdem, ob es ein klares Bild erhält oder nicht.

Sobald das Licht ins Auge fällt, trifft es auf die Netzhaut, eine Nervenmembran von der Dicke einer Briefmarke im hinteren Bereich des Auges. Dabei entstehen bestimmte Chemikalien, die einen elektrischen Impuls abgeben, der dann über den Sehnerv von der Netzhaut zum Gehirn weitergeleitet wird. Die Sehrinde liegt im rückwärtigen Teil des Gehirns in der linken und in der rechten Hirnhemisphäre. Das Gehirn empfängt mehrere Bilder, weil das rechte und das linke Auge das Licht von einem leicht unterschiedlichen Ausgangspunkt aus wahrnehmen. Das Bild steht außerdem auf dem Kopf, da das Licht im Auge umgelenkt wird. Das Gehirn setzt diese Bilder sofort zusammen, und – aufgepaßt! Hier kommt der Baseball.

Es ist ein schneller Ball, ungefähr gürtelhoch, und er ist jetzt nah genug. Der Schlagmann schätzt den Wurf ein und beschließt auszuholen. Er hat den Bruchteil einer Sekunde Zeit, um den Schlagstock in Position zu bringen und den Ball zu treffen. Kein Problem, das kann er.

Elektrische Nervenimpulse schießen von der Sehrinde in andere Bereiche des Gehirns. Die Signale eilen zuerst zu den primitivsten Teilen, Kleinhirn und Brücke, die beide am oberen Ende der Wirbelsäule an der Gehirnbasis liegen. Hier sind computerähnliche Programme gespeichert, die Muskeln und Knochen so koordinieren, daß sie sich anmutig und harmonisch bewegen. Diese Programme sind in den vielen Stunden erstellt worden, die der Junge damit verbracht hat, seinen Schlag einzuüben. Als nächstes eilen elektrische Impulse zum motorischen Bereich der Großhirnrinde, einer dünnen Schicht grauer Zellen, die die gesamte Oberfläche des Gehirns bedeckt. Das motorische Rindenfeld liegt in einem Band, das sich über die linke und rechte Hirnhemisphäre erstreckt, ziemlich genau oben auf dem

Kopf. Die Großhirnrinde ist der am weitesten entwickelte Teil des Gehirns. Sie verfeinert die programmierten Bewegungen von Kleinhirn und Brücke, damit sie den Bedingungen dieses speziellen Wurfs genauer angepaßt sind. Vom motorischen Kortex werden Nervenimpulse – Befehle – ins Rückenmark und dann in die entsprechenden Körperteile – Schultern, Arme, Hände, Hüften, Beine und Füße – geschickt. Jedes Signal gibt jedem Teil des Körpers bestimmte Befehle, die in übereinstimmender Koordination ausgeführt werden. Niemand weiß genau, wie dies vor sich geht, aber es geschieht.

Die Augen unseres jungen Freundes folgen dem auf ihn zufliegenden Ball. Plötzlich bewegt er den Schlagstock. Der Körper dreht sich in der Höhe der Taille, der Kopf geht nach unten, Schulter und Arme fliegen nach oben. Der Ball ist zurückgeschlagen! Der junge Spieler besteht nur noch aus Ellbogen und Knien, während er zum ersten Laufmal rast. Die Köpfe von Zuschauern und Mitspielern folgen dem Ball, der sich jetzt in der linken Hälfte des Spielfelds befindet. Der Schlagmann umrundet das erste Laufmal und eilt zum zweiten, wobei er in einer Staubwolke verschwindet. Geschafft! Er lacht zufrieden, denn er ist stolz, daß er den Ball getroffen hat, genauso wie die eine Hälfte der Zuschauer, aber ihm ist gar nicht klar, was für ein Wunder er da vollbracht hat.

Das Wunder deuten

Zunächst hielten die Menschen das Funktionieren des Körpers für Zauberei. Bevor man vor ungefähr 6000 Jahren begann, Gesundheit und Körper systematisch zu untersuchen, benutzten unsere Vorfahren Zaubertränke, Amulette, Rin-

ge und Zauberformeln, um den Körper von den schädlichen
Dämonen zu befreien, die Krankheit und Leid brachten.
Vor allem die Augen galten als Sitz von Macht und Magie.
Krieger eines Volkes in Neuseeland aßen die Augen von
Häuptlingen, weil sie glaubten, eine Gottheit würde in ihnen
leben. Die Augen von Tieren wurden routinemäßig zur Behandlung von Augenproblemen benutzt. Ein altägyptischer
Trank gegen Blindheit bestand aus dem Wasser von Schwei-
neaugen, Honig und Blei; diese Mischung wurde den Augen
des Blinden eingeflößt. Die Erfolgsquote dieser Behandlung
wurde verständlicherweise nicht aufgezeichnet. Schamanen
benutzten die feurigen »Kräfte« der Augen, um Dämonen
zu erschrecken, die als Krankheitsursache galten. Viele traditionelle Völker glauben bis heute, daß Schamanen durch
die Macht ihrer Augen Menschen heilen oder verletzen können.

Die moderne Medizin geht bereits ihrer Abenddämmerung entgegen. Sie ist ungefähr 40 oder 50 Jahre alt, und inzwischen haben
ihre schädlichen Folgen die zunächst feierlich verkündeten Wohl-
taten eingeholt. Die Durchbrüche haben sich als Zusammenbrüche
herausgestellt, und das funkelnde Metall ist trübe geworden.

Robert Mendelsohn

Vor ungefähr 5000 Jahren, als man in China, Indien, Griechenland und Ägypten anfing, den Körper eingehend zu studieren, verließ die Menschheit den Dunstschleier des Aber-
glaubens. Trotz unterschiedlicher Sprachen und Symbole
gingen diese frühen Kulturen vom gleichen Standpunkt aus
an den Körper heran. Sie betrachteten das Leben als Ganzheit und Einheit. Körperliche, seelische und geistige Aspek-

te waren eins. Und jedes Einzelleben war mit dem Leben des Universums verbunden. Alle Dinge hatten Teil an dem einen Leben.

In China gilt diese grundlegende Einheit als Schöpfer von zwei archetypischen Kräften, die Yin und Yang genannt werden. Diese beiden Kräfte zeigen sich überall im Universum und machen die materielle Welt erst möglich. Wie die Pole eines Magneten ziehen Yin und Yang einander an und erzeugen so Bewegung und Energie. In China wird diese universelle Lebensenergie als Chi bzw. Qi bezeichnet.

Die Vorstellung von einer universellen Lebenskraft ist praktisch allen traditionellen Völkern gemeinsam. In Indien wird sie Prana genannt, in Japan Ki, und im alten Griechenland hieß sie Pneuma.

In einigen antiken Gesellschaften nahmen die Chirurgen einfache Operationen sowie Autopsien vor und erforschten Struktur und Funktion von Organen und Geweben. Der Grund für ihre Studien war dabei oft einfach die Frage: Was sorgt dafür, daß diese Masse Fleisch funktioniert? Was macht ein Organ lebendig? Ihre Antwort war, daß es außer dem physischen Körper etwas Grundlegenderes gibt, nämlich eine Energie, die das Leben selbst ist. Diese Lebensenergie durchdringt den gesamten Menschen und verleiht dem Körper Vitalität, Bewegung und Wirksamkeit. Die Lebenskraft gibt dem Körper auch die Fähigkeit, Wunden zu heilen, Krankheiten zu überwinden und Schwierigkeiten und Herausforderungen erfolgreich zu bestehen.

Wenn die Lebenskraft das Fleisch verläßt, tritt der Tod ein. Ohne sie hat keine Körperfunktion Dauer. Das Fleisch ist nur eine Masse irdischer Substanzen, die sofort zerfallen und wieder zu Erde werden.

Die Vorstellung, daß es eine Lebenskraft gibt, bezeichnet einen wichtigen Unterschied zwischen den frühen traditionellen und den modernen Gesellschaften, die von den Werkzeugen und Techniken der wissenschaftlichen Medizin beherrscht werden, und insbesondere zwischen Ost und West. Traditionelle Systeme, wie das chinesische und das griechische, sprechen dem Körper die Fähigkeit zu, sich selbst von Krankheiten zu heilen. Der Arzt hat nur die Aufgabe, die Heilkräfte des Körpers zu unterstützen. Die moderne Medizin dagegen benutzt Medikamente und Operationen, um eine Krankheit abzustellen. Antibiotika zum Beispiel töten einen Krankheitserreger, und die Chirurgie entfernt Organe und die damit zusammenhängenden Probleme. Anstatt die Heilkraft des Körpers zu fördern, benutzt der moderne Arzt die Medizin, um sich direkt mit der Krankheit auseinanderzusetzen.

Es ist wichtiger zu wissen, welche Art Patient eine Krankheit hat, als welche Art Krankheit ein Patient hat.   *Hippokrates*

Dem chinesischen System zufolge fließt die Lebenskraft in bestimmten Kanälen bzw. Meridianen durch den Körper. Diese Energiekanäle verbinden den ganzen Körper zu einem zusammenhängenden Ganzen, genauso wie eine integrierte Schaltung ein elektrisches Gerät verbindet. Die Energiekanäle verbinden auch einzelne Organe und Sinne, die so voneinander abhängen.

Gegensätzliche Ansichten über Krankheit im Alltag

Kehren wir in den Park zurück und sehen wir, wie unterschiedlich die alten und die modernen Systeme an dasselbe Problem herangehen. Genau vor uns lassen ein Vater und sein Sohn einen Drachen steigen. Der Drache schwebt, leicht im Wind schaukelnd, hoch in der Luft. Gelegentlich weht ein Windstoß ihn in Richtung auf die Bäume. Vater und Sohn folgen dem Drachen mit den Augen, und der Vater ermahnt den Sohn, den Drachen von den Bäumen wegzuhalten. Wir bemerken, daß der Junge eine Brille mit dicken Gläsern trägt; er ist kurzsichtig, was bedeutet, daß es ihm schwerfällt, weiter entfernte Dinge klar wahrzunehmen. Wahrscheinlich kann er den Drachen nicht deutlich sehen und dessen Entfernung zu den Bäumen nicht richtig einschätzen.

Die Chinesen sagen, die Gesundheit der Augen hänge vom Zustand der Leber ab. Die Leber, so die Chinesen, regiert die Augen, weil sie sie mit Qi versorgt. Die Leber gilt als Ursache der Sehkraft, denn sie sendet ständig Qi an die Augen. Eine ungesunde Leber kann die Augen nicht ausreichend mit Lebenskraft versorgen – die Muskeln und Bestandteile des Auges degenerieren und beeinträchtigen das deutliche Sehen. Für die Chinesen hängen fast alle Augenprobleme einschließlich fehlender Sehschärfe sowie grünen und grauen Stars mit Disharmonien in der Leber zusammen. Der Zusammenhang wird offensichtlich, wenn die Augen aufgrund von Gelbsucht und anderen Leberstörungen gelb werden. Die Beziehung funktioniert in beide Richtungen. Eine Überanstrengung der Augen kann zu Leberstörungen führen.

Traditionelle medizinische Systeme wie das chinesische sehen den Körper in einem Raster von sich immer weiter ausdehnenden Beziehungen. Das Funktionieren eines einzelnen Organs wird im Kontext des Ganzen gesehen. Ein Augenproblem betrachtet man daher als Symptom für eine ihm zugrundeliegende Disharmonie im Körper, insbesondere in der Leber. Ein chinesischer Heiler geht an das Augenproblem heran, indem er Augen und Leber behandelt und alles berücksichtigt, was diese Organe beeinflussen könnte: die Umwelt des Patienten, seine Ernährung, seine Beziehungen, sein Gefühlsleben, seine Arbeit und seine Aktivitäten. Sie alle werden im Hinblick auf ihre Folgen für den Qi-Fluß im Körper untersucht. In konzentrischen Kreisen wird immer weiter außen gesucht, bis Heiler und Patient an einer speziellen Ursachenreihe angekommen sind. Der Heiler gibt dann Empfehlungen zur Ernährung und verordnet bestimmte Kräuter, unter Umständen Massage oder Akupunktur und Körperübungen zur Wiederherstellung der Harmonie. Der chinesische Heiler will vor allem die zugrundeliegende Lebenskraft stärken, obwohl er von Fall zu Fall auch die Symptome lindert. Sobald die Lebenskraft wiederhergestellt ist, können die körpereigenen Heilmechanismen jede Krankheit oder Störung überwinden, auch Beeinträchtigungen der Augen.

Im Westen wird der Körper als biochemische Maschine betrachtet, deren Bestandteile voneinander getrennt werden können. Er wird in immer kleinere Einheiten zerlegt – in Gewebe, Organe, Zellen, Moleküle und Atome. Aus diesem Grund wird die westliche Wissenschaft oft als reduktionistisch bezeichnet, was bedeutet, daß sie nach dem *einen* Grundelement sucht, aus dem der Körper besteht oder – im Fall der Krankheit – nach dem *einen* Krankheitserreger oder körperlichen Störfaktor, der die Symptome bewirkt.

Für einen westlichen Arzt ist ein Augenproblem weitgehend auf die Augen und die mit ihnen verbundenen Teile beschränkt. Die Behandlung besteht in einer Brille, um die schlechte Sehkraft auszugleichen, oder Medikamenten bzw. einem chirurgischen Eingriff, um das nicht richtig arbeitende Auge zu korrigieren.

Der menschliche Organismus hat einen größeren Wirkungskreis, als wir denken, denn als lebendes Wesen ist er von einer »persönlichen Ökologie« nicht zu trennen, seinem Gleichgewicht mit der Welt. Der Körper ist auch ein sehr viel poröseres Wesen, als wir sehen – Millionen von Mikroorganismen und fremden Molekülen bewegen sich durch ihn. Diese Mitbewohner und Eindringlinge werden durch die homöostatischen, immunologischen und entgiftenden Systeme, durch die wohltätige Darmflora und andere ökologische Kräfte in Schach gehalten.   *Joseph D. Beasley*

Die Vorstellung von einer Lebenskraft geht noch weiter – sie zeigt sich auch beim Schwung des Baseballspielers. Die Leistung eines Sportlers oder eigentlich jede Handlung ist nicht nur ein biochemischer Vorgang, sondern eine Einstimmung auf diese alles durchströmende Lebenskraft, die dem Universum zugrunde liegt. Ein Spieler, der auf das Universum eingestimmt ist, kann im gegebenen Augenblick nicht anders als perfekt sein. Damit diese vollkommene Einheit von Körper und Lebenskraft sich einstellt, muß der Geist »leer« sein. Moderne Anhänger der traditionellen chinesischen Medizin sagen, daß biologische Erklärungen für das, was geschieht, wenn man einen Baseball trifft, nicht nur nutzlos sind, sondern auch die Fähigkeit stören, sich auf die Macht des Universums einzustimmen. Erklärungen werden vom Verstand geliefert, dem Aspekt unserer Identität, der Vorstellungen formt. Der Verstand analysiert und interpretiert Erfahrungen. Er sagt uns, welcher Teil der Erfahrung wichtig und welcher unwichtig ist. Für einen perfekten Schwung jedoch bedarf es eines »leeren« Geistes, leer von Etiketten und Vorstellungen und frei dafür, alle Fähigkeiten ungehindert auf die anstehende Aufgabe anzuwenden. Man denkt nicht über den Vorgang nach. Man führt ihn einfach aus und kommt so in Harmonie mit der Lebenskraft, die den Augenblick selbst erschafft. Durch die Einstimmung auf die zugrundeliegende Kraft bzw. Wahrheit werden Schlagmann und Ball eins.

In seiner Einführung zu Eugen Herrigels Buch *Zen in der Kunst des Bogenschießens* erklärt Daisetz T. Suzuki dieses Prinzip im Hinblick auf das Bogenschießen: »In bezug auf das Bogenschießen bedeutet dies, daß Schütze und Scheibe nicht zwei entgegengesetzte Dinge sind, sondern eine einzige Wirklichkeit. Der Bogenschütze ist nicht mehr seiner selbst bewußt, als stünde ihm die Aufgabe zu, die Scheibe vor ihm zu treffen. Dieser Zustand der Unbewußtheit wird aber nur erreicht, wenn er von seinem Selbst vollkommen frei und gelöst ist, wenn er eins ist mit der Vollkommenheit seiner technischen Geschicklichkeit. Dies ist etwas vollkommen anderes als jeder Fortschritt, der in der Kunst des Bogenschießens erreicht werden könnte.« Suzuki führt weiter aus, daß der Bogenschütze dann in Kontakt mit der höchsten Realität kommt, wenn er das Ichbewußtsein bzw. den Verstand ausschaltet.

Aus dieser Sicht hat es wenig mit dem Ball selbst zu tun, wenn man einen fliegenden Baseball trifft; vielmehr kommt es darauf an, die richtige Beziehung zur zugrundeliegenden Wahrheit – der höchsten Realität – herzustellen, die die Bewegungen von Ball, Werfer, Schlagmann und Schlag bestimmt.

Die Herstellung einer Beziehung zu dieser Realität hängt zum Teil von der eigenen Sensibilität und spirituellen Entwicklung ab. In bezug auf das Bogenschießen sagt Herrigel: »Unter Bogenschießen im hergebrachten Sinn, das er als Kunst achtet und als Vermächtnis ehrt, versteht der Japaner nicht einen Sport, sondern, so sonderbar dies zunächst auch klingen mag, ein kultisches Geschehen. Und somit versteht er unter ›Kunst‹ des Bogenschießens nicht ein durch vorwiegend körperliche Übung mehr oder weniger beherrschbares sportliches Können, sondern ein Können, dessen Ursprung in geistigen Übungen zu suchen ist und dessen Ziel in einem geistigen Treffen besteht: so daß also der Schütze im Grunde genommen auf sich selbst zielt und dabei vielleicht erreicht, daß er sich selbst trifft.« So wird das Spiel zu einer Möglichkeit, das Selbst zu entwickeln.

Nicht nur das Bogenschießen wird im Osten als spirituelle Übung betrachtet, auch die Selbstverteidigung. Der Mann, der unter den Bäumen im Park einen langsamen Tanz ausführt, übt eigentlich die Meditation. Tai-Chi, eine alte Kampfsportart, ist eine Möglichkeit, den Tao genannten Strom des Lebens wahrzunehmen, der um und in uns fließt. Der Mann bewegt sich, als würde er zu einer langsamen Musik graziös Luftmassen vor sich herschieben. Jede Handlung ist auf Harmonie angelegt: Ein Vorwärtsstoß wird abgerundet und zu einem Rückzug; der Rückzug wandelt sich fast automatisch zu einer Bewegung nach vorne. Er versucht, sich mit Yin und Yang des Qi in Einklang zu bringen und die Kraft wahrzunehmen, die das Universum in Gang hält. Dadurch, daß er sich in Harmonie mit dieser subtilen, aber allmächtigen Kraft bewegt, nimmt er nicht nur die Quelle der Gesundheit wahr, sondern lernt auch, sie zu sich heranzuziehen und zu beeinflussen. Er ist so vor negativen Einflüssen geschützt und wird selbst zu einer Kraft, die da, wo sie ist, regeneriert und heilt.

Sogar aus der Sicht der westlichen Wissenschaft ist die Vorstellung einer Grundenergie, die den Körper beseelt, nicht so weit hergeholt. Eigentlich ist der Körper ein elektrisches Gerät. Jedes Organ und das gesamte Nervensystem funktionieren auf der Grundlage elektrischer Ströme. Das Herz ist eine elektrische Pumpe. Es schlägt dank elektrischer Impulse, die im Herzmuskel durch zwei Knoten erzeugt werden, einem oben am Herzen und einem in der Wand, die die beiden Herzkammern voneinander trennt. Die von diesen Knoten abgegebenen elektrischen Ladungen fließen durch fibröse Bänder, die den Herzmuskel durchdringen, und regen die Ausdehnung und Zusammenziehung des Herzens an. Ausdehnung und Zusammenziehung werden eigentlich durch zwei entgegengesetzt geladene Ionen bewirkt, die gemeinsam Elektronen dazu veranlassen, die Bänder aus Muskelfasern entlangzufließen. Wie wir im letzten Kapitel sehen werden, wird die Hypothese, daß es eine aus elektromagnetischer Energie bestehende Lebenskraft gibt, jetzt auch von westlichen Wissenschaftlern ernsthaft erforscht und auf überraschende Weise bestätigt.

Wir scheinen individuelle Körper zu sein, aber diese Individualität ist auch ein ständiger Zustand des Gleichgewichts zwischen wahrer Persönlichkeit und anhaltender Teilhabe an der kollektiven Energie der ganzen Menschheit und alles Existierenden.

Richard Moss

Teil I
ALTE UND NEUE WEGE
DER HEILUNG

Traditionelle Völker auf der ganzen Welt verwenden seit langer Zeit Nahrungsmittel und Kräuter, Kompressen und Umschläge, Massagetechniken und Akupunktur, Abführmittel und Schwitzen als Therapie. In vier wichtigen medizinischen Systemen wurden diese Heilverfahren besonders weit entwickelt: dem chinesischen, dem Ayurveda Indiens, dem griechischen und in der Homöopathie.

Neben der Wirksamkeit spezieller Heilpflanzen oder Techniken geht es in ihnen jedoch um ein grundlegenderes Verständnis von Gesundheit. In traditionellen medizinischen Systemen wird Gesundheit im allgemeinen als Zustand des Gleichgewichts und der Ganzheit definiert. Die Systeme beruhen auf der Überzeugung, daß Menschen mit den großen Kräften, die den Kosmos in Gang halten, verbunden bzw. ihr Produkt sind. Krankheit entsteht, wenn eine oder mehrere dieser Kräfte in einem Menschen nicht mehr im Gleichgewicht sind. Die Medizin stellt das Gleichgewicht wieder her.

Für einen Chinesen entsteht Gesundheit dadurch, daß zwischen den gegensätzlichen Kräften Yin und Yang eine Harmonie hergestellt wird. Wenn die Organe im Gleichgewicht sind, wenn sie weder zu »zusammengezogen« noch zu »ausgedehnt« sind, fließt die Lebenskraft bzw. Qi ungehindert durch den Körper. Jedes Organ erhält dann die optimale Lebenskraft; es kann Krankheiten abwehren und Schlacken effizient beseitigen. Wenn jedoch ein Organ zu »zusammengezogen« oder zu »ausgedehnt« ist, wird der Qi-Fluß blockiert. Aufgrund der reduzierten Lebenskraft wird das Organ träge und ineffizient, es stagniert – ein perfekter Boden für Krankheiten.

Organe, Blutgefäße und Gewebe können sich aus vielen Gründen übermäßig zusammenziehen, etwa Streß, aufgewühlte Gefühle, zuviel tierische Nahrung und Salz, zuviel Arbeit und nicht genug Spiel, eine Verletzung oder fehlende körperliche Bewegung. Durch emotionale Disharmonie, Ernährungsfaktoren wie zuviel Zucker oder Alkohol, Drogen, fehlende oder zuviel Arbeit sowie fehlende körperliche Betätigung können Organe sich übermäßig ausdehnen. Die Gesundheit wird wiederhergestellt, indem man seine Lebensweise und damit die Organe bzw. das System des Körpers ins Gleichgewicht bringt. Dadurch kann die Lebenskraft wieder frei und ungehindert fließen. Sobald die Lebenskraft optimal durch den Körper fließt, können die Organe selbst die zugrundeliegenden Krankheitsursachen beseitigen. Sie können sich selbst heilen. Krankheit ist in einem solchen System ein Symptom für verminderte Lebenskraft.

Harmonie führt zu Gesundheit und einem langen Leben, sagen die Chinesen, die alten Griechen und die Inder. Durch die Beseitigung extremer Verhaltensweisen kann das Leben voll und ohne übermäßige Belastung genossen werden.

Das älteste medizinische Buch der Welt ist der *Innere Klassiker des Gelben Kaisers*, die Grundlage der chinesischen Medizin. Es beschreibt das Gleichgewicht von Yin und Yang so: Die alten Weisen wahrten »Mäßigkeit beim Essen und

Trinken. Ihre Aufstehens- und Schlafenszeiten entsprachen dem Auf- und Untergang der Sonne und waren nicht ungeregelt und chaotisch. Dadurch war ihr Körper mit ihrer Seele verbunden, so daß sie die ihnen zugeteilte Lebensspanne voll ausschöpfen konnten und bis zu 100 Jahre alt wurden, bevor sie starben.

Heute sind die Menschen nicht so; sie benutzen Wein als Getränk, und ihr normales Verhalten ist rücksichtslos. Sie betreten die Kammer (der Liebe) betrunken; ihre Leidenschaften erschöpfen ihre Lebenskräfte; ihre Wünsche verzetteln ihr wahres (Wesen); sie verstehen es nicht, in sich Zufriedenheit zu finden; sie haben nicht gelernt, ihren Geist zu beherrschen. Sie setzen ihre Aufmerksamkeit ein, um ihren Geist zu amüsieren, und schneiden sich so von den Freuden eines langen (Lebens) ab.«

Der Schutz der Lebenskraft durch Mäßigung war der Schlüssel zu Gesundheit und einem langen Leben. Hippokrates, der griechische Arzt, der heute als Vater der Medizin bekannt ist, dachte ähnlich. Er lehrte, daß Gesundheit erreicht wird, wenn die vier Körpersäfte im Gleichgewicht sind. Solange unter diesen Flüssigkeiten Harmonie herrscht, ist ein Mensch gesund. Wenn sie nicht mehr im Gleichgewicht sind, kommt es zu Krankheit.

Im griechischen und im chinesischen System werden Disharmonien vom Körper oft dadurch korrigiert, daß man die Stagnation bzw. die in ihm gespeicherten Überschüsse abfließen läßt. Hippokrates bezeichnete dieses Abfließen als Katharsis (von dem griechischen Wort *katharsis*, Reinigung), womit die Entschlackung bzw. Säuberung des Systems gemeint war, besonders der Därme. Eine gewöhnliche Erkältung etwa kann Schadstoffe und Schlacken beseitigen, die den Boden für Krankheiten bilden.

Die Natur heilt, der Arzt hilft

Für einen konventionellen Arzt sind die laufende Nase, das
Niesen, der Husten und die wässernden Augen einer typischen Erkältung nichts als störende Symptome, die vorzugs-
weise so schnell wie möglich zu beseitigen sind. Dazu dient
die medikamentöse Behandlung. Aus der Sicht der meisten
traditionellen medizinischen Systeme ist die übliche Erkältung mit ihrem Niesen, der laufenden Nase und dem häufigen Wasserlassen jedoch eine sehr effiziente Möglichkeit,
angesammelte Schadstoffe und Schlacken abzustoßen.

Hippokrates sagte, daß Gesundheit zwar der natürliche Zustand der Menschen ist, Krankheit aber ebenfalls ein natürlicher Prozeß ist, der einem organischen Muster folgt. Im
Verlauf einer Krankheit gibt es bestimmte Punkte, an denen
der Arzt eingreifen und den Patienten bei der Wiederherstellung seiner Gesundheit unterstützen kann. Hippokrates
nannte diese Punkte »Krisen« oder »geeignete Augenblik-
ke«, an denen das Gleichgewicht und die der Gesundheit
förderlichen Kräfte wiederhergestellt werden können. Hippokrates meinte auch, daß eine Krankheit der Entwicklung
bzw. Reifung dienen kann. Dem Wissenschaftler Philip
Wheelwright von der Universität von Kalifornien zufolge,
der ein Buch über die Vorsokratiker geschrieben hat, kann
Krankheit das herstellen, was Hippokrates eine neue »Reife« in der Mischung der inneren Elemente nannte.

Wie die Chinesen benutzte Hippokrates Nahrungsmittel,
Heilpflanzen und Körpertherapien (etwa Umschläge und
Kompressen), um das Gleichgewicht im Körper wiederherzustellen. »Richtige Speisen und Getränke, ein ruhiger Geist
und ein ruhiger Körper, angemessene körperliche Übungen
und ähnliches sorgen dafür, daß der Körper den Weg durch

die Krankheit und zurück zur Gesundheit möglichst schnell und beständig zurücklegt«, schreibt Wheelwright.

Heute beweisen Wissenschaftler die Wirksamkeit dieser Methoden, besonders der Heilpflanzen. Der Forscher Erwin Ackerknecht von der Johns-Hopkins-Universität meint: »Es ist erstaunlich, wie viele wirksame Arzneimittel die primitiven Völker kannten. Zwischen 25 und 50 % ihrer Arzneien haben sich als objektiv wirksam herausgestellt.« Dies ist nicht so verblüffend, wie es klingt. Die Weltgesundheitsorganisation hat 121 moderne Arzneimittel identifiziert, die ausschließlich aus pflanzlichen Bestandteilen zusammengesetzt sind. Ackerknecht weist darauf hin, daß das Wissen über viele Arzneimittel hauptsächlich von traditionellen Völkern stammt. Universitätsforscher untersuchen zur Zeit die heilenden Eigenschaften pflanzlicher Mittel, die von den Eingeborenen im brasilianischen Regenwald und anderen Stammeskulturen verwendet werden.

Wie haben die alten Völker ihre Methoden entdeckt? Die einfachste Antwort lautet: Durch Versuch und Irrtum. Wenn Sie jedoch einen chinesischen Weisen oder einen indianischen Medizinmann fragen, wie er zu seiner Information gekommen ist, werden Sie eine ganz andere Antwort erhalten.

»Seit alters ist die Verbindung zum Geistigen die Grundlage des Lebens«, sagte der Gelbe Kaiser. »Sie ist die Grundlage für Yin und Yang und Himmel und Erde. Die Weisen bewahrten den Geist der Natur und waren in Harmonie mit dem Atem des Geistes und daher in direkter Verbindung mit ihm.«

Richard Grossinger zitiert in *Wege des Heilens* einen amerikanischen Indianer, der erklärt, wodurch Mitglieder seines Volkes die Natur und ihre Heilkünste verstanden: »Wir wissen, was die Tiere tun, was Biber, Bär, Lachs und andere Geschöpfe brauchen, denn vor langer Zeit vermählten Männer sich mit ihnen und erwarben dieses Wissen von ihren Tier-Frauen. Heute sagen die Priester, daß wir lügen, aber wir wissen es besser.«

Die Cherokee-Indianer sagen, die Tiere hätten die Krankheit erfunden, um die Menschen zu dezimieren. Aber das Pflanzenreich entdeckte den Plan der Tiere und berief eine Versammlung ein, bei der die Pflanzen beschlossen, der Menschheit im Krankheitsfall Heilmittel zur Verfügung zu stellen. Alle Pflanzen sollten ein paar heilende Eigenschaften haben, egal wie gewöhnlich oder scheinbar nutzlos sie aussahen.

Für die traditionellen Völker wimmelte die Welt von lebenden Mächten, Lebenskräften und Geistern. Berge, Flüsse, Bäume und Felsen besaßen eine Persönlichkeit und sogar eine Seele. Die Einheit dieser Menschen mit der Natur war kein abstraktes Konzept, sondern eine tiefe und persönliche Beziehung, bei der sie mit den vier Winden, der Sonne, den Sternen und dem Mond sprachen. Sie waren die kleineren Götter, die Boten des Großen Geistes.

Der Heiler vermittelte zwischen der Welt der Menschen und der Welt der transzendenten Mächte. Heiler waren daher Ärzte und Priester zugleich. Schamanen in der ganzen Welt riefen die dem Universum innewohnenden Heilkräfte an, um den Kranken von bösen oder schädlichen Geistern zu befreien. Zwischen Geist, Körper und Seele gab es in der Vorstellung keine Grenzen. Alles, was im Geist war, äußerte sich im Körper, und umgekehrt. Das Leben wurde nicht als linear, sondern als kreisförmig wahrgenommen. Die Behandlung umfaßte daher Physisches und Spirituelles – bestimmte Nahrungsmittel, Kräuter und Körpertherapie, aber auch Rituale, Edelsteine, Kristalle und Gebete.

Heute wissen die Forscher, daß diese Methoden funktionieren. Die Erforschung der Kraft des Geistes hat gerade erst begonnen, aber Untersuchungen zeigen, daß das unsichtbare Reich der Gedanken, Gefühle und Überzeugungen die Gesundheit in positiver und negativer Hinsicht einschneidend beeinflußt. Studien haben gezeigt, daß der Glaube an die Genesung genauso wirkungsvoll sein kann wie Medikamente.

An der Mount Sinai School of Medicine in New York haben Dr. Steven J. Schliefer und seine Mitarbeiter festgestellt, daß Lebensumstände, die starke Emotionen auslösen – etwa ein Trauerfall – das Immunsystem schwächen. Bei Testpersonen, die vor kurzem einen geliebten Menschen verloren hatten, reagierten bestimmte Immunzellen, die Lymphozyten, nicht auf das Vorhandensein eines Krankheitserregers. Bei Männern, die eine Partnerin verloren haben, ist die Mortalitätsrate um 40 % höher als bei Männern der gleichen Altersgruppe, die nicht einen solchen Verlust erlitten haben. Solche Menschen sterben an einem gebrochenen Herzen, aber auch an einem zusammengebrochenen Immunsystem. Nach Abschluß der Trauerphase erholt das Immunsystem sich wieder.

Aber auch geringfügige Veränderungen der Stimmung und des Verhaltens beeinflussen die innere Chemie. Die Heilkraft des Lachens ist inzwischen belegt, und die Wissenschaft zeigt, daß sogar ein Lächeln die Stimmung und die innere Chemie verändern kann. Der Psychologe Dr. Robert Zajonc hat festgestellt, daß bestimmte Gesichtsmuskeln die Temperatur des durch das Gehirn fließenden Bluts verändern können. Diese Veränderungen wiederum beeinflussen die Gehirnchemie, insbesondere die Arbeitsweise des Hypothalamus. Andere Forschungen haben ergeben, daß Ver-

änderungen im Hypothalamus die Funktion des Immun-,
Drüsen-, Herzkreislauf- und des Atemsystems modifizieren.
So ist eine neue Form des Schamanismus entstanden, die
Psychoneuroimmunologie heißt; sie untersucht, wie der
Geist den Körper beeinflußt. Die Grenzen zwischen Körper,
Seele und Geist, die einst als unantastbar galten, sind wieder
durchlässig geworden.

Neue Ansichten gewinnen an Boden, die den alten Traditionen gleichen, aber von den modernen Wissenschaften erhärtet und verwandelt werden. Auch Medizin und Physik
bauen Brücken. Der Physiker entdeckt beim Blick in die
Welt des Atoms und seine noch kleineren Bereiche eine Einheit, die bei den alten Völkern Zustimmung und Verständnis
gefunden hätte. Die Worte des berühmten Physikers David
Bohm erinnern auf seltsame Weise an den Gelben Kaiser
oder Laotse: »Im Grunde muß das gesamte Universum (mit
all seinen ›Teilchen‹ einschließlich derer, aus denen die
Menschen, ihre Labors und ihre Beobachtungsinstrumente
bestehen) als ein ungeteiltes Ganzes verstanden werden, in
dem die Zerlegung in einzelne, unabhängig voneinander
existierende Teile keinen wesentlichen Platz hat.«

Obwohl Sprache und Bilder der traditionellen medizinischen
Systeme unterschiedlich sind, beruhen die meisten auf dem
Prinzip, daß Gesundheit ein Zustand des Gleichgewichts
bzw. der Ganzheit ist und von einer universellen Lebenskraft gesteuert wird; Krankheit entsteht durch Disharmonien
im Körper, die die Lebenskraft daran hindern, optimal und
frei zu fließen. Die Symptome einer Krankheit zeigen das
Bemühen des Körpers, sich selbst zu heilen. Wir wollen uns
die verschiedenen Heilsysteme einschließlich des modernen
schulmedizinischen Systems näher ansehen, um die jeweiligen Bilder zu verstehen und hinter sie zu schauen.

1. Die chinesische Medizin

Die Natur, Zeit und Geduld sind die drei großen
Ärzte. *Chinesisches Sprichwort*

Kein medizinisches System verdient die Bezeichnung
»traditionell« mehr als das chinesische. Die oft als »traditionell« bezeichnete moderne westliche Medizin ist erst
200 Jahre alt. Die chinesische Medizin dagegen kann auf ein
Alter von mindestens 3000 Jahren zurückblicken und wird
immer noch benutzt, um Millionen von Menschen in China
und anderen Ländern zu behandeln. Aus der Sicht eines traditionellen chinesischen Heilers ist die moderne Medizin das
»experimentelle«, »alternative« System, denn die Menschen haben relativ wenig Erfahrung mit ihm, und es ist weit
von den Lehren entfernt, auf denen das chinesische System
aufbaut.

Die chinesische Medizin beruht auf der Ansicht, daß die
Menschheit Teil einer umfassenderen Schöpfung ist, eines
größeren Körpers, nämlich des ganzen Universums. Wir alle
sind denselben Gesetzen unterworfen, die die Sterne, die
Planeten, die Bäume und die Erde regieren. Die chinesische
Medizin ist daher im Grunde »makroskopisch«, denn ihr
Verständnis von Gesundheit beginnt mit dem Verständnis
der Natur und der Gesetze, die sie regieren. Wer den Gesetzen der Natur gehorcht, wird mit guter Gesundheit, einem langen Leben und Glück gesegnet. Letztendlich führt

dieser Weg zu Einsichten ins eigene Leben und in das Leben des Universums.

Wenn der Chinese die Funktionsweise des Körpers untersucht, beschäftigt er sich mit Wesen und Ursprung des Universums. Alle Kräfte, die das Universum geschaffen und geformt haben, sind im Menschen präsent und bestimmen daher seine Gesundheit und sein Geschick. Die Sorge für die Gesundheit ist also eine spirituelle Unternehmung, bei der der Heiler als Arzt und Priester fungiert.

Yin und Yang, die zwei Prinzipien in der Natur, und die vier Jahreszeiten sind der Anfang und das Ende von allem und auch die Ursache für Leben und Tod. Wer die Gesetze des Universums mißachtet, beschwört Unglück und Heimsuchungen herauf, während die, die den Gesetzen des Universums folgen, frei von gefährlichen Krankheiten bleiben, denn sie haben Tao erreicht, den rechten Weg.   *Der Gelbe Kaiser*

Die chinesische Medizin beruht auf dem *Inneren Klassiker des Gelben Kaisers,* einem Buch, das vor mindestens 2500 Jahren geschrieben wurde. Es bildet auch die Grundlage des größten Teils der asiatischen Medizin, etwa der von Japan, Korea, den Philippinen und anderen asiatischen Ländern übernommenen Heilsysteme. (Die Ausnahme bildet Indien, das vielleicht vom chinesischen System beeinflußt wurde, aber ein eigenes System entwickelte, das Ayurveda genannt wird.) Eigentlich basieren alle östlichen Heilsysteme, die heute im Westen florieren – einschließlich Akupunktur, Shiatsu, Akupressur, Makrobiotik, Do-In und Sotai – auf der chinesischen Medizin.

Das erste Gesetz der chinesischen Medizin ist das Gesetz

von Yin und Yang. Den Chinesen zufolge stammt alles Leben und das gesamte materielle Universum von einer einzigen, Tao genannten Quelle, einem umfassenden und undifferenzierten Ganzen, das in allem vorhanden ist. Tao hat zwei entgegengesetzte Kräfte hervorgebracht – Yin und Yang, die archetypischen Gegensätze, die sich verbinden, um alle Dinge der materiellen Welt zu erschaffen. Ihre jeweiligen Charakteristika sind:

	YIN	YANG
kosmischer Körper	Erde	himmlische Reiche
	Mond	Sonne
Temperament	passiv	aggressiv
	geistig aktiv	körperlich aktiv
	folgend	führend
	schlafend	wachend
Tageszeit	Nacht	Tag
Jahreszeit	Herbst und Winter	Frühling und Sommer
magnetischer Pol	negativ	positiv
Temperatur	kalt	heiß
Dichte	zusammengezogen bis fest	ausgedehnt und hohl
Geschwindigkeit	langsam	schnell
relative Feuchtigkeit	feucht bis gesättigt	trocken
Sitz im Körper	Füße	Kopf
	untere Extremitäten	obere Extremitäten
Organe	dichte, innere Organe: Nieren, Lunge, Herz, Leber, Knochen	hohle, oberflächliche Organe: Därme, Milz, Gallenblase, Haut
Höhe	niedrig	hoch
Entfernung	nah	fern
Seiten	links	rechts
Licht	Dunkelheit	Licht
sexuelle Charakteristika	weiblich	männlich
Konstitution	weiblich	männlich

Yin und Yang sind relative Begriffe. Ihr Anteil bei einzelnen
Männern und Frauen ist unterschiedlich. Manche Frauen
sind mehr Yang als manche Männer. Jedes Geschlecht besitzt
jedoch ein ihm eigenes bzw. archetypisches Wesen. Männer
sind von ihrer Konstitution her mehr Yang, Frauen mehr Yin.
Sowohl Yin als auch Yang sind ohne das andere unvollstän-
dig. Durch ihre Verbindung erschaffen sie alle Phänomene.
Daher besteht alles aus einer einzigartigen Mischung beider.
Der Mond zum Beispiel ist Yin im Verhältnis zur Sonne.
Trotzdem besitzt er Yin- und Yang-Charakteristika, denn er
hat eine dunkle (Yin) und eine helle Seite (Yang).
Auch Menschen haben Yin- und Yang-Aspekte. Bestimmte
Charakteristika eines Menschen können Yin sein, andere
Yang. Ein passiver Mensch (Yin) etwa kann störrisch sein
(Yang), und ein chaotischer Mensch (Yin) kann tyrannisch
sein (Yang).
Die Übersicht zeigt, daß die Chinesen den Körper in Yin-
und Yang-Bereiche eingeteilt haben. Bestimmte Organe gelten als Yin, andere mehr als Yang. Die Anziehung von Yin
und Yang bringt Bewegung und Energie hervor – eine Energie, die in China als Qi bzw. Lebenskraft bekannt ist. Qi-
Energie ist überall um uns herum und erfüllt uns. Die Lebenskraft durchdringt das gesamte Universum; sie ist eine
unermeßliche Energiequelle, die allen zur Verfügung steht.

Die Energiekanäle des Körpers

Qi fließt in genau festgelegten Bahnen, den sogenannten
Meridianen, durch den Körper. Man kann sie sich als Ener-
gieströme vorstellen, die den Körper durchziehen. Es gibt
14 Meridiane, von denen 12 mit Organen im Körper in Ver-

bindung gebracht werden, während zwei unterschiedliche Systeme zusammenschließen.

Jeder Meridian verläuft vertikal und bringt Qi in die verschiedenen Teile des Körpers. Alle Bereiche werden mit Qi versorgt, es sei denn, ein Meridian ist blockiert, oder die Energie in ihm stagniert. In diesem Fall wird der Fluß der Lebenskraft disharmonisch. Solche Disharmonien können mit einem großen Felsen im Fluß verglichen werden: Auf der einen Seite staut sich das Wasser und wird zuviel und zu mächtig; auf der anderen Seite des Felsens fließt es nur noch spärlich.

Am Ende des 20. Jahrhunderts steht China vor einer historischen Entscheidung. Wie soll es die Reichtümer seiner traditionellen Medizin bewahren und gleichzeitig die präzisen Technologien und Erfindungen der westlichen Medizin übernehmen? Wir im Westen sehen uns alternative medizinische Praktiken und die Geist-Körper-Interaktionen nun sorgfältiger und weniger herablassend an. Wir benutzen wissenschaftliche Technologien, um unspezifische Therapien und Placebo-Effekte zu erforschen.   *Herbert Benson*

Diese Disharmonie – auf der einen Seite Yang, auf der anderen Yin – führt zu einer Disharmonie auf Organebene. Manche Organe werden zu »voll« bzw. überaktiv (Yang), andere zu »leer« und unteraktiv (Yin). Es kann zu einer übermäßigen Schwellung bzw. Expansion (Yang) oder einer zu starken Kontraktion (Yin) kommen.

Ohne ausreichende Lebenskraft beginnen Gewebe und Organe zu stagnieren. Sie können die Schlacken aus den Zellen nicht mehr abtransportieren. Wenn die Schlacken sich häufen, sind die das Blut reinigenden Organe überlastet.

Schließlich ist ihre Fähigkeit, das Blut zu reinigen, erschöpft. Die Ansammlung von Toxinen (Fett, Cholesterin, Ammoniak, Harnsäure, Triglyzerid und Kohlendioxyd) erzeugt ein Milieu, in dem Krankheiten sich manifestieren können.

Die Chinesen, die Griechen und die Inder glauben, daß die Symptome einer Krankheit eigentlich Anstrengungen des Körpers sind, sich selbst zu heilen. Durch Fieber, eine laufende Nase, Durchfall, häufiges Wasserlassen, Schwitzen und andere »Symptome« entledigt der Körper sich der krankmachenden Umstände.

Die Ansammlung von Toxinen schwächt das Immunsystem so, daß ein Virus sich im System festsetzen kann. Genauer gesagt: Die Ansammlung von Toxinen vermindert die Lebenskraft, die Grundlage der Gesundheit. Eine anhaltende Reduzierung der Lebenskraft führt zum Tod.

In der chinesischen Medizin ist die gesamte Gesundheitsvorsorge darauf ausgerichtet, Qi im Gleichgewicht zu erhalten. Die Behandlung einer Krankheit soll zwischen Unter- und Überversorgung, Yin und Yang, Harmonie herstellen.

Praktisch jedes Verhalten kann das den Körper durchströmende Qi beeinflussen. Zuviel Ruhe oder Zufriedenheit kann einen Menschen nachlässig und schwach machen (Yin), was durch mehr Arbeit und Aktivität (Yang) ausgeglichen und geheilt werden kann. Menschen, die zuviel arbeiten und zuviel Streß haben, brauchen dagegen Entspannung, um das Gleichgewicht und die Gesundheit wiederherzustellen.

Die Chinesen ordneten praktisch alle Aktivitäten, Nahrungsmittel und Kräuter auf einem Yin-Yang-Spektrum an. Weil dies relative Werte sind, können bestimmte Dinge oder Aktivitäten mehr »yang« als eine Sache und mehr »yin« als eine andere sein. Sport zum Beispiel ist mehr yang als Schreiben, aber im Vergleich zu Fernsehen, Essen oder

Schlafen, die zunehmend yin sind, werden beide als Yang-Aktivitäten eingestuft.

Die Chinesen benutzten die Wirkung von Nahrungsmitteln, Heilpflanzen und anderen therapeutischen Techniken, um Gleichgewicht und Harmonie im Körper wiederherzustellen. Wenn zum Beispiel jemand zu »zusammengezogen« ist, stellen »ausdehnende« Nahrungsmittel und Aktivitäten das Gleichgewicht wieder her; wenn er zu »ausgedehnt« ist, sorgen »zusammenziehende« Nahrungsmittel und Aktivitäten für Harmonie.

Die bekannteste Therapieform der chinesischen Medizin ist sicher die Akupunktur. Fast alle Menschen im Westen haben von ihr gehört oder sie gesehen, auch wenn nur wenige ihren Sinn verstehen.

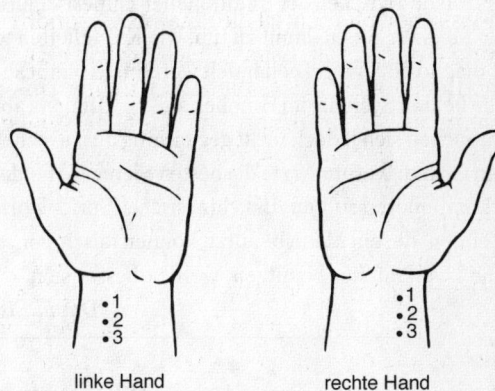

linke Hand   rechte Hand

Abb. 1: Akupunkturpunkte auf dem Handgelenk – Drei Punkte auf jedem Handgelenk entsprechen bestimmten Organen. Das linke Gelenk zeigt den Zustand von 1. Herz und Dünndarm; 2. Leber und Gallenblase; 3. Nieren und Blase. Die Pulse der rechten Hand zeigen den Zustand von 1. Lunge und Dickdarm; 2. Milz und Magen; 3. Meister des Herzens und Dreifachem Erwärmer.

Da die Qi-Energie eine nie versiegende Quelle ist, die die gesamte Umgebung durchdringt, kann sie in den Körper geleitet werden, um die Gesundheit wiederherzustellen. Ein Akupunkteur benutzt Nadeln als Antennen, um Qi in Organe oder Körpersysteme zu leiten. Die Nadeln können aber auch überschüssiges Qi abfließen lassen, Teile des Körpers, die kühl bzw. träge sind, wärmen, die Feuchtigkeit verringern oder erhöhen und exzessive Hitze reduzieren. Der Akupunkteur wählt dazu bestimmte Punkte auf bestimmten Meridianen und wendet dann unterschiedliche Nadeltechniken an, um zum gewünschten Ergebnis zu kommen. Es gibt ca. 2000 Punkte, aber traditionelle Akupunkteure arbeiten mit 150 bis 200.

Die Unterschiede zwischen der traditionellen chinesischen und der westlichen Medizin haben damit zu tun, wie Krankheiten wahrgenommen, diagnostiziert und behandelt werden. Es bleibt abzuwarten, wie die beiden Systeme im Hinblick auf die Effizienz abschneiden. Sie brauchen sich jedoch nicht gegenseitig auszuschließen. Es gibt keinen Grund, warum Ärzte die besten Elemente beider Schulen nicht kombinieren sollten. Ein chinesisches Sprichwort lautet: »Die Methoden, die ein Mann benutzt, können falsch sein; die Methoden, die zwei Männer benutzen, werden besser sein.«

David Eisenberg

Gesundheit und Krankheit werden mit Hilfe verschiedener Techniken diagnostiziert, etwa der Physiognomik (der Korrelation von Gesichts- und Körpermerkmalen mit inneren Organen), der Untersuchung von Zunge, Iris und Lederhaut des Auges und durch Fühlen des Pulses.

Die Pulsdiagnose wurde in China zu einer hohen Kunst ent-

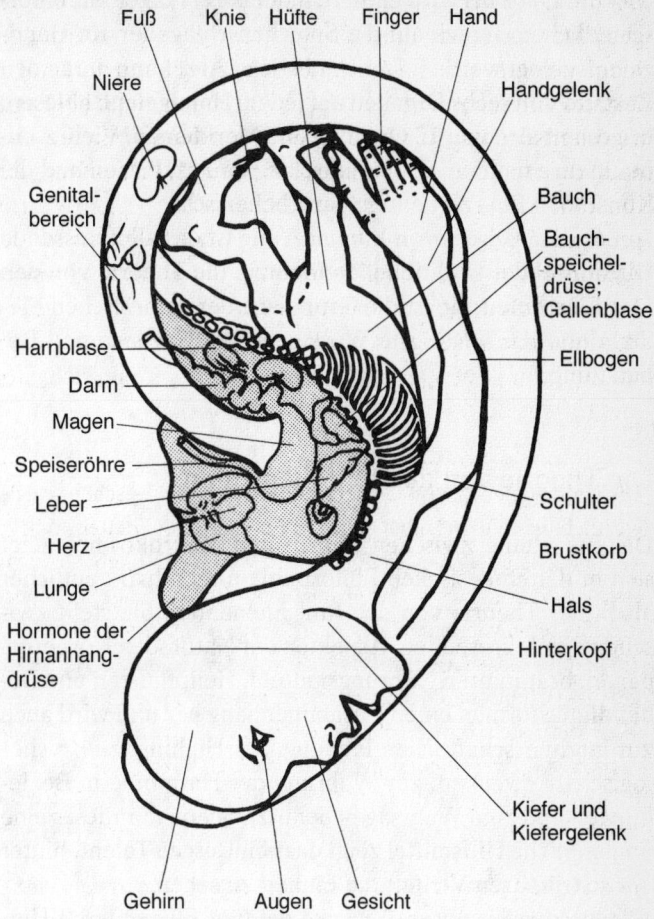

Abb. 2: Wie das Ohr den Körper offenbart – Die Chinesen erkannten vor
ungefähr 4000 Jahren, daß die Manipulation von Akupunkturpunkten am
Ohr bestimmte Krankheiten lindern kann. Die Ohrakupunktur ist von Chinesen und Franzosen weiterentwickelt worden.

wickelt. Der Puls wird gefühlt, indem drei Finger mit unterschiedlichem Druck auf die Speichenschlagader am Handgelenk gelegt werden. Der chinesische Arzt kann daran den Zustand von sechs Organen auf jedem Handgelenk ablesen, insgesamt also von 12 Organen und Meridianen. Viele Akupunkteure meinen, daß es jahrelang dauert, bis jemand die Kunst, den Puls zu deuten, ganz beherrscht.

Außer dem Gesetz von Yin und Yang ist das allumfassende Hilfsmittel der traditionellen Medizin die Theorie von den fünf Elementen; sie ist die Grundlage der chinesischen Medizin und das wichtigste Werkzeug bei Diagnose und Behandlung.

Die Theorie von den fünf Elementen

Die Beziehung zwischen Mikro- und Makrokosmos zeigt sich in der chinesischen Philosophie nirgendwo deutlicher als in der Theorie von den fünf Elementen. Sie stellt zwischen den Jahreszeiten, Aspekten der Natur, den Körperorganen, bestimmten Nahrungsmitteln, Heilpflanzen und Behandlungsformen einen Zusammenhang her und wird auch zur landwirtschaftlichen Planung, zur Heilung, zu psychologischen Zwecken, zur Wahrung der Harmonie in Beziehungen und zum Wahrsagen benutzt. Schon nur dieses eine unglaubliche Hilfsmittel zeigt das chinesische Talent, hinter der scheinbaren Vielfalt die Einheit zu sehen.

Wir werden für unsere Zwecke die fünf Elemente im Hinblick auf den Körper und die Heilung beschreiben. Die Theorie besagt, daß alle Veränderungen fünf Phasen durchlaufen. Jede Phase wird mit einer Jahreszeit, einem Element in der Natur und Organen im Körper in Verbindung ge-

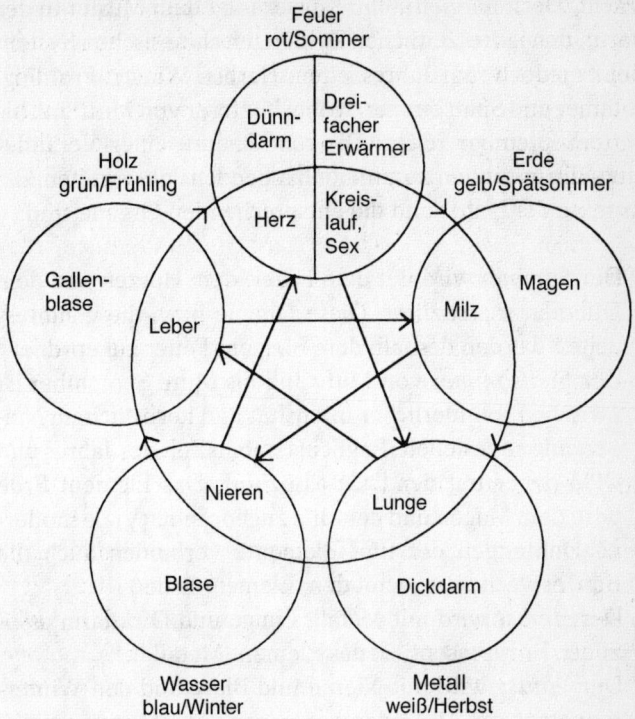

Feuer
rot/Sommer

Dünn-darm

Dreifacher Erwärmer

Holz
grün/Frühling

Erde
gelb/Spätsommer

Herz

Kreislauf, Sex

Gallen-blase

Magen

Leber

Milz

Nieren

Lunge

Blase

Dickdarm

Wasser
blau/Winter

Metall
weiß/Herbst

Abb. 3: Die fünf Elemente – Im Zentrum der traditionellen chinesischen Medizin steht die Theorie von den fünf Elementen, die von Heilern zur Diagnose und Behandlung von Krankheiten benutzt wird. Die fünf Elemente – Feuer, Holz, Wasser, Metall und Erde – stellen zwischen den Jahreszeiten, Aspekten der Natur, Körperorganen und bestimmten Nahrungsmitteln, Heilpflanzen und Behandlungen einen Zusammenhang her und werden auch zur landwirtschaftlichen Planung, zur Heilung, zu psychologischen Zwecken, zur Wahrung der Harmonie in Beziehungen und zum Wahrsagen benutzt. Schon nur dieses eine erstaunliche Hilfsmittel zeigt beispielhaft das chinesische Talent, hinter der scheinbaren Vielfalt die Einheit zu sehen.

bracht. Der Energiefluß im Körper folgt dem Muster in der Natur, den jahreszeitlichen Zyklen. Im chinesischen System gibt es jedoch fünf Jahreszeiten: Herbst, Winter, Frühling, Sommer und Spätsommer, wobei letzterer von Mitte Juli bis Mitte September reicht. Die fünf Phasen einer Veränderung, die mit ihnen zusammenhängenden Jahreszeiten, die Aspekte der Natur und die entsprechenden Organe sind:

– Der *Sommer* wird mit dem Feuer, dem Herzen und dem Dünndarm assoziiert. Diese Organe bzw. diese Jahreszeiten werden deshalb dem Element Feuer zugeordnet.
– Der *Spätsommer* von Mitte Juli bis Mitte September ist zwischen sommerlicher Intensität und herbstlichem Niedergang angesiedelt. Er gilt als stabile Zeit des Jahres und wird daher mit der Erde assoziiert. Das Element Erde wird dem Magen und der Milz zugeordnet. (Viele moderne Deutungen der fünf Elemente verbinden auch die Bauchspeicheldrüse mit dem Element Erde.)
– Der *Herbst* wird mit Metall, Lunge und Dickdarm assoziiert. Er repräsentiert das Element Metall.
– Der *Winter* wird mit Nieren und Blase und den Wintermonaten vom 21. Dezember bis zum 21. März assoziiert. Er steht für das Element Wasser.
– Der *Frühling* wird mit Leber und Gallenblase und dem Baum bzw. Holz assoziiert. Er verkörpert das Element Holz.

Die Anordnung dieser fünf Phasen auf einem Kreis (siehe Abbildung) zeigt, daß jede Phase zur nächsten führt. Jedes Element nährt die ihm zugeordneten Organe und gibt Qi dann an die nächste Phase weiter. Das Element Feuer zum Beispiel versorgt Herz und Dünndarm mit Qi und gibt Qi dann an das Element Erde weiter, an Magen, Milz und Bauchspeicheldrüse. Das Feuer wird deshalb als Mutter des Elements Erde bezeichnet, denn es versorgt die Erdorgane mit Lebensenergie. Dies wird als nährender bzw. schöpferischer Zyklus bezeichnet.

- *Holz nährt Feuer.* Leber und Gallenblase versorgen Herz und Dünndarm mit Qi.
- *Feuer nährt Erde.* Herz und Dünndarm versorgen Milz und Magen (und Bauchspeicheldrüse) mit Qi.
- *Erde nährt Metall.* Milz und Magen versorgen Lunge und Dickdarm mit Qi.
- *Metall nährt Wasser.* Dickdarm und Lunge versorgen Blase und Nieren mit Qi.
- *Wasser nährt Holz.* Nieren und Blase geben Qi an Leber und Gallenblase weiter.

Das Leben besteht jedoch nicht nur aus der Weitergabe von Energie. Es gibt auch Grenzen. Auch Organe müssen gelenkt werden. Deshalb gilt es außer dem nährenden einen kontrollierenden Zyklus. Denken Sie zur Veranschaulichung an einen Fluß, der wegen der Menge an Wasser, aber auch wegen seiner Ufer so mächtig dahinströmt: Sie lenken den Wasserstrom, indem sie Grenzen setzen. Ohne diese Begrenzung würde das Wasser das Ufer überfluten und eine Überschwemmung auslösen und so den Fluß und die umliegende Landschaft zerstören. Solange dem Wasser Grenzen gesetzt werden, hat der Fluß die Kraft, Hindernisse aus dem Weg zu räumen, Schlacken zu beseitigen oder auch eine Turbine anzutreiben, die durch Wasserkraft Strom erzeugt. Das Wasser repräsentiert die den Fluß nährende Kraft, das Ufer den kontrollierenden Einfluß.

Entsprechendes gilt für den Körper. Organe müssen genährt und kontrolliert werden. Dann haben sie genug Kraft und Energie, um Schlacken zu beseitigen und die Harmonie aufrechtzuerhalten. Der kontrollierende Zyklus verläuft wie folgt:

- *Feuer kontrolliert Metall.* Herz und Dünndarm kontrollieren bzw. begrenzen die Energie in Lunge und Dickdarm.
- *Erde kontrolliert Wasser.* Magen, Milz und Bauchspeicheldrüse begrenzen bzw. kontrollieren den Energiefluß in Nieren und Blase.
- *Metall kontrolliert Holz.* Lunge und Dickdarm kontrollieren bzw. begrenzen die Energie in Leber und Gallenblase.
- *Wasser kontrolliert Feuer.* Nieren und Blase kontrollieren die Energie in Herz und Dünndarm.
- *Holz kontrolliert Erde.* Leber und Gallenblase kontrollieren den Energiefluß in Magen, Milz und Bauchspeicheldrüse.

Die Theorie von den fünf Elementen geht jedoch noch weiter. Jedes Element und jede Organgruppe wird durch bestimmte Nahrungsmittel und Heilpflanzen genährt und durch andere Nahrungsmittel und Heilpflanzen kontrolliert. Und jede Organgruppe wird nicht nur mit einer Jahreszeit assoziiert, sondern auch mit einer bestimmten Zeit des Tages oder der Nacht. Die Leber zum Beispiel ist zwischen 1 und 3 Uhr nachts am aktivsten; das Herz zwischen 23 und 1 Uhr; die Nieren zwischen 15 und 17 Uhr. Traditionelle östliche Heiler benutzen diese Informationen zur Diagnose und Behandlung. Wenn jedes Element ungestört arbeitet, sind keine Symptome vorhanden, und die Gesundheit ist optimal. Wenn dagegen ein oder mehrere Organe die Energie blockieren, wird das von ihnen versorgte Organsystem in Mitleidenschaft gezogen. Menschen, die ihre Leber schädigen, leiden daher oft an Herz- oder Dünndarmproblemen, während Menschen, die Milz, Magen und Bauchspeicheldrüse schädigen, an Dickdarm- oder Lungenkrankheiten leiden.

Ein Blick auf den Körper aus der Sicht der fünf Elemente zeigt sofort die Harmonie des Systems und die Wichtigkeit jedes Organs für den Körper als Ganzes. Im allgemeinen würden wir zum Beispiel sagen, daß Magen und Darm für die Verdauung verantwortlich sind, aber den fünf Elementen zufolge hängt die Verdauung völlig vom guten Funktionieren der Milz ab.

Die chinesische Medizin stellt eine bemerkenswerte Verbindung von technischer Kompetenz und spiritueller Kraft dar. Weil sie zugleich das Leiden erfolgreich lindert, wird sie die Aufmerksamkeit der Öffentlichkeit vielleicht schneller und vollständiger auf die einheitliche Sichtweise des Ostens lenken als jede andere Manifestation des östlichen Denkens.   *Leon Hammer*

Von der Biologie wissen wir, daß die Milz beschädigte und tote Zellen aus dem Blut herausfiltert und es mit Immunzellen anreichert, etwa Lymphozyten und anderen weißen Blutkörperchen. In der westlichen Medizin gilt die Milz nicht als lebenswichtig und wird daher bei bestimmten Krebsarten und anderen Störungen oft operativ entfernt.

Die östliche Medizin jedoch betrachtet die Milz als äußerst wichtiges und für das ordnungsgemäße Funktionieren des

Körpers unentbehrliches Organ. Milzenergie – das heißt von
der Milz ausgehendes Qi – steuert die Bewegung der Nahrung während der Verdauung und trägt dazu bei, die Nahrung durch den Darmtrakt zu transportieren. Dabei unterstützt sie den Dünndarm dabei, wichtige Nährstoffe in Blut
und Qi-Energie zu verwandeln. Die Milz schickt Qi in Lunge
und Dickdarm. Sie versorgt diese beiden Organe mit Lebenskraft und ermöglicht so das Atmen und die Beseitigung
von Schlacken.

Um zu veranschaulichen, wie der kontrollierende Zyklus
den Körper beeinflußt, wollen wir uns die Beziehung zwischen dem Element Wasser und dem Element Feuer ansehen.

Sehr oft essen die Leute zuviel Salz, was zu Nierenstörun-
gen führt. Nieren und Blase (Element Wasser) steuern die
Arbeit von Herz und Dünndarm (Element Feuer). Nieren-
störungen, vor allem solche, die durch übermäßigen Verzehr von Salz entstehen, verursachen daher Krankheiten
des Elements Feuer, etwa Herzkrankheiten und hohen Blutdruck. Wenn wir sie behandeln wollen, müssen wir das kontrollierende Element behandeln, in diesem Fall das Element
Wasser. Die deutliche Reduzierung von Salz, Ölen und Fetten und die Anwendung leichter Atemübungen (Element
Feuer) stärken die Elemente Wasser und Feuer und die entsprechenden Organsysteme.

Die chinesische Medizin ist so komplex und subtil, daß jede
Zusammenfassung ihr unrecht tut. Zu den beiden genannten
Grundprinzipien – dem Gesetz von Yin und Yang und den
fünf Elementen – kommen weitere diagnostische und medizinische Hilfsmittel, die auf dieser Grundlage aufbauen.
Krankheiten werden durch Disharmonien im Körper verursacht, die als »zu trocken« oder »zu feucht« charakterisiert

werden. Ein Organ kann zuviel »Hitze« oder »Feuer« enthalten. Es kann »kühl« oder »klamm« sein. Der Körper
kann auch zuviel »Wind« enthalten, was bedeutet, daß Organe oder Systeme, die reglos sein sollten, sich zuviel bewegen bzw. instabil sind. Diese Weiterentwicklung von Yin
und Yang und den fünf Elementen wird auf jede Krankheit
angewandt; eine Verstopfung etwa wird nicht nur durch
Stagnation verursacht, sondern auch durch zuviel »Kälte«
oder übermäßige »Trockenheit«.

Letztendlich werden alle Disharmonien jedoch durch die
Lebensweise eines Menschen verursacht, das heißt seine Be-
ziehung zum Universum. Der chinesische Heiler stellt die
Harmonie wieder her, indem er Heilpflanzen, Nahrungsmit-
tel und medizinische Praktiken mit Veränderungen in der
Lebensweise des Patienten kombiniert.

2. Die ayurvedische Medizin

> Durch die Regulierung des Prana können alle
> Krankheiten des Körpers an der Wurzel ausge-
> rottet werden; dies ist die geheime Wissenschaft
> des Heilens.　　　　*Swami Vishnudevananda*

Der Legende zufolge wurde das als Ayurveda bekannte System, die Wissenschaft vom langen Leben, einem
Hindu-Rishi bzw. einem »Seher« von Gott Indra gegeben.
Wann dies geschah, weiß niemand, aber die Forscher gehen
davon aus, daß das ayurvedische System mindestens auf
das 5. Jahrhundert v. Chr. zurückgeht und auf den Veden beruht, den ältesten philosophischen und spirituellen Schriften.

Wie das chinesische und das griechische System stellt Ayurveda die Gesundheit in einen Gesamtzusammenhang. Das
menschliche Leben, so die Hindus, ist eine Erweiterung des
Lebens des Schöpfers bzw. dessen, was die Veden als »kos-
misches Bewußtsein« bezeichnen. Grundlage der Gesundheit ist die Beziehung zu diesem kosmischen Bewußtsein.
Der Heiler hat die Aufgabe, die Harmonie zwischen dem
einzelnen und dem Leben des Universums dadurch wiederherzustellen, daß er die in jedem vorhandenen Kräfte des
Universums ins Gleichgewicht bringt. Diese Kräfte sind
komplementär, aber auch für sich ein Ganzes: Sie ergänzen
sich, haben aber doch eine eigene Identität und Wesensart.

Wie die meisten traditionellen Heilsysteme beruht auch die ayurvedische Medizin auf einem Schöpfungsmythos. Aus einem einzigen, einheitlichen und kosmischen Bewußtsein entstanden zwei Kräfte, eine männliche und eine weibliche, Shiva und Shakti. Sie verbanden sich, um die vielen Ebenen des Seins zu erschaffen, unter anderem die kosmische Intelligenz und die materiellen Formen, zu denen die Menschheit gehört.

Das kosmische Bewußtsein zeigt sich auch als Lebenskraft, die die Hindus »Prana« nennen. Sie hält das Leben in Gang und gibt nicht nur jedem lebenden Wesen Vitalität und Dauer, sondern bildet auch die Grundlage des Heilens. Die Lebenskraft äußert sich in physischer Form als fünf Elemente, die durch drei Kräfte, die sogenannten drei Doshas, zusammengehalten werden. Sehen wir uns zunächst die fünf Elemente an.

Wenn Sie ein Skalpell nehmen und den menschlichen Körper sezieren, lassen Sie nacheinander die Ebene der Organe, Gewebe, Zellen und Moleküle, Atome und Elementarteilchen hinter sich und stehen schließlich vor dem Nichts. Die gesamte physische Materie ist im Grunde ein Bündel von Energiewellen, die im Leeren schwingen. Aber ist diese Leere wirklich nichts, oder ist gerade sie der Schoß der Realität? *Deepak Chopra*

Ayurveda lehrt, daß der Körper aus fünf Urelementen besteht: Erde, Wasser, Feuer, Luft und Äther. Diese Elemente werden nicht nur rein materiell verstanden, sondern sind symbolische Kategorien, die Funktionen und Aspekte des menschlichen Körpers beschreiben.

Zerlegung und Resorption der Nahrung während der Verdauung etwa können als Feuerfunktion betrachtet werden. Der Verdauungstrakt des Menschen ist der Schmelztiegel des Körpers, sein Ofen, in dem die Nahrung zur Assimilation und Verwendung durch den Körper »vorbereitet« wird. Das Erdelement steht für alle mineralischen Substanzen, aus denen der Körper besteht, auch für die Verbindung, die Knochen und Knorpel herstellen und zur Muskelbildung beitragen (etwa Kalzium). Das Element Erde wird auch den festen Schlacken des Körpers zugeordnet. Wasser steht natürlich für alle flüssigen Substanzen des Körpers: Blut, Schleim, Lymphe, Hormone, Samenflüssigkeit, Fett, Urin und andere Flüssigkeiten. Es wird auch mit den Nieren und den Geschlechtsorganen assoziiert. Luft ist die Substanz, die den Körper belebt und ihm die Fähigkeit zur Bewegung gibt, und wird daher mit dem Nervensystem in Verbindung gebracht. Äther, das subtilste und abstrakteste der fünf Elemente, ist das Prinzip von Form und Idee, nach dem der Körper gestaltet wurde; er hält daher den Körper zusammen.

Da die Elemente als interdependente Funktionen betrachtet werden, treten bei ein und derselben Aktivität oft mehrere auf. Die Erde zum Beispiel ist zuständig für die Knochen, aber das Gehen, an dem Knochen und Muskeln beteiligt sind, umfaßt Erde und Feuer – das Feuer ist verantwortlich für die benötigte Energie.

Abb. 4: Der Sitz von Vata, Pitta und Kapha – Wie die Chinesen und die Griechen haben die traditionellen Heiler Indiens ein System entwickelt, das auf einer allgegenwärtigen Lebensenergie beruht. Das System wird Ayurveda genannt, die Lebenskraft Prana. Prana aktiviert Körper und Geist und äußert sich im menschlichen Körper durch die fünf Grundelemente (Äther, Luft, Feuer, Wasser und Erde) und die drei Grundprinzipien bzw. Doshas (Vata, Pitta und Kapha).

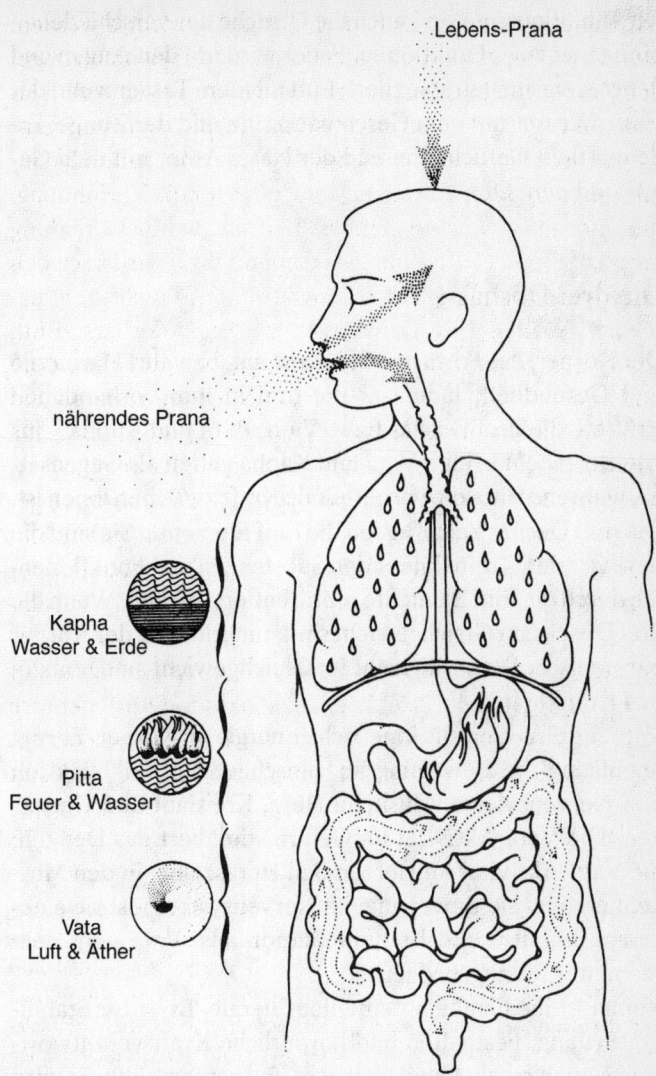

Lebens-Prana

nährendes Prana

Kapha
Wasser & Erde

Pitta
Feuer & Wasser

Vata
Luft & Äther

Die fünf Elemente sind auch die Ursache der verschiedenen Sinne und ihrer Funktionen. Feuer wird mit den Augen und dem Sehvermögen assoziiert; Luft mit dem Tastsinn und der Haut; Wasser mit dem Geschmackssinn und der Zunge; Erde mit dem Geruchssinn und der Nase; Äther mit dem Gehör und dem Ohr.

Die drei Doshas

Der Körper, der Form und Substanz hat, bewahrt Harmonie und Gesundheit, indem er die drei in ihm vorhandenen Kräfte – die drei Doshas bzw. Vata, Pitta und Kapha – ins Gleichgewicht bringt. Vata und Kapha gelten als Gegensätze, während Pitta die vermittelnde Kraft zwischen ihnen ist. Die drei Doshas beeinflussen die fünf Elemente. Sie sind die bewegenden Kräfte hinter den Substanzen und Funktionen, die durch die fünf Elemente repräsentiert werden. Wenn die drei Doshas im Gleichgewicht sind, funktioniert der Körper harmonisch. Wenn sie nicht im Gleichgewicht sind, entstehen Krankheiten.

Vata repräsentiert die kinetische Energie im Körper. Es regt unablässig die Bewegung an, einschließlich der Funktion von Nervensystem, Muskeln, Herz, Kreislauf und Gedanken. Die Vata-Aktivität im Gehirn stimuliert das Denken; die Vata-Aktivität im Herzen den Herzschlag; in den Muskeln erzeugt sie Bewegung; im Nervensystem löst sie elektrische Impulse und Kommunikation aus. Vata wird dem Element Luft zugeordnet.

Kapha ist die Quelle potentieller Energie. Es ist für Stabilität, Erdung, Festhalten und körperliche Kraft verantwortlich. Kapha macht Gewebe feucht und geschmeidig. Es wird daher mit den Lymphen und Schleim assoziiert und den Elementen Erde und Wasser zugeordnet.

Pitta ist am engsten mit dem Element Feuer verbunden. Es verursacht die Verbrennung von Energie und die Erzeugung von Hitze im Körper. Es regelt die Verdauung, die Assimilation der Nahrung und den Zellstoffwechsel. Es ist mit allen leidenschaftlichen Aspekten des Lebens verbunden – Hunger, Durst und Neugierde. Pitta vermittelt zwischen der kinetischen Energie (Vata) und der potentiellen Energie (Kapha). Genauso wie ein Feuer brennt und Bestand hat, indem es potentielle in kinetische Energie verwandelt, benutzt Pitta die zwei gegensätzlichen Kräfte, um den Körperfunktionen Bewegung und Beständigkeit zu verleihen.

Die Buddhisten ermahnen uns, den Finger nicht mit dem Objekt zu verwechseln, auf das er zeigt. Wir haben nicht nur vergessen, daß der Finger auf etwas zeigt oder auf was er zeigt, wir glauben auch, daß wir unsere Realität dadurch analysieren und verstehen können, daß wir den Finger sezieren und ihn in seine Atome und Moleküle zerlegen, als ob dies die höchste Realität wäre und uns unsere Fragen beantworten würde. Das ist nicht falsch, aber unvollständig. *Kenneth Pelletier*

Wenn Vata sich selbst überlassen bliebe, würde es sich verzehren; es würde das Leben in einer lodernden Flamme ständiger Aktivität zerstören. Kapha andererseits würde in Trägheit und Inaktivität verfallen. Pitta muß zwischen den beiden vermitteln; wenn jedoch Kapha oder Vata im Übermaß vorhanden sind, wird auch Pitta in Mitleidenschaft gezogen, denn damit Pitta richtig funktionieren kann, müssen Bewegung und Ruhe gleichermaßen vorhanden sein.

Wie wir gesehen haben, können alle drei Doshas im selben
Organ vorhanden sein, je nachdem, ob es gerade aktiv oder
im Ruhezustand ist. Trotzdem gibt es eine engere Beziehung
zwischen einzelnen Organen und bestimmten Doshas:

– *Vata*
  Knochen und Knochenmark
  Gehirn, besonders die motorische Aktivität
  Dickdarm, wenn aktiv
  Herz
  Lunge, besonders beim Atmen
  Nervensystem

– *Pitta*
  Blut
  Gehirn, bei der Synthese von gespeicherter Information,
    Gedächtnis und Lernen
  Augen, wenn wach
  Hormone, in ihrer aktiven Phase, wenn sie eine Aktivität
    anregen
  Leber
  Dünndarm, besonders bei Verdauung und Nahrungs-
    assimilation
  Milz

– *Kapha*
  Gehirn, besonders seine Fähigkeit, Informationen zu
    speichern
  Gelenke
  Lymphe
  Mund
  Magen
  Brusthöhlen

Die drei Doshas erzeugen und stimulieren die Körperfunktionen und führen auch zu individuellen Bewußtseinszuständen. Ihr Gleichgewicht sorgt für eine große Lebendigkeit, bei der Intellekt und Gefühle ausgeglichen sind; das Tun wird vom Bewußtsein der eigenen Grenzen bestimmt und das Verlangen durch Verständnis und Vergebung ausgeglichen. Eine Disharmonie der Doshas führt, besonders wenn eines von ihnen im Übermaß vorhanden ist, zu Verzerrungen in der Persönlichkeit.

Im besten Fall steht Kapha für emotionale Stabilität, »Zentriertheit« und Vergebung. Kapha-Menschen erkennen ihren Platz im großen Ganzen; Arbeit, Beziehungen und die Umgebung geben ihnen geistig-seelische Nahrung. Grenzen und Beschränkungen sind ihnen von Natur aus einsichtig.

Die Theorie von den drei Doshas ist einer der größten und erhabensten Beiträge des alten Indiens zur Kultur der Welt. Obwohl sie in Indien seit über 3000 Jahren bekannt ist und praktiziert wird, sind ihre Grundsätze in der zivilisierten Welt wenig oder nicht bekannt. In bezug auf die verschiedenen Heilsysteme der Welt ist die Lehre von den drei Doshas für das Verständnis von Krankheiten – und des Kranken – einzigartig und überragend. Ihr praktischer Wert bei Diagnose und Behandlung ist unübertroffen. Sie sollte von allen medizinischen Systemen studiert, aufgegriffen und angewandt werden.   *B. Bhattacharya*

Wenn Kapha nicht im Gleichgewicht ist, besteht die Tendenz zu Gewinnsucht, Ansammlung und Gier. Der Mensch kann nicht vergeben, hält an Beziehungen und Besitz fest und will mehr bekommen, als ihm aufgrund seiner Arbeitsleistung zusteht.

Vata sorgt für die natürliche Anmut der Bewegungen und ein gesundes Funktionieren der Motorik. Ein Mensch mit ausgeglichenem Vata versteht die Bedürfnisse seines Körpers und dessen natürliche Triebe. Er hat die gesunde Fähigkeit, Neues und Unbekanntes auszuprobieren und überholte Beziehungen und Verhaltensweisen loszulassen.

Wenn Vata nicht im Gleichgewicht ist, hungert ein Mensch nach sinnlichen Erfahrungen, besonders nach Sex. Er ist außerdem sehr ängstlich und besorgt und anderen gegenüber skeptisch; möglicherweise wird er von nervöser Energie beherrscht. Er ist unfähig, sich »geerdet« bzw. emotional stabil zu fühlen, und oft leicht erschöpft.

Der Körper des Menschen ist ein Miniaturuniversum. Was man im Körper nicht findet, findet man auch im Universum nicht. Daher die Formel der Philosophen, daß das innere Universum das äußere spiegelt. Wenn wir also vom Körper alles wissen würden, würden wir das Universum kennen.   *Mahatma Gandhi*

Pitta ist verantwortlich für die Sehnsucht nach Wissen, neuen Erfahrungen und Verständnis. Pitta sorgt dafür, daß man das Ganze sieht, widerstreitende Bedürfnisse versteht und scheinbar widersprüchliche Wünsche in Einklang bringt. Pitta-Typen sind bereit, Einzelheiten zu erkunden, Widerstände zu brechen, hart zu arbeiten und engagiert zu spielen. Wenn Pitta nicht im Gleichgewicht ist, kommt es zu starken Hungergefühlen, Verdauungsproblemen und Durst. Man ist nicht dankbar für das, was einem gegeben wurde, weil es nie genug scheint, und wütend, weil Erwartungen nicht erfüllt wurden. Pitta-Menschen können sehr viel Haß und Eifersucht empfinden.

Konstitutionstypen

Die Doshas äußern sich bei jedem Menschen in einer einzigartigen Kombination und erzeugen so die verschiedenen Körpertypen, die mehr zu dem einen oder anderen Dosha neigen. Manche Menschen haben einen Körpertyp, der vor der Geburt stärker von Vata beeinflußt wurde, andere haben mehr Pitta-Charakteristika. Jedes Dosha läßt Tendenzen in uns entstehen, aber weil niemand völlig im Gleichgewicht ist, herrschen bei der Ausbildung der Konstitution und der Persönlichkeit ein oder zwei Doshas vor.

Wie erreicht Ayurveda sein edles Ziel, wie vollbringt es seine schwierige Aufgabe? Nicht indem es die verschiedenen Keime oder Bazillen, Würmer und Viren zuerst entdeckt und dann zerstört, sondern indem es die Widerstandskraft des Körpers erhöht und durch strenge Disziplin für aktive Immunität sorgt – nicht nur auf den physischen und mentalen Ebenen, sondern auch auf den spirituellen und supraspirituellen Ebenen.   *R. K. Garde*

Diese Disharmonie verursacht typische Stärken und Schwächen und die Tendenz zu bestimmten Störungen und Krankheiten. Die drei Konstitutionstypen werden unten kurz beschrieben. Niemand ist ganz Vata, Pitta oder Kapha; die drei archetypischen Konstitutionen vermischen sich vielmehr. Aber jeder von uns neigt zu der einen oder anderen. Ayurvedische Ärzte sagen, daß die Kombination der drei Doshas acht Grundtypen hervorbringt, denen die meisten Menschen sich zuordnen lassen.

Menschen mit Kapha-Konstitution sind stämmig und häufig schwer gebaut, aber oft überraschend beweglich und sportlich. Wenn sie zuviel essen oder sich zuwenig bewegen, werden sie leicht übergewichtig. Sie neigen dazu, sich langsam zu bewegen, sind schwer zu erregen oder zu ärgern und emotional stabil. Sie schlafen wie Babys, sind im allgemeinen fröhlich und können sehr reich werden. Sie gehen langsam und stetig ans Leben heran. Sie lieben den Status quo. Sie haben kein starkes körperliches Verlangen nach Speisen und Getränken; das, was sie konsumieren, verschafft ihnen emotionale Zufriedenheit.

Kapha-Menschen neigen zu Krankheiten, die die Kapha-Organe befallen, insbesondere die Lunge, die Lymphe und den Magen. Aufgrund ihres Gewichts und der Kapha-Tendenz, die Bewegung und das Zirkulieren einzuschränken, können sie auch an Herzkrankheiten leiden. Peter Ustinov, der frühere US-Außenminister George Shultz und der berühmte Detektiv Maigret sind Beispiele für den Kapha-Körpertyp.

Der Pitta-Körpertyp ist oft athletisch, muskulös und sehr aktiv; der Teint ist rötlich. Es sind intensiv lebende Menschen, die hart arbeiten und intelligent sind. Sie haben eine sehr gute Verdauung, viel Energie und erledigen die meisten Dinge schnell. Sie haben ein leidenschaftliches Wesen, inspirieren oft andere und wollen gerne Führer sein. Pitta-Menschen haben einen sehr guten Appetit; sie hungern nach Essen, Erfahrungen und Wissen. Sie sind leicht irritiert und ungeduldig. Oft sind sie sehr konzentriert und zielgerichtet. Sobald sie etwas wollen oder sich in ein Ziel verbeißen, sind sie sehr engagiert und entschlossen. Dadurch können sie jedoch auch zwanghaft und fanatisch sein. Sie müssen lernen, die Dinge leichter zu nehmen. Sie sehen auch oft die Dinge nicht im richtigen Verhältnis und können dann eifersüchtig und gewalttätig werden. Wladimir I. Lenin und Margaret Thatcher sind Beispiele für Pitta-Menschen.

Pitta-Konstitutionstypen neigen zu Krankheiten, die die Pitta-Organe betreffen, insbesondere Leber und Gallenblase, Blut, Dünndarm und Milz. Sie leiden auch leicht an Geschwüren und sollten sich vor Krebs und einem Schlaganfall in acht nehmen.

Da Vata sich ständig bewegt, neigen Menschen mit einem Vata-Konstitutionstyp zur Trockenheit – trockener Haut, trockenem Haar und einer humorlosen Einstellung zum Leben. Sie haben einen zarten Knochenbau, sind dünn und schmalbrüstig. Sie haben nicht viel Fleisch um sich herum und sind manchmal so dünn, daß Rippen und Hüften vorstehen. Oft sind sie nervös und können nicht stillsitzen. Andere spüren, daß irgend etwas sie auffrißt. Sie interessieren sich kaum für Essen und Trinken und essen oft so nebenbei. Dies führt zu Verstopfung, einem chronischen Problem bei Vata-Typen. Sie können sehr kopflastig, intellektuell und klug sein, aber sie denken eher abstrakt und nicht konkret oder praktisch. Vata-Typen neigen zu Krankheiten der Vata-Organe sowie zu Arthritis, Problemen des unteren Rükkens und Lungenstörungen. Woody Allen ist ein Beispiel für einen Vata-Typ.

Die drei Doshas beeinflussen die Art, wie die Lebenskraft, Prana, durch den Körper fließt und ob sie in den einzelnen Organen ausgeglichen, übermäßig oder unzureichend ist. Auch dem Ayurveda zufolge fließt die Lebenskraft in bestimmten Meridianmustern bzw. Energieströmen durch den Körper. Die Meridiane entsprechen ungefähr dem chinesischen System der Akupunktur. Und wie die Chinesen benutzen auch die ayurvedischen Ärzte Puls und Physiognomie zur Diagnose. Die den einzelnen Doshas und Elementen zuträglichen Nahrungsmittel, Heilpflanzen und Behandlungen werden in den Kapiteln über die Organe angegeben.

3. Die griechische Medizin

> Die natürliche Heilkraft in jedem von uns ist die
> stärkste Kraft beim Gesundwerden.
>
> *Hippokrates*

Hippokrates war eine herausragende und sogar revolutionäre Gestalt seiner Zeit. Er wurde 460 v. Chr. auf der griechischen Insel Kos geboren und gründete die erste Schule für Medizin, die sich wissenschaftlich mit Gesundheit und Körper befaßte. Er weigerte sich, Gesundheit und Krankheit als Geschenk bzw. Strafe anzusehen, die den Menschen von den Göttern zugemessen wurden. Statt dessen betrachtete er sie als Folge »natürlicher« und »ordnungsgemäßer« Vorgänge, die verstanden und, im Falle der Krankheit, behandelt werden konnten.

Es ist umstritten, ob Hippokrates die ihm zugeschriebenen Texte tatsächlich verfaßt hat. Die meisten Gelehrten glauben, daß er einige der unter seinem Namen überlieferten Texte selbst verfaßt hat und daß viele andere auf Nachschriften seiner Vorlesungen beruhen. Auf jeden Fall ist ein Großteil seiner allgemeinen Auffassungen und Methoden bewahrt worden. Paradoxerweise hat der Mann, der heute als »Vater der Medizin« bezeichnet wird, wenig Einfluß auf das moderne medizinische Denken. Er wird eher von alternativen Medizinern zitiert, von denen viele seine grundlegenden Lehren immer noch für gültig halten.

Für Hippokrates bewegen alle lebendigen Dinge sich auf bestimmte, erkennbare Ziele zu. Jedes lebende Ding spielt eine Rolle in einem größeren Kreislauf, der im Grunde gesund und konstruktiv ist. Im Krankheitsfall tendiert der Körper von Natur aus dazu, sich selbst zu heilen und den Menschen wieder dem größeren gesellschaftlichen Zweck zuzuführen.

Hippokrates glaubte, daß die Gesundheit der natürliche Zustand der Menschheit ist. Aber auch die Krankheit ist etwas Natürliches und wird von Naturgesetzen bestimmt, in die man Einblick gewinnen kann. Insofern folgt die Krankheit einem bestimmten Muster. Die Aufgabe des Arztes besteht darin, zu bestimmten Momenten in diesen Prozeß einzugreifen, um den Körper bei der Heilung zu unterstützen. Am Heilungsprozeß wirken daher drei Dinge mit: der Arzt, der Patient und die Umstände im Umfeld des Patienten. »Es reicht nicht aus, daß der Arzt seine Pflicht tut«, sagte Hippokrates. »Der Patient, seine Begleiter und die äußeren Umstände müssen mit ihm zusammenarbeiten.«

Wo die Kunst der Medizin geliebt wird, wird auch die Menschheit geliebt. *Hippokrates*

Wie für die frühen Pioniere der östlichen Heilsysteme waren Gesundheit und Krankheit für Hippokrates von einem Zustand des Gleichgewichts abhängig. Es gibt im Körper Elemente, die im Gleichgewicht sein müssen, damit ein Mensch gesund ist. Krankheit ist daher ein Zustand des Ungleichgewichts.

In einem Fragment seiner Schriften stellt Hippokrates die Grundkonstitution des Menschen und die Grundelemente

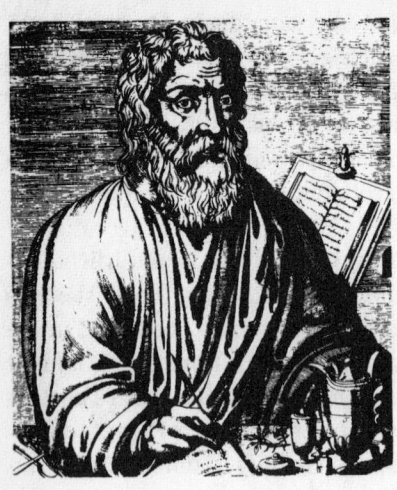

Abb. 5: Hippokrates –
Der große griechische
Arzt Hippokrates
(ca. 460–377 v. Chr.)
war ein Pionier der
Medizin, der das Heilen
als »edelste aller Kün-
ste« bezeichnete. Seine
Ansichten über das
Gleichgewicht von Ge-
sundheit und Krankheit
und die Rolle des Hei-
lers werden von alter-
nativen Heilkundigen
immer noch studiert.

dar, die im Gleichgewicht sein müssen, damit die Gesundheit wiederhergestellt werden kann.

»Der menschliche Körper enthält Blut, Schleim, gelbe Galle
und schwarze Galle«, schreibt er. »Sie bilden das Wesen des
Körpers, und durch sie erlebt ein Mensch Schmerzen oder
Gesundheit. Ein Mensch ist vollkommen gesund, wenn diese Elemente im Hinblick auf Stärke, Menge und Art ihrer
Zusammensetzung in einem ausgewogenen Verhältnis zueinander stehen, so daß sie möglichst gut vermischt sind.
Schmerz wird empfunden, wenn von einem dieser Elemente
nicht genug oder zuviel vorhanden ist oder wenn es im Körper isoliert und nicht mit den anderen vermischt ist.«

Philip Wheelwright, der bereits zitierte Kenner der Vorsokratiker, meint, daß »das im Übermaß vorhandene Element
ein Eindringling und Usurpator ist; es muß ausgestoßen oder
an seinen Platz im Körper zurückgeschickt werden«. Der
Körper vollbringt dieses Meisterstück durch den Krank-

heitsprozeß, der als vom Körper in Gang gesetztes Korrektiv zum Zweck der Selbstheilung betrachtet wird. Der Arzt unterstützt diesen Vorgang, so Wheelwright, durch den Einsatz »passender Speisen und Getränke, die Beruhigung des Geistes und des Körpers, angemessene körperliche Betätigung und ähnliches«; so wird die »Vervollständigung des Zyklus, der durch die Krankheit zurück zur Gesundheit« führt, unterstützt.

Trotz seiner wissenschaftlichen Methodik zögerte Hippokrates nicht, die Medizin als Kunst zu bezeichnen. »Die Heilkunst ist die edelste aller Künste«, sagte er. Der Arzt muß jeden Patienten individuell untersuchen und sich auf die Umstände der Krankheit einstellen.

»Die Natur war am Werk, bevor es irgendwelche Menschen gab, und es ist nur weise, sich der Situation, die die Natur vorgegeben hat, anzupassen«, sagte er seinen Schülern. Konkret meinte Hippokrates, daß der Arzt nur im richtigen Augenblick in den Heilprozeß eingreifen sollte. Wenn dieser Augenblick da ist, muß der Arzt schnell handeln. »In der Zeit gibt es geeignete Augenblicke, und im ›geeigneten Augenblick‹ ist nicht viel Zeit.« Hippokrates nannte diese Augenblicke *kairos* und den Prozeß *krisis*. Während der »heilenden Krise« erreicht der Körper einen Augenblick der Wahrheit, in dem die Wiederherstellung der Gesundheit und der Tod sich die Waage halten. In diesem Augenblick kann *pepsis*, die Heilkraft, unterstützt und die Krankheit überwunden werden.

»Der weise Arzt weiß, wann er helfen und den Heilungsprozeß beschleunigen und wann er ihn sich selbst überlassen soll«, sagt Wheelwright. Der Arzt »muß auf den geeigneten Augenblick warten, in dem die Situation für die Ausübung seiner Kunst genau richtig ist«.

Hippokrates meinte, daß der gesamte Krankheitsprozeß heilend wirkt. Die Krankheit könnte dazu dienen, eine neue Ordnung der vier Körpersäfte herzustellen, Gifte zu beseitigen und Unreinheiten im System auszuspülen. Das in diesem Zusammenhang benutzte griechische Wort war *katharsis*, was »reinigen« bedeutet, vor allem bezogen auf den Verdauungstrakt. Wenn die Reinigung beendet war, war ein neuer Seinszustand möglich, eine »harmonische Reife«, wie Hippokrates sagte.

Wir sind an unseren Körper gebunden wie die Auster an ihre Schale.

Platon

Wie seine asiatischen Kollegen forderte Hippokrates seine Schüler und andere Ärzte auf, demütig zu sein und die wahre Ursache für die Heilung zu erkennen. »Die Heilkunst beinhaltet, daß das Wissen der Götter mit dem Verstand des Arztes verwoben wird … Denn nicht durch individuelle Tüchtigkeit ist ein Arzt erfolgreich. Obwohl er bei vielen Aspekten eines Leidens seine Hand im Spiel hat, kann die Heilung sich trotzdem spontan ereignen. Die Beiträge, die die Heilkunst leisten kann, sollten natürlich akzeptiert werden. Aber der Weg der Weisheit in der Kunst besteht darin, den Göttern zu danken.«

Die alte hippokratische Medizin wird als solche nicht mehr praktiziert, aber ihr Einfluß bildet die Grundlage einer medizinischen Tradition, die von Galen über Paracelsus bis zu Avicenna und so zu vielen heute praktizierenden traditionellen Heilern reicht. Am deutlichsten zeigen die hippokratischen Prinzipien sich in dem System, das als Naturheilkunde bekannt ist.

4. Die Homöopathie

> Alles, was wir wissen, ist immer noch unendlich
> viel weniger als das, was wir noch nicht wissen.
>
> *William Harvey*

Ende des 18. Jahrhunderts war der deutsche Arzt Samuel Hahnemann von der herrschenden medizinischen Praxis frustriert, die damals vor allem Methoden wie Aderlässe und Zugpflaster zur Behandlung von Krankheiten verwandte. Die Ärzte seiner Zeit benutzten auch verschiedene Substanzen, etwa Quecksilber, von denen heute bekannt ist, daß sie extrem giftig sind. Hahnemann stellte fest, daß diese Methoden nicht nur unwirksam waren, sondern auch den Patienten kränker machten und oft zum Tod führten.

Hahnemann, der ein sehr spiritueller Mensch war, glaubte, daß der Arzt die natürlichen Heilmechanismen des Körpers unterstützen und nicht Chemikalien verabreichen sollte, die diese Mechanismen stören. Sein Leben lang träumte er davon, zu entdecken, ob Gott nicht doch irgendein Gesetz erlassen hatte, durch das die Krankheiten der Menschen geheilt werden können.

Da er dieses Gesetz nicht finden konnte, beschloß er, die Medizin nicht weiter auszuüben und seinen Lebensunterhalt mit Übersetzungen zu verdienen. Auf diese Weise stieß er auf einen medizinischen Text des schottischen Arztes William Cullen. Dieser behauptete, daß Chinarinde aufgrund ihrer

adstringierenden und bitteren Eigenschaften Fieber beseitigen könne. Hahnemann glaubte dies nicht und beschloß, die
Hypothese an sich selbst zu testen. Er nahm eine Dosis Chinarinde, die Chinin enthält und ein bekanntes Medikament
bei Fieber und Malaria ist. Anstatt zu adstringieren, löste die
Chinarinde bei dem gesunden Hahnemann Fieber und Ma-
lariasymptome aus. Er wiederholte das Experiment mit anderen Substanzen und kam zu ähnlichen Ergebnissen.

Aufgrund dieser Untersuchungen stellte Hahnemann fest:
»Eine Substanz, die bei einem Gesunden bestimmte Sym-
ptome auslöst, kann einen Kranken heilen, der dieselben
Symptome aufweist.« Er formulierte damit den ersten einer
Reihe von Grundsätzen der neuen Medizin, die er Homöo-
pathie nannte. Den Grundsatz bezeichnete er als Ähnlich-
keitsregel, weil er besagt, daß Ähnliches Ähnliches heilt.
Der Begriff »Homöopathie« verbindet die griechischen
Worte *homoios*, das »gleich« bedeutet, und *pathos*, das Lei-
den bzw. Krankheit bedeutet.

Der erste Holocaust bestand möglicherweise in der Hinrichtung
mehrerer Millionen Frauen, die der Hexerei angeklagt wurden,
weil sie mit Kräutern heilten.   *Henry Edward Altenberg*

Die Ähnlichkeitsregel zeigte Hahnemann, wie der Körper
auf Krankheit reagiert. Er meinte, daß eine Krankheit das
Abwehrsystem des Körpers dazu anregt, die Krankheit loszuwerden. Die Abwehrreaktion bringt Symptome hervor,
die die Anstrengung des Körpers zeigen, die zugrundeliegende Krankheit zu beseitigen. Die Symptome sind nicht die
Krankheit, sagte Hahnemann, sondern Bestandteil des Hei-
lungsprozesses.

Hahnemann behauptete, daß wirksame Medikamente einen Zustand herbeiführen, der der Krankheit gleicht, was das Abwehrsystem des Körpers gegen die Krankheit mobilisiert. Das Medikament erleichtert es dem Körper, die eigentliche Krankheit zu erkennen und seine Abwehrkräfte gegen sie zu aktivieren. Äußeres Anzeichen dafür sind die Symptome. Ein Husten zum Beispiel stellt den Versuch des Körpers da, einen Krankheitserreger auszustoßen; Fieber ist schädlich für den Krankheitserreger; Schleim versucht, ihn zu isolieren, und sondert ihn durch eine laufende Nase, Niesen und wässernde Augen ab. Dies entsprach der Auffassung, die die Heiler der Antike von den Symptomen gehabt hatten; genauso wie sie glaubte er, der Körper werde von einer ihm zugrundeliegenden Lebenskraft belebt.

Auch die Ähnlichkeitsregel war nicht neu. Die ayurvedischen Ärzte kannten sie bereits vor 2000 Jahren, und für die medizinischen Methoden von Hippokrates und Paracelsus, den Philosophen, Alchemisten und Arzt des 16. Jahrhunderts, war sie zentral. Aber zur herrschenden medizinischen Methodik im Westen, die Hahnemann als »Allopathie« bezeichnete, stand sie in völligem Gegensatz. Allopathische Heiler verschreiben Medikamente, die den Symptomen im Körper entgegenwirken. Eine Schwellung etwa wird durch die Verabreichung von Medikamenten behandelt, die die Schwellung direkt zurückgehen lassen. Die Symptome werden unterdrückt, wodurch die Krankheit laut Hahnemann tiefer in den Körper hineingeht. Dies führt zu einer schwereren Erkrankung, die schwerer zu heilen ist.

Hahnemann wollte die Stärke der durch eine Arznei hervorgerufenen Symptome verringern und beschloß, die Dosierung zu verkleinern. Bemerkenswerterweise stellte er fest, daß die kleinere Dosis noch besser wirkte. Weitere Experimente brachten ihn zu seinem nächsten Grundsatz, den er Potenzierungsregel bzw. Regel der kleinstmöglichen Dosis nannte. Sie besagt, daß die Potenz bzw. die Wirkung eines Mittels auf die Lebenskraft um so größer ist, je kleiner die Dosis ist. Bereits die minimale Dosis eines Medikaments stärkt die Lebenskraft gegen die Krankheit. Hahnemann entwickelte eine Methode, Arzneien bis auf unendlich kleine Dosierungen herunterzuverdünnen. Der Verdünnungs- und Verschüttelungsvorgang wird so lange wiederholt, bis bei einigen Dosierungen nur noch molekulare Mengen des ursprünglichen Mittels vorhanden sind.

Der materielle Organismus – ohne Lebenskraft gedacht – ist keiner Empfindung, keiner Tätigkeit und keiner Selbsterhaltung fähig. Nur das immaterielle, den materiellen Organismus im gesunden und kranken Zustand belebende Lebensprinzip, die Lebenskraft, verleiht ihm all seine Empfindung und bewirkt seine Lebensver-richtungen.   *Samuel Hahnemann*

Kontroverse und Kritik

Die stärkste an der Homöopathie geübte Kritik richtet sich gegen die Potenzierungsregel; Schulmediziner behaupten, daß das, was nach der Verdünnung von einem Mittel übrig-bleibt, nicht genug ist, um die Krankheit beeinflussen zu können. Homöopathen weisen in diesem Zusammenhang darauf hin, daß der Körper täglich nur 50–100 millionstel Gramm des Schilddrüsenhormons produziert – eine winzige Menge, deren Fehlen jedoch einen gesunden Stoffwechsel verhindert. Wichtige Spurenelemente und bestimmte Vitamine werden ebenfalls vom Körper in winzig kleinen Mengen resorbiert und verwendet, und doch steuert ihr Vorhandensein oder ihr Fehlen Gesundheit oder Krankheit. Auch Homöopathen geben jedoch zu, daß nicht eindeutig klar ist, warum die winzigen Mengen einen Einfluß haben.

Aufgrund seiner mystischen Neigungen war Hahnemann überzeugt, daß Verdünnen und Verschütteln die materielle Substanz auf ihre spirituelle Essenz reduzieren, was seines Erachtens für die verstärkte Kraft des Mittels verantwortlich ist. Wie die indianischen, griechischen, fernöstlichen und ayurvedischen Ärzte vor ihm meinte Hahnemann, daß der physischen Welt eine spirituelle Realität zugrunde liegt. Anders als viele moderne spirituelle Lehrer, die solche Themen für abstrakt halten, betonte Hahnemann jedoch, daß diese spirituelle Kraft in Form von Energie physisch präsent sei. Später lieferten andere homöopathische Ärzte ähnliche, aber vielleicht etwas wissenschaftlichere Deutungen.

1954 meinte Dr. William E. Boyd aus Glasgow: »Die Kraft einer Lösung hängt nicht nur vom Grad der Verdünnung ab, sondern auch von der besonderen, schrittweisen Methode ihrer Zubereitung; die latente Energie des Mittels wird freigesetzt und durch kräftiges Schütteln der Flüssigkeit in jeder Zubereitungsphase verstärkt.« Andere homöopathische Ärzte meinen, daß das Schütteln und Verdünnen der Mittel genauso wirkt, wie wenn man eine Substanz so lange reibt, bis sie magnetisch wird. Dem Homöopathen Dr. F. K. Bellokossy aus Denver zufolge »erzeugen wir auf diese Weise elektrische Felder um jeden Partikel des potenzierten Mittels herum. Je mehr wir die Substanz verreiben, desto stärkere elektrische Felder erzeugen wir, und desto potenzierter wird das zerriebene Material.«

Der Homöopathie ist daher auch ein anderes Grundprinzip

der alten bzw. traditionellen Medizin eigen: der Glaube an eine spirituelle Energie, die die materielle Welt begründet und lenkt. Wie ihre Vorgänger ist die Homöopathie zumindest zum Teil eine spirituelle Medizin.

Die Homöopathie ist im Grunde nicht nur vielseitig, sondern allseitig. Sie erforscht die Wirkung aller Substanzen: Nahrungsmittel, Getränke, Gewürze, Arzneien oder Gifte. Sie erforscht ihre Wirkung am Gesunden, am Kranken, an Tieren und Pflanzen. Sie liefert eine neue Deutung, einen neuen Sinn und einen neuen, universell wirkenden Anwendungsbereich der alten, oft zitierten paulinischen Aufforderung ›Prüft alles‹.   *Constantin Hering*

Die Homöopathie wird seit 1810, als Hahnemann seine Ergebnisse zum ersten Mal veröffentlichte, gefahrlos benutzt. Seitdem haben Millionen Menschen sich bei praktisch allen Arten von Krankheiten ausschließlich auf die Homöopathie verlassen. Zusätzlich zu diesen klinischen Erfahrungen sind zahlreiche wissenschaftliche Untersuchungen durchgeführt worden; eine Reihe von ihnen erhärtet die homöopathische Hypothese.

Die wahrscheinlich heftigste Auseinandersetzung im Zusammenhang mit der wissenschaftlichen Prüfung der Homöopathie fand 1989 statt, als eine Gruppe von Forschern unter Führung des französischen Arztes Jacques Benveniste von Ergebnissen berichtete, die die Wirksamkeit homöopathischer Mittel bestätigten. Nachdem die Untersuchung im renommierten britischen Wissenschaftsmagazin *Nature* veröffentlicht worden war, prasselte aus der ganzen Welt Kritik auf sie nieder. *Nature* unternahm den unüblichen Schritt, ein aus einem Zauberkünstler, einem Journalisten und einem Betrugsexperten bestehendes Team – die alle keine Immunologen waren, die sich mit der Medizin auskannten – in Benvenistes Labor zu schicken, um die ursprüngliche Studie zu wiederholen, gegebenenfalls als falsch zu entlarven und zu verwerfen. Nach zwei Tagen im Labor behaupteten sie – was nicht überrascht –, daß sie die Ergebnisse nicht reproduzieren konnten, und bezeichneten sie als »Täuschung«. Der unverzagte Benveniste berichtete im Winter 1991 von einer weiteren Versuchsreihe, die wieder die homöopathische These bestätigte. Seine Arbeit wurde in der Zeitschrift der französischen Akademie der Wissenschaften veröffentlicht.

Dana Ullman, die Vorsitzende der Stiftung für homöopathische Ausbildung und Forschung in Berkeley, Kalifornien, kommentierte den Fall so: »Die ernste Bedrohung, die das Phänomen der winzigen Dosierungen und die Homöopathie für Wissenschaft und Medizin darstellen, zeigt sich klar und deutlich an der heftigen Feindschaft, die die ursprüngliche Studie auslöste. Die Tatsache, daß die Kritiker zahlreiche andere Untersuchungen, die die Wirkung der minimalen Dosis erhärten, ignorierten und weiter ignorieren, ist wieder ein Ausdruck für diese Ablehnung und letztendlich für eine unwissenschaftliche Einstellung.«

5. Die Naturheilkunde

> Die Kunst der Medizin besteht darin, den Patienten zu unterhalten, während die Natur die Krankheit heilt.
>
> *Voltaire*

Die Naturheilkunde oder »Naturopathie« wurde in Amerika von einem in Deutschland geborenen Heiler namens Benedict Lust begründet, der 1902 eine Zeitschrift mit dem Namen *The Naturopath and Herald of Health* herausbrachte. Lust hatte die Bezeichnung »Naturopathie« von ihrem Schöpfer John H. Scheel übernommen, der ein Krankenhaus im Staat New York leitete. Im Leitartikel zur ersten Ausgabe schrieb Lust, daß »›Naturopathie‹ ein Mischwort ist, und das absichtlich. Eine einzelne Sprache könnte ein System, das nach Ursprung, Ziel und Zweck universell ist – so vielgestaltig wie die Welt, so tief wie die Liebe, so hoch wie der Himmel – kaum charakterisieren … Wir glauben an starke, reine, schöne Körper … die die herrliche Kraft strahlender Gesundheit besitzen … Wir plädieren dafür, auf Gifte wie Kaffee, Weißmehl, Glukose, Speck, Tabak, Likör und die anderen unvermeidlichen Mittel eines pervertierten Appetits zu verzichten.«
Ursache für Lusts Bekehrungseifer war seine Selbstheilung von einer Tuberkulose mit Hilfe der Wasserkuren des österreichischen Pfarrers Sebastian Kneipp, der zur Behandlung von Krankheiten heiße und kalte Bäder verordnete. 1892

schickte Kneipp Lust in die USA, um für die Wasserkur zu werben. Lust erhielt dort Doktorgrade für Osteopathie und Medizin und eröffnete schließlich seine eigene Schule für Massage, Chiropraktik und Naturheilkunde in New York.

In der tibetischen Medizin sind Arzt und Pharmakologe nicht zwei verschiedene Personen. Der Arzt muß alle Aspekte einer Arznei kennen. Deshalb begleiten die Schüler vor allem im Sommer die Ärzte in die Berge, um Kräuter und Pflanzen zu studieren, ihre Heilkräfte, Nachteile und vorteilhaften Eigenschaften zu bemerken. Im Winter lernen sie dann, Arzneien herzustellen. So erlernen sie alle Aspekte der ärztlichen Praxis. *Yeshi Donden*

Lust definierte die Naturheilkunde als Verwendung nicht toxischer Heilverfahren, die den besten traditionellen Heilsystemen aus der ganzen Welt entstammten. Insofern fing die Naturheilkunde nicht mit ihm oder überhaupt irgendeinem einzelnen Menschen an, sondern geht auf griechische, orientalische und europäische medizinische Traditionen zurück. Mit diesen Systemen hat sie den Glauben an eine zugrundeliegende Lebenskraft gemeinsam, ist aber nicht explizit an ein bestimmtes verbindendes Prinzip wie Yin und Yang oder die fünf Elemente gebunden. Henry Lindlahr, einer der Pioniere der amerikanischen Naturheilkunde, schrieb 1919 in seinem Buch *Philosophy of Natural Therapeutics,* daß »jede lebende Zelle eines organisierten Körpers einen Selbsterhaltungsinstinkt besitzt, der durch eine ihm innewohnende Kraft aufrechterhalten wird, die sogenannte *Lebenskraft*«. Ähnlich wie ein hippokratischer oder chinesischer Arzt sagt er dann, daß »jede akute Krankheit das Ergebnis einer Heilungsbemühung der Natur ist«.

Heute benutzen Naturheilkundler zahlreiche natürliche Therapien einschließlich Akupunktur, Homöopathie, pflanzliche Mittel, Chiropraktik, therapeutische Massage, Diätetik, Fasten, Darmspülungen, Hydrotherapie und Kompressen. Naturheilkundler, die in den USA ein staatlich anerkanntes Vier-Jahres-Studium absolviert haben, werden in vielen wissenschaftlichen Fächern ausgebildet, die auch an konventionellen medizinischen Fakultäten unterrichtet werden. Daher benutzt ein Naturheilkundler gelegentlich auch medizinische Tests wie Blut- und Urinanalysen zur Diagnose. Außerdem erkennen die meisten Naturheilkundler an, daß die moderne Medizin mit ihren Medikamenten und chirurgischen Eingriffen bei der Krisenintervention ihren Platz hat, auch wenn sie selbst nichttoxische Substanzen und nichtaggressive Methoden benutzen.

Der Naturheilkundler und Autor *(Better Health through Natural Healing)* Dr. Ross Trattler sieht den Krankheitsprozeß und seine Ursachen wie folgt:

- Ansammlung toxischen Materials im Körper durch schlechte Durchblutung, schlechte Ausscheidung und mangelnde körperliche Betätigung
- ungesunde Ernährung, die viele schädliche Bestandteile (Fett, Cholesterin, Zucker, künstliche Zutaten, zuviel Protein) und kaum wichtige Vitamine, Mineralstoffe und Ballaststoffe enthält
- falsche Körperhaltung und -struktur einschließlich Fehlhaltung der Wirbelsäule, schlechtem Muskeltonus und Blut- und Lymphstagnation
- destruktive Gefühle einschließlich Angst, Streß, Groll, Haß, Selbstmitleid, die alle eine schwächende Wirkung auf die inneren Organe und das Immunsystem haben

- unterdrückende Medikamente wie Antibiotika und Impfungen, die einigen Untersuchungen zufolge das Immunsystem schwächen
- zuviel Alkohol, Kaffee und Tabak
- Umweltfaktoren in Boden, Luft, Wasser und am Arbeitsplatz
- Parasiten, Viren und Infektionen
- genetische Faktoren, die zu bestimmten Schwächen führen, durch die angesammelte Gifte und die genannten anderen Faktoren sich als Krankheit manifestieren können

---

Der moderne Naturheilkundler lehnt eine Methode nicht nur einfach deshalb ab, weil sie alt ist; er übernimmt auch nicht sofort eine Technik, weil sie neu und populär ist und heftig für sie geworben wird. Die naturheilkundlichen Verfahren sind auf dem Amboß der Zeit und der Erfahrung streng geprüft worden.

Joseph Boucher

Wie die traditionellen chinesischen und die alten griechischen Ärzte halten Naturheilkundler eine Krankheit für die Anstrengung des Körpers, sich selbst zu reinigen. Durch Niesen, Husten, Fieber, Schwitzen, Durchfall, häufiges Urinieren und Schlaf versucht der Körper, die die Krankheit fördernden Umstände zu beseitigen. Schmerz gilt als Botschaft des Körpers, daß etwas nicht in Ordnung ist. Krankheiten wie etwa Entzündungen sind die Methode des Körpers, Probleme an einer bestimmten Stelle zu konzentrieren, damit das übrige System ungehindert funktionieren kann. Naturheilkundler meinen, daß der Körper Toxine an bestimmten Stellen lagert, damit sie ausgeschieden oder davon abgehalten werden, lebenswichtige Organe zu erreichen. Wenn man sich mit diesen angesammelten Schadstoffen nicht frühzeitig beschäftigt, können sie zu Tumoren und Krebs werden.

Mit Kräutern heilen

Naturheilkundler betrachten die Lebenskraft als Ursache für die Fähigkeit des Körpers, sich selbst zu heilen. Arzneien sind dazu bestimmt, die Lebenskraft zu unterstützen. Zu den am häufigsten benutzten – und den ältesten – Heilmitteln der Naturheilkunde gehören Pflanzen. Ihre medizinische Wirkung wird anhand ihrer Wirkung auf den Körper bestimmten Kategorien zugeordnet. Einige der bekanntesten sind:

– *adstringierend:* verursacht Zusammenziehung und beendet Ausfluß
– *analgetisch:* lindert Schmerzen
– *antiemetisch:* beendet Erbrechen
– *antiphlogistisch:* hemmt Entzündungen
– *antipyretisch:* senkt oder beseitigt Fieber
– *antiseptisch:* beendet Verfall und Fäulnis
– *antispasmodisch:* lindert und verhindert Krämpfe
– *blutreinigend:* heilt und reinigt das Blut ohne Nebenwirkungen
– *diuretisch:* vermehrt die Produktion und Ausscheidung von Urin
– *emetisch:* veranlaßt Erbrechen
– *emmenagogisch:* fördert die Menstruation
– *erweichend:* macht die Haut geschmeidig und besänftigt entzündetes Gewebe

– *laxativ:* regt den Stuhlgang an
– *nervenstärkend:* beruhigt das Nervensystem und beeinflußt nervöse Störungen
– *sedativ:* fördert Entspannung und Schlaf
– *tonisch:* kräftigt und stärkt den ganzen Körper

Die Naturheilkunde ist ein Verfahren, Krankheiten durch die Freisetzung der inneren Energie zu behandeln und den Körper sich
selbst heilen zu lassen. Die Verfahren, die der Naturheilkundler
benutzt, sollten nur als nützliche Hilfsmittel betrachtet werden, die
dazu beitragen, die vitale Heilkraft freizusetzen. Von sich aus wirken sie nicht heilend.   *Ross Trattler*

Das Heilen mit Hilfe von Pflanzen und der Ernährung bildet
die Grundlage der meisten traditionellen Heilsysteme von
Asien bis Amerika und ist ungefähr 60 000 Jahre alt. Trotzdem ist die Naturheilkunde genauso wie die Chiropraktik,
die Homöopathie und die chinesische Medizin von den
Schulmedizinern wiederholt angegriffen worden; sie behaupten, solche Methoden seien Quacksalberei. Auch in
diesem Jahrhundert haben Wissenschaftler jedoch viele
Wirkstoffe von Pflanzen in Medikamente verwandelt; und
daß die Ernährung bei der Heilung eine Rolle spielt, beginnt
jetzt ebenfalls allgemein anerkannt zu werden.
Die von den meisten Naturheilkundlern befürwortete Ernährung gleicht der heute von der obersten amerikanischen
Gesundheitsbehörde und der vor Tausenden von Jahren
vom Gelben Kaiser empfohlenen Kost: Vollkorngetreide,
frisches Gemüse, Hülsenfrüchte, Fisch, Obst, wenig tierische Fette. Naturheilkundler verordnen oft auch Vitamine
und Mineralstoffe, um das Immunsystem zu stärken.

6. Die moderne Schulmedizin

> Wie der berühmte Turm von Pisa steht das gan-
> ze imposante Gebäude der modernen Medizin
> trotz all seiner atemberaubenden Erfolge etwas
> schief.
> *Prinz Charles*

Die moderne Medizin, die heute vorherrschende Form der Gesundheitsversorgung in der westlichen Welt, wird von zwei Trends beherrscht: Zum einen verläßt sie sich bei Diagnose und Behandlung zunehmend auf die Technologie und hochkomplizierte wissenschaftliche Verfahren, andererseits wird die Wichtigkeit der Vorsorge und die zentrale Rolle eines Gesundheitsbewußtseins und ganzheitlicher Heilmethoden immer klarer. Verbinden diese scheinbar gegensätzlichen Trends sich in den nächsten zwanzig Jahren zu einer neuen Form der Medizin, die Neues und Altes, den technologischen und den philosophischen Aspekt einbezieht? Ein Blick auf die Vorgeschichte der modernen Medizin mag dazu beitragen, diese wichtige Frage zu beantworten.

Zunächst eine Bemerkung zur Terminologie. Die konventionelle, orthodoxe bzw. moderne Medizin ist auch als Allopathie bekannt. *Allo* stammt von dem griechischen Wort für »anders«, *pathos* bedeutet »Leiden, Krankheit«, und die beiden Wortelemente zusammen bezeichnen Behandlungsformen, die den Krankheitssymptomen direkt entgegenwirken. Wenn zum Beispiel eine Krankheit eine Entzündung verursacht, verordnen allopathische Heiler Mittel, die dafür sorgen, daß die Entzündung zurückgeht. Der Begriff »Allopathie« wurde von Dr. Samuel Hahnemann geprägt, dem Schöpfer der Homöopathie; letztere benutzt, wie wir wissen, kleinste Dosierungen von Substanzen, die im Körper dieselbe Wirkung auslösen wie die Symptome.

Die moderne Medizin als solche ist eine relativ neue Entwicklung. Obwohl sie sich auf Hippokrates als den »Vater der Medizin« beruft, ist dies nur in bezug auf einen bestimmten Aspekt der hippokratischen Methode gerechtfertigt. Hippokrates war der erste Arzt, der die Gesundheitsversorgung wissenschaftlich und analytisch betrachtete. Er trennte die Medizin von Religion und Mythos. Die hippokratische Methode, den Patienten genau zu befragen und zu beobachten, um die zugrundeliegende Krankheit und ihre Ursache zu erkennen, bleibt eine der wichtigsten Diagnosemethoden. Seine Vorstellungen über die Phasen einer Krankheit und seine Heilmethoden – der Einfluß der Ernährung, die Anwendung von Heilpflanzen und andere natürliche Heilmethoden – werden heute von den Schulmedizinern jedoch kaum geachtet oder benutzt.

Trotz ihrer Berufung auf den griechischen Arzt entstand die moderne Medizin erst Anfang des 16. Jahrhunderts, als Andreas Vesalius, ein flämischer Arzt, die frühesten anatomischen Experimente durchführte. Ungefähr 100 Jahre später, 1628, beschrieb William Harvey, der große englische Arzt, zum ersten Mal den Blutkreislauf und die Arbeit des Herzens. 1660 stellte der holländische Naturkundler Antonj van Leeuwenhoek das erste leistungsstarke Mikroskop her; es konnte Gegenstände 300mal vergrößern und war ein wichtiges Hilfsmittel bei der Erforschung des Körperinneren. Ungefähr gleichzeitig gab der französische Philosoph René

Descartes dem mechanistischen, dualistischen Weltbild eine feste Form; er entwickelte das Modell, daß der Körper eine vom Geist getrennte Maschine ist. Etwa fünfzig Jahre später lieferte Isaac Newton den mathematischen und wissenschaftlichen Unterbau für diese Vorstellungen, die für die nächsten drei Jahrhunderte im Westen zur herrschenden Weltanschauung wurden.

Die Hauptrichtung der Medizin kann nicht mit einem einzigen medizinischen System identifiziert werden; vielmehr setzt die Hauptrichtung sich aus allen Beiträgen zusammen. Sollte es überhaupt eine Hauptrichtung geben? Vielleicht müssen wir die natürlichen Flüsse frei fließen lassen, anstatt sie einzudämmen und zu begrenzen.   *Ted Kaptchuk*

Diese Fortschritte bildeten die Grundlage für die zentralen medizinischen Entdeckungen des 19. Jahrhunderts. Die wichtigste machte der französische Wissenschaftler Louis Pasteur, der zwischen 1860 und 1870 bewies, daß mikroskopisch kleine Organismen, wie Viren und Bakterien, Krankheiten auslösen können. Der deutsche Bakteriologe Robert Koch entwickelte die Theorie weiter und nannte vier Bedingungen, die erfüllt sein müssen, damit Organismen bestimmte Krankheiten verursachen; diese Bedingungen wurden als »Kochsche Regel« bekannt.

1895 entdeckte der deutsche Wissenschaftler Wilhelm Röntgen die Röntgenstrahlen und zeigte den Weg zu einem praktischen Röntgenapparat. Die Wissenschaftler schickten Röntgenstrahlen, hochfrequente Energiewellen, durch den Körper und dann auf eine sensible Fotoplatte und erhielten so ein genaues Bild vom Körperinneren.

Die wissenschaftliche und technologische Medizin

Die Röntgendiagnose und Fortschritte im Bau von Mikroskopen machten den Wissenschaftlern die Wirksamkeit neuer Technologien bei der Informationsbeschaffung bewußt. Die wissenschaftliche Medizin untersuchte den Körper zunehmend auf Zellebene. Dies deckte sich mit dem vorherrschenden Bedürfnis jener Zeit, Lösungen für die häufigsten Todesursachen zu finden. Im 18. und 19. Jahrhundert waren dies in den westlichen Industrieländern vor allem Lungenentzündung und Grippe. Herzkrankheiten und Krebs standen weniger im Vordergrund. Die Entdeckung, daß Bakterien und Viren Infektionskrankheiten verursachen, nährte die Hoffnung, die Quelle der ewigen Jugend finden zu können.

Das Problem hier ist, daß die Kunst der Medizin sich zur »Lieferung von Gesundheitsversorgung« entwickelt hat. Die Gesundheitsversorgung ist eine materielle Leistung und fällt unter die Gesetze des »Kaisers«. Die Krankenbetreuung ist jedoch nicht nur eine materielle Leistung und kann dies auch nicht sein, denn sie verlangt von einem Menschen Fähigkeiten, die Ausdruck einer Bewegung nach innen sind und anderen Gesetzen gehorchen als denen der rationalistischen gesellschaftlichen Ordnung. Sie verlangt eine selbstlose Aufmerksamkeit und einen selbstlosen Intellekt. Die Ausübung der Medizin stellt den Arzt daher zwischen zwei Welten, und zwar viel offensichtlicher und unausweichlicher als irgendein anderer Beruf in unserer Kultur. *Jacob Needleman*

Die Arbeit von Pasteur gehört immer noch zu den größten Leistungen in der Medizin. Seine Theorie, daß Keime Krankheiten verursachen, wurde Anfang des 20. Jahrhunderts im Westen voll akzeptiert. Da angenommen wurde, daß fast alle Krankheiten von mikroskopisch kleinen Organismen ausgehen, suchten die Wissenschaftler nach Mitteln, diese winzigen Geschöpfe zu töten. Am vielversprechendsten dabei schienen synthetische Arzneien.

Es wird manchmal behauptet, die moderne Pharmakologie sei lediglich eine fortgeschrittene Version der alten Kräuterheilkunde, aber in Wirklichkeit gleichen die beiden Disziplinen sich nur oberflächlich. Der traditionellen Kräuterheilkunde zufolge ist alles an einer Heilpflanze »aktiv«: ihre Form, die von bestimmten natürlichen oder energetischen Kräften geschaffen wird; ihr Geschmack, der oft auf den Teil des Körpers hinweist, den die Pflanze beeinflußt; ihr Reifestadium; der Platz, an dem sie wächst; die Jahreszeit und das Verfahren ihrer Ernte; und schließlich ihre »spirituelle Herkunft« und ihre mythologische Bedeutung. Heilpflanzen haben also »Kräfte«, die über die Wirkung eines einzelnen chemischen Bestandteils hinausgehen. Sie haben nicht nur eine materielle Substanz, sondern »energetische« bzw. »spirituelle« Eigenschaften.

Die moderne Pharmakologie dagegen beruht auf der Entwicklung konzentrierter, gereinigter chemischer Substanzen, die einen engen Aspekt des Krankheitsprozesses anvisieren. 1805 isolierten und extrahierten Wissenschaftler Morphin aus Opium und bescherten der Medizin so das erste »reine« Schmerzmittel. Damit begann die Extraktion dessen, was Chemiker für die Wirkstoffe einer Pflanze hielten. 1935 wurden die antibakteriellen Wirkstoffe, die sogenannten Sulfonamide, entwickelt. Ihnen folgten in den 40er Jahren Penicillin, Streptomycin und Tetracyclin (Penicillin wurde schon 1928 entdeckt, aber als Medikament erst anderthalb Jahrzehnte später produziert). Heute benutzt die pharmazeutische Industrie zur Entwicklung neuer Arzneien die Gentechnik. In diesem Fall besteht eigentlich keine Verbindung zur Pflanze, denn es wird nur genetisches Material entnommen, das mit anderen Bestandteilen kombiniert wird.

Die Realitäten der medizinischen Ökonomie ermutigen Ärzte, dem Patienten weniger zuzuhören, weniger über ihn nachzudenken, sich weniger in ihn einzufühlen und ihn weniger zu beraten – was Ärzte »kognitive Dienste« nennen. Statt dessen wird der Arzt ermutigt zu handeln, Verfahren anzuwenden.

David Hilfiker

Seit den 40er Jahren sind Tausende von neuen Medikamenten gefolgt. Die ursprünglichen Antibiotika erwiesen sich als Wundermittel gegen Infektionskrankheiten, und die ärztlichen Wissenschaftler sonnten sich in ihrem Ruhm. Die Forscher glaubten, bald für jede Krankheit die chemische Ursache und das entsprechende pharmazeutische Heilmittel finden zu können.

Rückblickend jedoch ist klar, daß für die Ausrottung vieler Infektionskrankheiten nicht nur die Entwicklung der Antibiotika verantwortlich war. Die Verbesserung der sanitären Einrichtungen und der persönlichen Hygiene, die im Westen mehr oder weniger gleichzeitig mit dem Aufkommen der Antibiotika stattfand, spielte eine wichtige Rolle. Die Wirksamkeit der neuen Arzneien überzeugte Ärzte und Wissenschaftler jedenfalls von der Macht der Chemie und ließ die Medizin einen Kurs einschlagen, der heute in der westlichen Gesellschaft dominiert.

Parallel zur Entwicklung der modernen pharmazeutischen

Industrie kam es zu vielen neuen Entdeckungen und zur
Entwicklung vieler neuer Apparaturen. Sie bildeten schnell
den Eckpfeiler der ärztlichen Diagnose. 1901 wurden drei
Blutgruppen entdeckt und die Bestandteile des Blutes und
seine Analyse immer besser verstanden; 1906 wurde der
Elektrokardiograph geschaffen (EKG), mit dem der Verlauf
der Herzaktionsströme aufgezeichnet werden kann; 1932
wurde das Elektronenmikroskop erfunden, das Bilder fünf-
millionenmal vergrößern kann. Zur gleichen Zeit wurden
niedrigdosierte Röntgenapparate entwickelt, durch die die
Röntgenstrahlen etwas von ihrer Gefährlichkeit verloren;
eine verfeinerte fotografische Technologie lieferte klarere
Bilder; und radioaktive farbige Flüssigkeiten wurden mit
der Röntgenstrahlentechnologie kombiniert, wodurch die
Bilder von menschlichen Organen genauer wurden.

Später entwickelten Wissenschaftler so hochtechnisierte
Verfahren wie die Computertomographie und die Kernspin-
tomographie, um dreidimensionale Bilder vom Körperinneren zu erhalten. Die Blut- und die Urinanalyse wurde weiterentwickelt; die Ärzte verließen sich bei der Diagnose
stark auf solche Tests. Es ist nicht unüblich, daß ein Arzt die
Testergebnisse eines Patienten an einen anderen Arzt
schickt, der die Diagnose bestätigt oder überhaupt erst erstellt, ohne den Patienten überhaupt gesehen zu haben. Dies
hat Kritiker der modernen Medizin zu der Behauptung veranlaßt, daß Tests und Maschinen den ärztlichen Stand so beherrschen, daß die Heil*kunst* darüber fast völlig vergessen
wird.

Die Chirurgie durchlief eine ähnliche Entwicklung wie
Pharmakologie und Technologie. Die Chirurgie ist über
6000 Jahre alt und geht zumindest auf die alten Ägypter und
Peruaner zurück. Die Grundsätze der modernen Chirurgie

stammen jedoch von Innovatoren wie dem Franzosen Ambroise Paré, der 1542 eine Wunde verband, indem er die Haut mit Stoffstreifen umwickelte und diese dann mit Stichen vernähte; Äther wurde 1842 zum ersten Mal zur Narkose verwendet, »Lachgas« (Stickoxydul) 1845 und Chloroform 1847.

Der durchschnittliche Arzt hat keine Zeit, sich mit den Dingen zu beschäftigen, die er an der Universität nicht gelernt hat, nämlich dem Wesen der menschlichen Gesellschaft, ihrem Zweck, ihrer Geschichte und ihren Bedürfnissen … Für den Durchschnittsmenschen ist die Medizin zwangsläufig ein Geheimnis, aber für den durchschnittlichen Arzt ist fast alles andere zwangsläufig ein Geheimnis.
Milton Mayer

Die Geschichte war mitbestimmend für den weiteren Kurs der Medizin, als die Chirurgen im 2. Weltkrieg bei der Wundbehandlung erkannten, wie das Immunsystem des Körpers unterdrückt werden kann, um Hauttransplantate, fremde Implantate und Organtransplantationen zu akzeptieren. Mit diesem neuen Wissen wurde 1951 die erste koronare Bypass-Operation von dem Kanadier Arthur Vineberg in Montreal und 1967 die erste Herztransplantation von dem südafrikanischen Arzt Christiaan Barnard vorgenommen.

Wie andere Bereiche der Medizin konzentriert die Chirurgie sich heute auf immer kleinere Teile des Körpers und benutzt Mikroskope und winzige Instrumente. Sie entwickelt sich auch technologisch immer weiter und setzt hochtechnisierte Hilfsmittel wie Laser und winzige Kameras ein, um Operationen im Körperinneren durchzuführen.

Die Entstehung einer neuen Medizin

Heute steht die moderne westliche Medizin wie ein Mono-
lith auf der Weltbühne. Nur wenige Bereiche des menschlichen Strebens haben sich so schnell und einmalig entwik-
kelt. In den USA beschäftigt sie Millionen von Menschen
und macht einen Großteil des Bruttosozialprodukts aus. Der
Einfluß der Gesundheitsindustrie auf den Alltag der meisten
Menschen ist fast konkurrenzlos.
Paradoxerweise befindet die moderne Medizin sich heute
vor einer Revolution, teilweise deshalb, weil die Krank-
heitsphänomene in der westlichen Welt sich verändert haben. Die häufigsten Todesursachen in den USA sind heute
nicht mehr infektiöse, sondern degenerative Krankheiten
wie Herz- und Arterienerkrankungen, Krebs und Diabetes.
Untersuchungen haben gezeigt, daß diese Krankheiten
hauptsächlich durch Faktoren verursacht werden, die in der
Lebensweise begründet sind, wie Ernährungsgewohnheiten, Streß und Denk-, Fühl- und Verhaltensmuster.

Für mich ist die Chirurgie eine vorübergehende Modeerscheinung
... eine eher dumme Methode, Krankheiten zu behandeln. Eine
Operation ist eigentlich eine künstliche Krankheit, die der vorher
existierenden Krankheit in der Hoffnung übergestülpt wird, daß
die Fusion der beiden dem Patienten nützt. Es ist im allgemeinen
eine vergebliche Hoffnung.   *Richard Selzer*

Mit anderen Worten: Die wichtigsten tödlichen Krankheiten passen nicht mehr in das Paradigma von der Keimtheo-
rie. Das Versagen der modernen Medizin, diese Krankheiten, die nicht in ihr Weltbild passen, zu heilen, und die

enorme Belastung, die sie der Ökonomie vieler westlicher Gesellschaften auferlegt, haben gezeigt, daß das System für die vorherrschenden Bedürfnisse des modernen Lebens zu unflexibel ist. Die medizinische Industrie bleibt eng mit der Krisenintervention verbunden, und ihr zu starkes Vertrauen auf extrem teure Tests, Verfahren und Technologien droht ganze Staaten in den finanziellen Ruin zu stürzen. Außerdem sind viele übliche Arzneien und chirurgische Verfahren noch nicht genügend getestet oder verursachen verheerende Nebenwirkungen, was Zweifel an der Effizienz einiger Verfahren der Medizin und der Wahrheit ihrer Behauptungen weckt. Weil die medizinische Industrie sich im Westen lange ungehindert entfalten konnte, hat sie sich mit Problemen wie Überteuerung und übermäßigem Gebrauch nicht angemessen auseinandergesetzt.

Obwohl die Schulmedizin weitgehend störrisch an ihren technologischen und pharmazeutischen Methoden festhält, ist ein neuer und starker Trend im Kommen, der die Krankheitsvorbeugung und die Verwendung einfacher, nicht-aggressiver Heilmethoden betont. Eine bessere Ernährung, eine aktivere Lebensweise und gesündere zwischenmenschliche Beziehungen sind die wichtigsten Bestandteile dieses Wegs zur Gesundheit.

Pasteur sah die Zukunft voraus. Er erkannte, daß nur wenige von uns krank werden, obwohl wir alle viele Krankheitserreger einatmen. Offenbar hielt er diese Tatsache für wichtig. Auf dem Totenbett soll der große Wissenschaftler Freunden anvertraut haben, sein Erzrivale, Claude Bernard, habe recht mit seiner Behauptung, daß der Körper aufgrund seines Allgemeinzustands mit Krankheiten fertig wird oder ihnen erliegt. »Bernard hat recht«, sagte Pasteur, »die Mikroben sind nichts, das Umfeld ist alles.«

Teil II
DIE ORGANE

Es ist eine Sache, abstrakt über universelle Kräfte und die Beziehung des Menschen zum Kosmos zu sprechen, und eine ganz andere, sich mit der Realität bestimmter Organe, ihrer Funktion und den sie betreffenden Krankheiten auseinanderzusetzen. Genau in diesem Bereich jedoch zeigen die erstaunlichen Unterschiede zwischen Ost und West sich am deutlichsten. Der Westen konzentriert sich auf bestimmte materielle Objekte. Er sieht sich den Magen an und findet Muskeln, Schleimhaut und Fasergewebe. Der Osten andererseits findet Funktionen, Verhaltensmuster und Metaphern. Der eine objektiviert, der andere charakterisiert.

Um die Organe des Körpers möglichst gut zu beschreiben, wollen wir diese beiden komplementären Methoden kombinieren, indem wir die Anatomie des Körpers zugleich mit der persönlichen und kulturellen Erfahrung untersuchen. Wir werden uns historische Berichte und die moderne Forschung ansehen. Östliche und antike Methoden bezeichnen wir dabei als »traditionell«, was bedeutet, daß sie in bestimmten Kulturen jahrhundertelang weitergegeben wurden. Dies stellt natürlich eine Vereinfachung dar (die chinesische Medizin zum Beispiel setzt sich aus verschiedenen Heiltraditionen zusammen), ist aber nützlich. Obwohl der Begriff »traditionelle Medizin« zuweilen auch für die moderne westliche Medizin verwendet wird, ziehen wir für sie

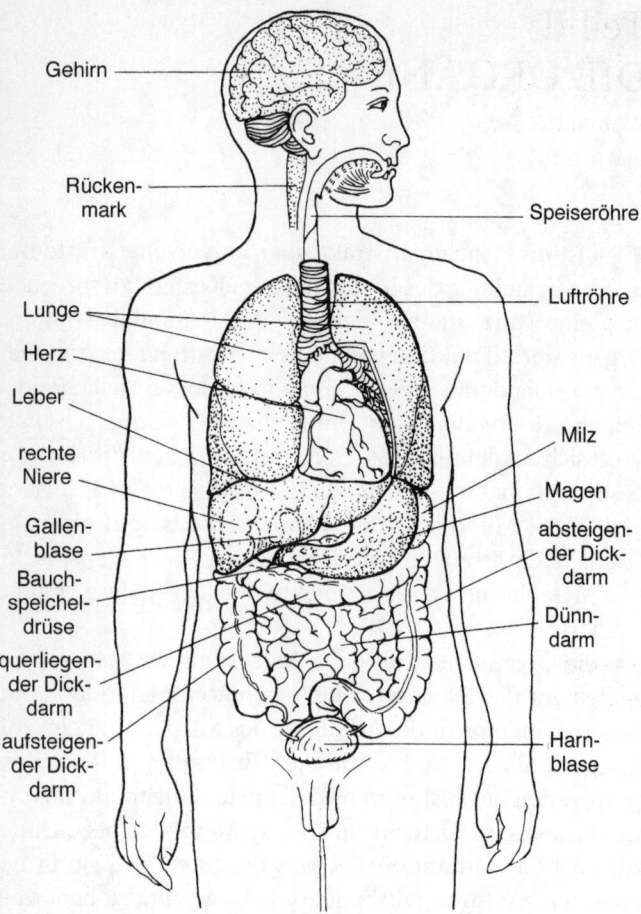

Abb. 6: Die wichtigsten Organe des Körpers – Die inneren Organe sind schichtweise im Körper angeordnet. Die Abbildung, die den Körper von vorne wiedergibt, vereinfacht die Anatomie, indem sie eine Niere und die Gallenblase mitabbildet, die in Wirklichkeit hinter der Leber liegen, und ebenso die Bauchspeicheldrüse, die eigentlich hinter dem Magen liegt.

die Begriffe allopathische, konventionelle oder orthodoxe Medizin bzw. Schulmedizin vor.

Wir beginnen unsere kulturübergreifende Untersuchung des komplexen und wunderbaren Reichs der Organe mit einem Blick darauf, wie Essen und Trinken zu Geist und Körper werden.

7. Der Magen

Essen ist menschlich; verdauen göttlich.

Charles Townsend Copeland

Auf ihrer Reise durch den Körper folgt die Nahrung einem Weg, der als Verdauungstrakt bezeichnet wird. Er besteht aus Mund, Zähnen, Zunge, Rachen, Speiseröhre, Magen, Dünndarm und Dickdarm.

Der Mund mit seinen 32 Zähnen und der Zunge enthält auch Drüsen, die Speichel absondern. Speichel ist eine alkalische Flüssigkeit, die zu ungefähr 99% aus Wasser besteht, plus einigen Mineralstoffen, Zellen und anorganischen Salzen. Er enthält auch das Enzym Amylase, das die Verdauung der Kohlenhydrate unterstützt. Durchschnittlich produziert der Mensch etwa anderthalb Liter Speichel täglich.

Der Speichel hat viele wichtige Aufgaben; zum Beispiel feuchtet er den Mund an und macht die Nahrung gleitfähig. Er löst Nahrungspartikel auf, um das Schmecken und Schlucken zu erleichtern, und beginnt mit der Verdauung der Kohlenhydrate; er reinigt die Mundhöhle und neutralisiert viele Gifte, Bakterien und Fremdstoffe.

Der Rachen ist ein Durchgang, der die hintere Mundhöhle und die Nasengänge mit der Speiseröhre verbindet. Wie diese ist er ein mit Schleimhaut ausgekleideter Muskeltubus, der Luft und Nahrung passieren läßt. Am unteren Abschnitt des Rachens liegt der Kehlkopf, der die Stimme hervor-

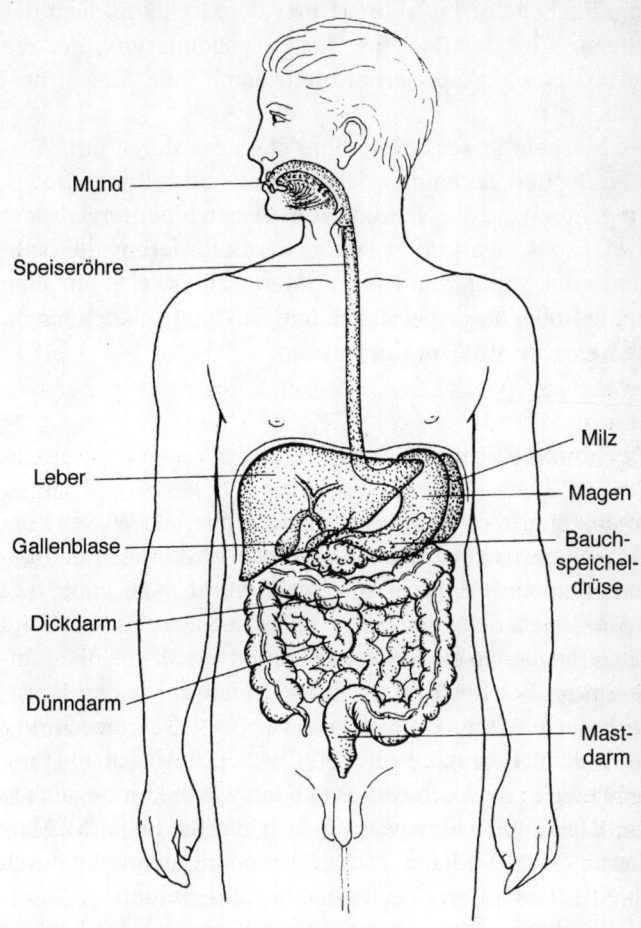

Abb. 7: Das Verdauungssystem – Zum Verdauungssystem gehört der ge-samte Weg, den Nahrung und Nährstoffe auf ihrer Reise durch den Körper zurücklegen, von Mund und Speiseröhre bis zu Dick- und Dünndarm.

bringt. Der Kehlkopf dient als Durchgang für die Atemluft
vom Rachen zur Luftröhre. Unter dem Kehlkopf liegt der
unterste Teil des Rachens, der Laryngopharynx, der die
Verbindung zur Speiseröhre und damit zum Magen herstellt.

Die Muskeln in der Speiseröhre erzeugen durch ihre Ausdehnung und Zusammenziehung eine peristaltische Bewegung, durch die die Nahrung zum Magen hinuntergedrückt
wird. Die Schwerkraft spielt bei der Beförderung der Nahrung vom Mund zum Magen interessanterweise nur eine
kleine Rolle; dies zeigt sich daran, daß Sie trinken können,
während Sie auf dem Kopf stehen.

Ein Fenster zum Magen

Einen der großen Beiträge zum medizinischen Wissen vom
Verdauungstrakt verdanken wir einem obskuren Frankoka-
nadier namens Alexis St. Martin. Er wurde am 6. Juni 1822
an der linken Seite von einem Fehlschuß aus einer Muskete
getroffen, der an die Stelle von St. Martins Magen und Lunge ein großes Loch setzte; beide traten durch den Brustkorb nach außen. Gottseidank war der US-Armeechirurg
Dr. William Beaumont zur Stelle. Er stopfte Magen und Lunge wieder in das Loch zurück und tat, was er konnte, um die
Blutung zu stillen. Ein paar Wochen hing das Leben St. Martins an einem seidenen Faden. Beaumont mußte ihn durch
einen Tubus füttern, den er in den Anus einführte.

Wunderbarerweise genas St. Martin, obwohl das Loch in
seinem Magen und in seiner Seite offenblieb. Dies stellte ein
eher unübliches Problem dar. Solange das Loch im Inneren der Brustwand zum Magen hin bandagiert war, konnte

St. Martin ohne Probleme essen. Wenn die Bandage entfernt wurde, flossen Speisen und Getränke nach außen ab – und ein Beobachter konnte direkt in den Magen von St. Martin sehen und registrieren, wie er funktionierte.

Beaumont erkannte schließlich die Bedeutung von St. Martins Loch und führte Experimente durch, mit denen er feststellen wollte, wie der Magen arbeitete. Dazu gab Beaumont kleine Nahrungsmengen in Seidensäckchen und führte sie für ungefähr eine Stunde in den Magen von St. Martin ein; er wollte herausfinden, was der Magen machte, wenn er Nahrung enthielt. Zu seinen Entdeckungen gehörte die erste positive Identifikation der Salzsäure als Hauptbestandteil der Magenflüssigkeit. Er stellte auch fest, daß der Magen sich bewegt und mit Blut füllt, wenn jemand wütend wird (was bei St. Martin oft der Fall war, wenn die Experimente Beaumonts unangenehm wurden). Beaumont experimentierte ausgiebig mit St. Martins Magensäften und probierte sie sogar. Seine Ergebnisse zeichnete er in dem Werk *Experiments and Observations on Gastric Juice and the Physiology of Digestion* (1833) auf.

St. Martin, der von Natur aus ein unstetes Leben führte, zog im Land herum, möglicherweise in der vergeblichen Hoffnung, den unersättlichen Dr. Beaumont loszuwerden. Aber der gute Doktor folgte Alexis überallhin und testete den wunderbaren Magen, wann immer es möglich war; dabei beklagte er sich oft, St. Martin sei ein »schwieriges und unkooperatives Subjekt«. Ihre Zusammenarbeit war eine ungleiche, aber historisch wichtige Beziehung. Der Medizinhistoriker Douglas Guthrie stellte fest, daß Beaumont »angesichts ungewöhnlicher Schwierigkeiten ein gutes Stück Forschung« leistete. Die Geschichte hat der Körperöffnung von St. Martin sogar Beaumonts Namen gegeben:

Forscher bezeichnen sie als »Beaumonts Fenster«. Heute brauchen wir Beaumonts Fenster nicht mehr, um zu wissen, wie der Magen aussieht und funktioniert.

Der Magen liegt unter dem Zwerchfell etwas links vom Brustbein. Er ist ein Hohlorgan, das wie ein Ballon oder ein Boxhandschuh geformt ist; das dickere Ende oben ist mit der Speiseröhre und das sich verengende Ende unten mit dem Zwölffingerdarm (dem ersten Abschnitt des Dünndarms) verbunden. Der Magen speichert Nahrung, sondert Verdauungssäfte ab und verwandelt die Nahrung in eine breiige Masse. Er beginnt mit der Verdauung der Proteine und gibt die flüssige Mischung schließlich langsam an den Zwölffingerdarm ab.

Der Magen hat ein Fassungsvermögen von rund 3 Litern. Weil er Nahrung speichern kann, können Sie etwas anderes tun, als alle zwanzig Minuten zu essen, was Sie ohne Magen tun müßten, um Ihren Nährstoff- und Energiebedarf zu decken. (Es ist tatsächlich möglich, ohne Magen zu leben.) Die Magenwand besteht aus Längs- und Ringmuskeln, durch die der Magen die Nahrung hin und her bewegen und in eine breiige Flüssigkeit verwandeln kann. Der Magen ist auch mit speziellen Drüsenzellen ausgekleidet, die die Magensäfte abgeben. Die Muskeln und Drüsen werden von Blutgefäßen und Nerven versorgt. Am Übergang zum Zwölffingerdarm bildet ein starker Schließmuskel einen Ring, der sich öffnet und schließt und als Tür zwischen Magen und Dünndarm fungiert.

Wie Sie sicher schon erlebt haben, können Magensäfte in den Magen abgegeben werden, sobald Sie Nahrung nur sehen oder riechen. Beim Essen gibt der Magen Pepsin ab, ein Enzym, das die Proteine aufspaltet, damit der Dünndarm sie verarbeiten kann, und Salzsäure, die die Bakterien in der

Nahrung tötet und die Wirkung des Pepsins unterstützt. Auch ein weiteres Enzym zur Verarbeitung von Vitamin B_{12} – das im allgemeinen proteinhaltige Nahrungsmittel begleitet – wird hier abgegeben, so daß das Vitamin später vom Dünndarm resorbiert werden kann. Spezielle Drüsen sondern außerdem Schleim ab, der eine Schutzhaut bildet, damit der Magen sich nicht selbst verdaut oder von der Säure zerstört wird.

Im Tierreich richtet die Größe des Magens sich nach der Art der Ernährung, die die Tiere zu sich nehmen. Fleischfresser neigen dazu, im Verhältnis zum Rest ihres Verdauungstrakts größere Mägen zu haben als Pflanzenfresser. Der Magen von Hunden und Katzen zum Beispiel macht 60–70% ihres Verdauungstrakts aus, während der Magen eines Pferdes, eines Pflanzenfressers, nur 8% seines Verdauungssystems ausmacht. Deshalb grasen Pflanzenfresser ständig, während Fleischfresser längere Zeit nicht zu essen brauchen.

Beim Menschen hängt die Rolle des Magens bei der Verdauung von der Art der Nahrung ab, die wir zu uns nehmen, und von ihrer jeweiligen Zusammensetzung: Kohlenhydrate (werden vom Körper für den sofortigen und für den ständigen Energiebedarf verwendet), Fette (liefern ebenfalls Energie, werden in den Geweben gespeichert und verwendet, wenn die Kohlenhydrat-Reserven erschöpft sind), Proteine (Gruppen von Aminosäuren, die für Zellersatz und -wiederherstellung verwendet werden), Vitamine und Mineralstoffe (sind für das richtige Funktionieren der Zellen wichtig). Nur das Protein wird vom Magen verdaut.

Mund und Dünndarm verdauen die Kohlenhydrate. Die Enzyme im Speichel beginnen mit ihrer Zerlegung und bereiten sie für die weitere Verdauung und schließlich für die Resorption im Dünndarm vor. Kohlenhydrate müssen daher, um richtig verdaut zu werden, sorgfältig gekaut werden. Das Kauen sorgt dafür, daß sie mit ausreichenden Mengen an Speichel und dessen Enzymen vermischt werden. Kohlenhydratreiche Speisen, die wenig Protein enthalten, verlangen nicht viel Magenarbeit und wandern schnell in den Dünndarm weiter. (Deshalb sind wir oft schon nach einer Stunde wieder hungrig, wenn wir chinesisch essen waren.)

Fette und Öle werden ausschließlich vom Dünndarm verdaut und resorbiert. Es ist ein langsamer Vorgang, der beginnt, sobald die Fette in den Dünndarm abgegeben wurden, weshalb andere noch im Magen vorhandene Nahrungsmittel warten müssen, bis sie in den Dünndarm gelangen. Dort spalten Gallensäurensalze aus der Leber sie auf. Sie werden dann durch ein Lipase genanntes Bauchspeicheldrüsenenzym in Fettsäuren und Glyzerin (Fettsäuren auf Alkoholbasis) verwandelt.

Gastroneurologen sagen oft: »Wenn ich ihm den Kopf abschneiden könnte, könnte ich sein Magengeschwür heilen.« Das zeigt, wie machtvoll der Geist ist.   _Milton Trager_

Fettreiche Nahrungsmittel enthalten oft auch viel Protein, was dem Magen bei der Verdauung zu schaffen macht. Ein fett- und proteinreiches Essen kann bis zu sechs Stunden im Magen bleiben, bis es ihn verläßt. Der Energiebedarf dabei ist groß, was erklärt, warum wir nach einer schweren Mahlzeit oft das Bedürfnis haben zu schlafen.

Fett verlangsamt die Verdauung, aber verschiedene Nahrungsmittel regen die Tätigkeit des Magens und insbesondere seine Säuresekretion an. Weißmehl, Kaffee, Tee, Tabak, Zucker, Alkohol, Gewürze und gebratene Speisen regen die Säureproduktion des Magens an. Viele Medikamente, etwa Aspirin und Steroide, vermehren ebenfalls die Magensäure. Die gleiche Wirkung hat Streß. Die Nahrungsmittel können auch die Organmuskeln stimulieren, wodurch die Nahrung stärker hin und her bewegt und der Verdauungsvorgang beschleunigt wird. Menschen, die nach einer schweren Mahlzeit Kaffee, Weinbrand, Zigaretten oder Zigarren genießen, nutzen die Fähigkeit dieser Substanzen, die Magenaktivität anzuregen.

Vitamine und Mineralstoffe sind so winzige Partikel, daß nicht besonders auf sie eingewirkt werden muß, um sie auf die im Dünndarm stattfindende Resorption vorzubereiten.

Wenn die Verdauung problematisch ist

Die häufigsten kleineren Magenleiden sind natürlich Verdauungsstörungen, Sodbrennen und Blähungen. Sie werden durch Überessen, zu schnelles Essen, den Verzehr von sehr fett- oder gewürzreichen Speisen oder Streß verursacht. Alle diese Störungen entstehen in den meisten Fällen durch zuviel Magensäure. Ärzte empfehlen rezeptfreie Antacida, also Medikamente gegen Übersäuerung, aber sie haben Nebenwirkungen und überdecken unter Umständen Symptome, die auf ein Geschwür hinweisen können.

Die häufigste Form einer schwereren Magenerkrankung ist ein peptisches Magengeschwür, das heißt eine Wunde in der Magenwand, die im allgemeinen einen Durchmesser von 1– 2,5 cm hat. Ungefähr 60 % der Magengeschwüre entstehen im Zwölffingerdarm, die anderen treten irgendwo im unte-

ren Bereich des Magens auf. Geschwüre können auch in der
Speiseröhre und in seltenen Fällen im unteren Teil des
Dünndarms vorkommen.

Typisches Symptom ist ein nagender Schmerz im Bauch, vor
allem wenn der Magen leer ist, weshalb viele Menschen
über Geschwürsymptome nachts klagen. Ein damit zusam-
menhängendes Problem ist eine Gastritis, eine Entzündung
der Magenschleimhaut, die im allgemeinen durch Aspirin
oder Alkohol, Ansteckung, zuviel Gallensäuren oder Streß
verursacht wird. Eine Gastritis kann dieselben Symptome
wie ein Geschwür verursachen, ist aber im allgemeinen weniger schlimm.

Aus der Sicht der Schulmedizin wird ein Magengeschwür
durch einen Magensäureüberschuß und eine gleichzeitige
verminderte Produktion der schützenden Schleimhaut verursacht. Die meisten Ärzte geben zu, daß beide Faktoren
durch die Ernährung beeinflußt werden, nämlich zuviel Alkohol, Zigaretten, gewürzte Speisen und Aspirin, die alle
die Magensäureproduktion erhöhen. Die konventionelle
Behandlung besteht aus der Reduzierung oder Absetzung
dieser Substanzen sowie der Verordnung von Medikamenten, die die Magensäure neutralisieren, und/oder von Pharmazeutika, die die Säureproduktion verringern, etwa Cime-
tidin, Ranitidin oder Famotidin.

Wenn Medikamente nicht wirken, wird oft zur Operation
geraten. Die Chirurgen können eine Vagotomie vornehmen, wobei die Fasern des Vagusnervs durchschnitten werden, der die Säureproduktion steuert, oder eine Magenteil-
resektion, bei der ein Teil des Magens entfernt wird.

Eine andere häufige Magenkrankheit ist Krebs. Untersuchungen zeigen immer wieder, daß die Hauptursache für
Magenkrebs die Ernährung ist, besonders eine Kost, die

viele gesalzene, geräucherte und gepökelte Speisen enthält. Die Japaner, die große Mengen solcher Speisen verzehren, haben die höchste Magenkrebsrate der Welt. Zur schulmedizinischen Behandlung kann dann die völlige Entfernung des Magens gehören.

Der Magen als Energiesystem

Aus der Sicht der traditionellen chinesischen Medizin haben Organe physiologische und psychologische Funktionen. Diese Funktionen werden mit Aspekten der Natur in Verbindung gebracht, die ähnliche Charakteristika aufweisen. Magen und Milz werden dabei dem Element Erde zugeordnet. Dieser Auffassung zufolge erhält der Magen Nahrung und trennt die grobe Materie, die Nährstoffe, von Qi, der Lebenskraft. Er schickt die Nährstoffe in den Dünndarm, wo sie weiter verdaut und resorbiert werden. Qi wird in die Milz geschickt, die es an eine Reihe anderer Organe verteilt, unter anderem Dickdarm und Lunge.

Man kann nur im einzelnen heilen, aber im Ganzen vorbeugen.

Brock Chisholm

Der Magen wird als Quelle der emotionalen Stabilität bzw. der Zentriertheit betrachtet, weil er die Charakteristika der mit der Erde assoziierten Festigkeit besitzt. Außerdem liegt er in der Mitte des Körpers und wird deshalb auch als eine Art seelisches Zentrum betrachtet, als ruhender Pol, um den herum das Leben sich entwickelt. Ein starker Magen gibt einem Menschen das Gefühl, inmitten wechselnder Umstände emotional ausgeglichen (»geerdet«) zu sein. Ein schwacher Magen dagegen macht nervös und ängstlich.

Der Magen, der Nahrung erhält bzw. akzeptiert, wird auch als Metapher für die Fähigkeit der Menschen gesehen, das Leben anzunehmen und zu akzeptieren. Die Nahrung ist ein Bild für die menschliche Erfahrung. Menschen, die die unterschiedlichsten Nahrungsmittel essen und verdauen können, können auch das Leben genießen und sich vielen verschiedenen Erfahrungen anpassen. Menschen, die in puncto Essen eher wählerisch und heikel sind, neigen dazu, nicht so aus dem vollen zu leben und viel von dem, was das Leben bietet, abzulehnen. Menschen mit chronischen Magenproblemen sind eher vorsichtig in bezug auf das, was sie essen oder tun können und was nicht; sie haben verständlicherweise Angst vor dem, was ihren Magen verstimmen könnte. Menschen dagegen, die alles essen können, sind oft sehr sinnesfroh und hungern nach neuen Erfahrungen.

Die Chinesen sagen jedoch, daß das Gesetz der Paradoxie immer am Werk ist. Menschen mit starkem Magen neigen dazu, zuviel zu essen und zu trinken. Sie sind daher anfällig für Krankheiten und Todesursachen, die auf die Ernährung zurückgehen. Menschen mit schwachem Magen dagegen haben, wenn sie klug sind, den Antrieb, auf sich aufzupassen und die Nahrungsaufnahme zu beschränken, weshalb sie lange leben. Im ersten Fall wird die Stärke eines Menschen zu seiner Schwäche; im zweiten Fall seine Schwäche zu seiner Stärke. Die traditionellen Heilsysteme betonen die Mäßigung als Schlüssel zu Weisheit, Gesundheit und einem langen Leben, unabhängig davon, wie stark der Magen des einzelnen ist.

Die Erdelement-Organe sind mit dem Gefühl »Sympathie« verbunden. Ein starker Magen zeigt sich daher als Mitgefühl und Verständnis für andere. Ein solcher Mensch ist jedoch nicht schwach. Er sieht den größeren Zusammenhang einer Situation und verfügt deshalb über Ausgeglichenheit und Durchblick.

Ein schwacher Magen andererseits kann zu einem von zwei Extremen führen: übertriebener Sympathie oder fehlendem Mitgefühl und Verständnis, die sich als extremer Egoismus oder Rücksichtslosigkeit äußern. In jedem Fall fühlen Menschen mit schwachem Magen sich weit öfter als Opfer als Menschen mit starkem Magen. Ein Mensch mit schwachem Magen kann daher übertriebenes Selbstmitleid, Eigeninteresse oder Hypochondrie an den Tag legen. Er kümmert sich kaum um andere und versucht auch nicht, sie zu verstehen, denn er ist ganz mit dem beschäftigt, was seine Gesundheit negativ beeinflussen könnte. Deshalb fehlt es ihm an Mitgefühl.

Die Milz wird manchmal als Mutter des Dickdarms bezeichnet, denn sie versorgt ihn mit Lebensenergie. Nahrungsmittel, Verhaltensweisen und Gefühle, die Magen und Milz verstimmen, beeinflussen daher direkt das Funktionieren des Dickdarms. Wenn die Milz verstimmt bzw. unharmonisch ist, beeinträchtigt dies ihre Fähigkeit, Qi an den Dickdarm weiterzugeben. Wenn Magen und Milz zu sehr stimuliert werden, geben sie zuviel Qi an den Dickdarm weiter, was zu Durchfall führt; werden sie unzureichend versorgt, schicken sie nicht genug Qi an den Dickdarm, und es kommt zu Verstopfung.

Magen und Milz geben die Lebensenergie in entgegengesetzten Richtungen weiter. Der Magen reguliert die absteigende Bewegung – zum Dünndarm hinunter –, die Milz die aufsteigende Bewegung. Aufgrund der Interdependenz von Magen und Milz wird jede Magenstörung auch als Milzdisharmonie betrachtet. Das Erbrechen ist dafür ein klassisches Beispiel. Zum Erbrechen kommt es, wenn der Magen sich am Zwölffingerdarm zu stark zusammenzieht, während die Milz sich ausdehnt und aktiviert wird. Dies ist ein Extremzustand, bei dem der Magen Energie und Nahrung nicht nach unten in den Dünndarm wandern läßt, während der angeregte Zustand der Milz Energie und Nahrung nach oben zwingt. Das Ganze wird durch übermäßiges Essen, Streß oder schlechte Gewohnheiten verursacht. Bei Nahrungsmitteln zum Beispiel, die sehr stark zusammenziehend wirken, etwa Fleisch, Hartkäse, Salz oder Eier, zieht der Magen sich zusammen, und der Zwölffingerdarm verschließt sich. Extrem ausdehnende Nahrungsmittel – etwa Gewürze, Süßigkeiten oder Alkohol – regen die Milz an und erweitern sie. Einem feuchtfröhlichen Abend mit Peperoni-Pizza und Wein folgen daher oft Sodbrennen und/oder ein schneller Gang zur Toilette.

Im allgemeinen betrachten chinesische Heiler Sodbrennen, Aufstoßen und Magenschmerzen als Magen- und Milzstörungen. Für den Chinesen bewegt die Lebenskraft sich in geordneten und festgelegten Zyklen, genauso wie die Jahreszeiten oder der Tageslauf. Jede Organgruppe wird einer bestimmten Jahreszeit zugeordnet, der Magen etwa dem Spätsommer von Mitte Juli bis Mitte September. In dieser Zeit erhalten Magen und Milz das meiste Qi. Sie können sich dann von Krankheiten erholen, oder bislang verschleierte Symptome von Erdelement-Organen zeigen sich.

Jeder Tag mit seinem Wechsel von Licht und Dunkelheit ist ein Mikrokosmos, der die größeren Zyklen des Jahreslaufs spiegelt. Die Chinesen meinen, daß der Magen zwischen 7 und 9 Uhr am aktivsten ist, das heißt zur Zeit des Frühstücks. Dann erhält der Magen das meiste Qi des Tages.

Die Chinesen ordnen den Organen auch bestimmte Sinne wie Geschmackssinn, Geruchssinn oder Gehör zu. Wenn das Organ optimal funktioniert, ist der entsprechende Sinn sehr fein. Auch die diversen Geschmacksrichtungen regen die Organe unterschiedlich an. Es überrascht nicht, daß mit dem Magen der Geschmackssinn als solcher assoziiert wird, und die Geschmacksrichtung, die ihn am meisten stimuliert, ist die süße. Die mäßige Verwendung süßer Nahrungsmittel kann daher das Erdelement heilen, während ein übermäßiger Verzehr die Erdelement-Organe schwächt.

Die Verdauung von Fetten nach einer Mahlzeit kann als rein biochemischer Prozeß betrachtet werden, der nur die Zerlegung der Fettpartikel durch die passenden Enzyme beinhaltet. An einem vierzigjährigen Anatomielehrer vorgenommene Beobachtungen zeigten jedoch, daß schon die Aussicht, vor Medizinstudenten eine Vorlesung halten zu müssen, die Fettpartikel langsamer aus seinem Blut verschwinden ließ. Die Verdauung der Fettpartikel wird durch fast jede Störung der Lebensgewohnheiten verzögert. Geistige Vorgänge können also den Ablauf physiologischer Vorgänge beeinflussen, auch wenn letztere so einfach scheinen wie die Verdauung von Nahrung. *René Dubos*

Magen und Milz herrschen über die Vorstellung bzw. die Welt der Ideen. Es heißt, Menschen, die vor Kreativität sprühen, hätten einen starken Magen.

Das Singen soll eine kräftigende und heilende Wirkung auf die Erdelement-Organe haben. Die Verbindung einer harmonischen Schwingung (Singen) mit tiefem, rhythmischem Atmen besänftigt und beruhigt das Erdelement. Menschen, die gut singen können, haben angeblich einen

starken Magen; ein traditioneller chinesischer Heiler wird
Menschen mit schwachem Magen daher vielleicht raten,
mehr zu singen.

Ursachen einer Verstimmung des Magens

Die genannten Informationen werden von chinesischen
Heilern zur Diagnose und Behandlung von Magenstörungen
benutzt. Wenn die Symptome eines Patienten zum Beispiel
in den frühen Morgenstunden auftreten, wird vermutet, daß
der Magen etwas mit der Erkrankung zu tun hat. Auch übertriebene Sympathie, fehlendes Mitgefühl, die allgemeine
Unfähigkeit, Essen anzurühren, starke Nervosität oder Besorgnis (der Woody-Allen-Typ) deuten auf eine Disharmonie des Magens hin.

Sie geht auf zuviel oder zuwenig Qi zurück. Das Organ ist
hypoaktiv oder hyperaktiv. Beide Disharmonien können
durch den übermäßigen Verzehr bestimmter Nahrungsmittel oder bestimmte Lebensumstände verursacht werden.
Zum Beispiel kann die Ernährung zuviel Zucker enthalten
oder die Lebensweise zuviel Streß. Die Wiederherstellung
von Qi und Gleichgewicht beginnt mit der Harmonisierung
der Lebensumstände. Maßvolles Essen, Schlafen, Arbeiten
und Spielen und die Aufnahme von Nahrungsmitteln, die
den Magen heilen, stellen Gleichgewicht und Gesundheit
wieder her.

Die chinesischen Heiler meinen, daß eine Magendisharmo-
nie häufig durch den übermäßigen Verzehr der folgenden
Nahrungsmittel entsteht; sie werden dem Patienten daher im
allgemeinen empfehlen, sie einzuschränken oder ganz auf sie
zu verzichten, damit der Magen sich selbst heilen kann:

- Gewürze, einschließlich Nahrungsmittel wie scharfe Paprikaschoten oder Peperoni
- Salz, Pickles und Gepökeltes
- Weißbrot und andere Weißmehlprodukte
- Alkohol, besonders süße Weine, die Magen und Milz schädigen können
- Süßigkeiten, besonders solche mit weißem Zucker
- künstliche Zusätze wie Farb-, Konservierungs- oder Geschmacksstoffe

Die Chinesen warnen auch davor, zuviel tierische Nahrung wie rotes Fleisch, Molkereiprodukte und Eier zu essen; sie enthalten viel Protein, was vom Magen eine größere Anstrengung bei der Verdauung verlangt, und sind im allgemeinen fettreich, was die Verdauung weiter belastet. Ihre Ärzte weisen auch darauf hin, daß die häufige Verwendung der meisten Drogen – Koffein im Kaffee, Nikotin im Tabak, Alkohol in Bier und Wein, Pharmazeutika und »harte« Drogen – das Funktionieren des Magens negativ beeinflußt. Aspekte der Lebensweise, die mit Magenstörungen im Zusammenhang stehen, sind etwa:

- zuviel Streß
- chronische Besorgnis oder nervöse Spannung
- Hochmut und Arroganz
- die Weigerung, sich auf das Auf und Ab des Lebens einzulassen (was die allgemeine Angst vor dem Leben, Nervosität und Spannung verschleiern kann)
- phasenverschobener Tagesablauf, etwa spät nachts ins Bett gehen und spät am Morgen aufstehen
- schlechte oder chaotische Eßgewohnheiten, etwa im Stehen essen, die Nahrung nicht richtig kauen oder un-

mittelbar vor dem Schlafengehen essen (was verlangt, daß der Magen aktiv bleibt, während der übrige Körper ruht)

Die Heilung des Magens

Generell heißt es, daß im Spätsommer und im Frühherbst wachsende Nahrungsmittel eine heilende Wirkung auf das Erdelement und auch auf den Magen haben, weil sie das Ergebnis derselben Kräfte sind, die den Magen nähren. Das Qi der folgenden Nahrungsmittel stärkt daher das Magen-Qi:

- Getreide: Hirse, Zuckermais und Kudzu (Pfeilwurzelmehl)
- Gemüse: Pak Choy (chinesischer Senfkohl), alle Kürbisarten, gelbe Kohlrübe
- Kichererbsen
- Obst: Äpfel, Trauben, Orangen, Süßkirschen, Feigen, Honigmelone
- Fisch: Lachs, Thunfisch, Schwertfisch
- Süßstoffe: Gerstenmalz und Reissirup
- Shitakepilze

Hier drei volkstümliche japanische Rezepte bei Magenproblemen einschließlich Verdauungsstörungen: ein Viertel Teelöffel Umeboshipflaumen, um den Magen alkalisch zu machen; eine Tasse heißer Banchatee mit zwei Tropfen Shoyu; mit etwas Kürbis, Karotte und Zwiebel kochen und pürieren und bei Zimmertemperatur trinken.
Nun ein paar magenheilende Empfehlungen aus dem Bereich der Naturheilkunde:

- Karotten-Sellerie-Kohlsaft, besonders bei Beginn der Symptome; zwei- oder viermal täglich
- Kohlsaft, besonders bei Beginn der Symptome; zwei- bis viermal täglich, es sei denn, Sie trinken bereits Karotten-Sellerie-Kohlsaft
- Kräutertees mit Comfrey, Süßholzwurzel, kanadischer Gelbwurz; Aloe-vera-Saft; eine Tasse zweimal täglich
- Vollkorngetreide, gekocht und gut gekaut
- Kürbis, Brokkoli, Pak-Choy-Kohl, Karotten oder andere Nahrungsmittel, die viel Vitamin A enthalten
- Vitamine: A- und B-Komplex
- Mineralstoffe: Zink und Eisen

Jetzt folge dem Appetit eine gute Verdauung und Gesundheit beiden.
William Shakespeare

Kein anderes Organ ist so eng mit der Nahrung verbunden wie der Magen. Es ist allgemein bekannt, daß verschiedene Nahrungsmittel zu Magenleiden führen, aber vielleicht ist Ihnen nicht klar, daß Nahrung auch den Magen heilen kann. Die oben beschriebenen Methoden werden dazu seit Jahrhunderten angewandt.

Homöopathische Mittel bei Verdauungsstörungen:

- *Chamomilla:* Verdauungsstörungen nach einem Wutanfall oder bei Reizbarkeit. Magen aufgetrieben durch Blähungen; Bauchkrämpfe, bitterer Geschmack, gerötete Wangen; Abneigung gegen warme Getränke.
- *Nux vomica:* für den hart arbeitenden Menschen, der zuviel Kaffee, Alkohol und Tabak konsumiert. Sodbren-

nen, Aufstoßen, Blähungen nach dem Essen. Unter Umständen Verstopfung.

– *Pulsatilla:* beim Aufwachen das Gefühl, als hätten Sie Steine im Magen; Gereiztheit, trockener Mund, schlechter Geschmack, kein Durst; Schmerz eine halbe Stunde nach dem Essen, Abneigung gegen fetthaltige Nahrungsmittel und enganliegende Kleidung.

Homöopathische Mittel bei Übelkeit und Erbrechen:

– *Arsenicum:* Übelkeit, Erbrechen, Durchfall aufgrund von verdorbener Nahrung; brennender Schmerz nach dem Essen, der durch warme Getränke besser wird.
– *Ipecacuanha:* Übelkeit, kneifender Schmerz in den Eingeweiden; Übelkeit aufgrund von sich bewegenden Objekten oder dem Lesen im Auto.
– *Nux vomica:* »Will und kann nicht«, könnte auf Erbrechen, Stuhlgang oder Urinieren anzuwenden sein. Patient ist nach 3 Uhr nachts wach und schläft gegen Morgen ein. Wacht deprimiert auf.

Heilpflanzen für den Magen:

– *Ingwer:* lindert Verdauungsstörungen, Übelkeit, Erbrechen.
Basilikum: bei Magenkrämpfen.
– *Echte Katzenminze:* bei Magenverstimmungen.

8. Die Milz

> Der Körper ist nicht nur geheimnisvoller, als wir
> wissen, er ist auch geheimnisvoller, als wir wis-
> sen können. *Anonym*

D ie Milz ist den Menschen seit Jahrhunderten ein Rätsel.
In seinem 1876 erschienenen Buch *Doctors and Pa-
tients* erinnert Dr. John Timbs an die Klage eines schottischen Arztes, der eines Tages bekannte: »Ich wünschte, es
würden mehr Leute an Milzkrankheiten sterben, dann wüß-
ten wir vielleicht, welchen Zweck sie hat.«

In Ermangelung des Wissens entstanden Mythen. In der Literatur von Ost und West wird die Milz nach dem Herzen
als wichtigste Quelle menschlicher Empfindungen genannt.
Leider haben die frühen Anatomen und Etymologen die
Milz als Schattenseite des Herzens gesehen und ihr eine Reihe unangenehmer Eigenschaften zugeschrieben. Das englische Wort für »Milz« (spleen) zum Beispiel bedeutet auch
schlechte Laune, Griesgrämigkeit und Hypochondrie.

Shakespeare versuchte, die Milz aus diesen düsteren Tiefen
herauszuholen, und gestand ihr angenehmere Seiten zu. Im
1. Akt des *Sommernachtstraums* heißt es, daß in der Milz
das Paradox der Liebe, ihre rasch vergehenden Freuden und
ihr anhaltender Schmerz empfunden werden – was aber in
der deutschen Übersetzung aufgrund der Doppeldeutigkeit
des englischen Worts für *Milz* nicht deutlich wird.

Im Talmud stellen jüdische Gelehrte fest, daß die Milz für das Lachen zuständig ist. Ein Milzkranker, so ein Gelehrter, lacht wie ein Narr, aber wenn der »Milztumor entfernt wird, hört das Lachen auf, und solche Leute legen immer ein ernsthaftes Verhalten an den Tag«.

Orient und Okzident haben oft gegensätzliche Anschauungen – kein Organ zeigt dies deutlicher als die Milz. Wenn der biblische Grundsatz »Die letzten werden die ersten sein« auf die Organe des Körpers angewandt würde, gälte er, meinen die Chinesen, am ehesten für die Milz. Im chinesischen Denken, das immer das Niedrige erhöht und das Verborgene gefeiert hat, kommen der Milz eine Reihe wichtiger Funktionen zu; nicht die geringste von ihnen ist ihre Fähigkeit, Ideen aufzunehmen. Die Milz, so die Chinesen, nimmt die subtilen Schwingungen, die Gedanken des Universums, auf.

Die westliche medizinische Wissenschaft weiß heute mehr über die Milz als früher, aber das Organ ist noch immer von Geheimnissen umhüllt. Für den Schulmediziner sind ihre Funktionen begrenzt. Wie der Blinddarm und die Mandeln gilt sie weitgehend als entbehrlich und jedenfalls nicht als lebensnotwendig. Wenn die Milz entfernt wird, übernehmen angeblich andere Organe, vor allem Leber und Lymphsystem, deren Aufgaben. Die amerikanische Ärztekammer meint, daß eine Entfernung der Milz »keine bekannten schädlichen Folgen« hat.

In verschiedenen traditionellen Heilsystemen dagegen gilt die Milz als ausgesprochen wichtig. Sie reguliert Freude und Lachen (hebräisches und griechisches System), bringt potentielle und kinetische Energie ins Gleichgewicht (Ayurveda) und ist für »Verwandlung und Transport« in Körper und Geist verantwortlich (chinesisches System).

Form und Funktion

Die etwa faustgroße Milz liegt links im oberen Bauchraum und wiegt ungefähr 200 Gramm. Sie ist ein schwammiges, dunkelrotes Organ und besteht aus Fasergewebe, weshalb sie sich ausdehnen und zusammenziehen und so unterschiedliche Mengen Blut enthalten kann. Zwischen den Faserbändern befindet sich Gewebe, die sogenannte Milzpulpa. Sie produziert Lymphozyten und Phagozyten, zwei Arten von Immunzellen, die für ein funktionierendes Immunsystem unentbehrlich sind.

Die Milz ist von glatter Muskulatur umgeben. Bei körperlicher Betätigung oder der Stimulierung durch Nerven oder Hormone kann sie sich zusammenziehen und entläßt dann mehr Blut in den Körper. In ihrer Mitte befindet sich eine Einbuchtung, das sogenannte Hilum, an dem sauerstoffreiches Blut durch die Milzarterie eintritt. Die Milzvene führt aus dem Hilum heraus und transportiert das mit Kohlendioxid angereicherte Blut aus dem Organ heraus und zum Herzen zurück.

Die Milz filtert beschädigte und abgenutzte rote Blutkörperchen und Bakterien aus dem Blut heraus. Sie werden von Phagozyten und Lymphozyten zerstört. Hämoglobin und Eisen werden den abgenutzten Zellen entnommen und in der Milz gelagert; aus ihnen werden andere Zellen sowie Bilirubin aufgebaut, der Gallenfarbstoff. Die Milz speichert auch Blut und kann durch ihre Fähigkeit, sich zusammenzuziehen und auszudehnen, die dem Körper zur Verfügung stehende Blutmenge steuern.

Beim Embryo bildet die Milz rote Blutkörperchen. Kurz nach der Geburt geht diese Funktion an das Knochenmark über.

Daß die Milz eine wichtige Rolle im Immunsystem spielt, wird von Ärzten heute allmählich anerkannt. Die von ihr produzierten Immunzellen bilden spezialisierte Antikörper für bestimmte Antigene oder Krankheiten. Die Milz reichert das Blut mit Immunzellen an, wenn es durch sie hindurchfließt, und sorgt so für eine größere Zahl von Immunzellen im Körper. Menschen, deren Milz entfernt wurde, haben ein schwächeres Immunsystem und sind anfälliger für Infektionen und Krankheiten.

Die Milz kann durch eine Reihe von Krankheiten anschwellen, etwa Malaria, Pfeiffersches Drüsenfieber, Tuberkulose, Typhus, hämolytische Anämie und einige Formen von Krebs einschließlich Leukämie, Hodgkinsche Krankheit und Lymphom. Die Milz kann auch reißen, wenn sie – etwa bei einem Sturz oder einem Autounfall – einen heftigen Stoß erhält, was zu schweren Blutungen und zum Tod führen kann. In solchen Fällen wird die Milz oft entfernt und die Milzarterie abgebunden.

Umwandlung des Qis aus der Nahrung

Traditionelle chinesische Heiler behaupten, daß die Milz in erster Linie ein Verdauungsorgan ist. Sie meinen, daß sie die in der Nahrung enthaltenen Nährstoffe in Qi verwandelt, dafür sorgt, daß das Blut richtig durch den ganzen Körper fließt, die Gliedmaßen mit Qi versorgt und dem Körper hilft, die fünf Geschmacksrichtungen (bitter, süß, scharf, salzig und sauer) zu unterscheiden. Auch die Fähigkeit, kreative Ideen aufzunehmen und andere zu verstehen, wird ihr zugeschrieben.

In der Theorie von den fünf Elementen ist die Milz mit dem

Magen gepaart; zusammen bilden sie das Erdelement. Die Milz nährt Lunge und Dickdarm (das Metallelement). Magen und Milz wiederum werden von Dünndarm und Herz genährt (dem Element Feuer). Daraus ergibt sich, daß die Milz mit dem gesamten Verdauungssystem verbunden ist. Während der Magen sich mit den materiellen Bestandteilen der Nahrung beschäftigt, resorbiert und verteilt die Milz die Energie bzw. die Schwingung des Verdauungsprozesses an sich (die Bewegungen von Magen und Dünndarm) und der Nahrung. Chinesische Heiler sagen, daß Gewürze zum Beispiel eine spezielle Energie haben, die die Verdauung beeinflußt. Diese Energie ist bei Gewürzen groß, besonders angesichts der Tatsache, daß ihre Menge in einer Speise im allgemeinen gering ist und deshalb der Verdauung nicht die Probleme bereiten sollte, zu denen es zuweilen kommt. Die Probleme entstehen durch den chemischen Aufbau der Gewürze und die von ihnen während des Stoffwechsels abgegebene Energie. Dieser energetische Beitrag beeinflußt das Funktionieren der Milz sehr stark.

Die Milz verteilt das Qi an Dünn- und Dickdarm, wobei die Qualität dieser Energie – glatt und fließend oder instabil und chaotisch – bestimmt, wie gut oder schlecht wir die Nahrung verdauen. Für den chinesischen Heiler hängen daher Verdauungsprobleme wie Aufstoßen, Blähungen und ein kollernder Magen mit der Gesundheit der Milz zusammen – und ebenso Sodbrennen, Magenübersäuerung und Übelkeit. Diese Symptome verweisen oft auf einen Energieüberschuß, den die Milz nicht ordnungsgemäß verarbeiten kann. Wenn die Milz überschüssige oder chaotische Energie an den Dickdarm weitergibt, kann es zu Durchfall oder einem Reizkolon kommen.

Wenn die Milz chronisch schwach oder unterversorgt ist,

kann sie das von vielen Nahrungsmitteln abgegebene Qi nicht resorbieren und verteilen. Solche Nahrungsmittel sind insbesondere Gewürze, Zucker und Wein, die von den Chinesen für besonders milzschädlich gehalten werden. Ein Milzdefizit führt im allgemeinen zu einer akuten oder chronischen Verstopfung: Die Milz kann nicht genügend Qi an den Dickdarm weitergeben. Wenn er nicht genug Lebenskraft erhält, kann er nicht richtig funktionieren.

Der traditionellen chinesischen Medizin zufolge sorgt eine gesunde Milz dafür, daß im ganzen Körper ausreichend Blut ist und daß dieses seinem normalen Weg folgt. Verletzungen dieses Weges, etwa innere Blutungen oder zu starke oder zu schwache Menstruationsblutungen, hängen mit einer Milzdisharmonie zusammen. Obwohl in solchen Fällen natürlich auch andere Organe beteiligt sind, muß die Milz ebenfalls behandelt werden, wenn es zu einer Heilung kommen soll.

Obwohl die analytische Einstellung zum Körper, zur Nahrungsaufnahme und ihren Begleitumständen viele nützliche Informationen geliefert hat, sind durch diese bruchstückhaften Untersuchungen auch die dynamischen Wechselbeziehungen verschleiert worden, die in der Medizin großen Einfluß haben.   *Theron Randolph*

Die Milz trägt dazu bei, daß Rhythmus und Dauer der Menstruation gleich bleiben. Sie ist an der Ansammlung und Freisetzung von Blut in den Uterus beteiligt. Bei zu langen, zu kurzen oder unregelmäßigen Perioden kann eine Milzdisharmonie eine Rolle spielen. Auch Symptome des prämenstruellen Syndroms stehen oft mit Milzdisharmonien in Verbindung.

Die Geschmacksrichtung, die den stärksten Einfluß auf die

Milz hat, ist die süße. Ein leicht süßer Geschmack stärkt die Milz, während sehr Süßes sie anregt, aber auch schädigen kann. Zusammen mit anderen Erdelement-Organen hält sie den Blutzuckerspiegel konstant. Übermäßiger Zuckerkonsum führt schließlich zu Hypoglykämie bzw. einem zu niedrigen Blutzuckerspiegel. Er ist das Ergebnis des regelmäßigen Verzehrs von stark raffiniertem Zucker, der den Blutzuckerspiegel zunächst schnell ansteigen läßt. Die Bauchspeicheldrüse sondert Insulin ab, damit der Zucker in Form von Glukose dem Körper als Brennstoff zur Verfügung steht. Er ist schnell verbrannt, und der verfügbare Blutzucker fällt rasch wieder ab. Es kommt zu einem niedrigen Blutzuckerspiegel, der verschiedene Symptome auslöst: Hunger, Lethargie, Müdigkeit, Reizbarkeit und Depression.

Wenn der Blutzuckerspiegel abfällt, braucht der Körper neuen Brennstoff. Er hat ein starkes Verlangen nach Kohlenhydraten, der Hauptenergiequelle der Nahrung. Wenn dieses Verlangen durch den Verzehr von raffinierten bzw. einfachen Kohlenhydraten befriedigt wird – und nicht von komplexen, wie sie in Vollkorngetreide, Hülsenfrüchten und Gemüse enthalten sind –, geht das Auf und Ab eines schnell ansteigenden und schnell wieder abfallenden Blutzuckerspiegels weiter. Milz und Bauchspeicheldrüse werden zunehmend geschwächt. Um einen niedrigen Blutzuckerspiegel effizient zu behandeln, sollten Sie das Erdelement stärken, indem Sie raffinierten Zucker vermeiden. (Vorschläge, wie Sie dem Verlangen nach Zucker begegnen können, finden Sie weiter unten.)

Weil die Milz mit säurehaltigen Nahrungsmitteln Schwierigkeiten hat, übernimmt der leicht alkalische Speichel die Rolle, den Ausgleich herzustellen. Auch alkalische Nahrungsmittel stärken die Milz. Den Chinesen zufolge besteht also zwischen Speichel und Milz eine enge Verbindung. Der Zustand der Milz hat einen Einfluß darauf, wieviel Speichel jemand abgibt. Bei Verdauungsstörungen sondern die Speicheldrüsen oft mehr Speichel ab, was eine heilende Wirkung auf die Milz hat. Bei Menschen mit chronisch trockenem Mund andererseits ist unter Umständen die Milz unterversorgt. Durch Kauen und Einspeicheln wird die Nahrung für die Verdauung – und die Geschmacksknospen und den Geruchssinn – aufgeschlossen. Die Chinesen meinen, daß die Milz aufgrund ihrer engen Verbindung zum Speichel die Fähigkeit des Schmeckens und Riechens steuert.

Auch ayurvedische Heiler halten die Milz für eine zentrale, vermittelnde Kraft und einen Ort, an dem Gegenstände ins Gleichgewicht kommen. Die Milz wird am stärksten durch das Pitta-Dosha beeinflußt, das die kinetische Energie von Vata und die potentielle Energie von Kapha zum Ausgleich bringt. Interessanterweise empfehlen ayurvedische Heiler überwiegend dieselben Nahrungsmittel zur Gesundung der Milz wie die Chinesen. Im Ayurveda werden zum Beispiel sowohl süße als auch bittere Gemüse empfohlen. Dem chinesischen System zufolge unterstützen süße Gemüse direkt das Erdelement, bittere Gemüse dagegen das Feuerelement (Herz und Dünndarm), das seinerseits das Erdelement (Milz) nährt.

Zartheit und Stabilität

Die Milz als Erdelement-Organ wird als Quelle innerer Stabilität und Ausgeglichenheit betrachtet. Paradoxerweise ist die Milz vielleicht das empfindlichste innere Organ. In gewisser Weise ist sie das schwächste Glied in der »Kette« des

Körpers. Wenn daher die Milz gesund und stabil ist – wenn das schwächste Glied stark ist –, ist der gesamte Körper gesünder, ausgeglichener und ungefährdeter.

Mit der Milz werden die Emotionen Verständnis und Mitgefühl assoziiert. Milzdisharmonien führen oft zu einem von zwei emotionalen Extremen. Menschen mit übererregter bzw. exzessiver Milz neigen zu übertriebenem Mitgefühl. Sie haben etwas Honigsüßes an sich und weinen so leicht, daß sie sich ständig selbst behindern. Ihr Einfühlungsvermögen scheint keine Grenzen zu kennen. Ihnen fehlt das Gleichgewicht bzw. die Ausgeglichenheit, die mit einer starken Milz einhergehen.

Menschen mit unterversorgter Milz dagegen mangelt es sehr oft an Mitgefühl. Sie sind direkt und plump und so diplomatisch wie ein geladenes Gewehr. Ihre Schroffheit ist Ausdruck der fast völligen Unfähigkeit, einen anderen Menschen zu verstehen oder sich in ihn einzufühlen.

Ein Blick auf die fünf Elemente zeigt, daß Verständnis (Erde) das mit dem Wasserelement assoziierte Gefühl steuert, nämlich Angst. Eine starke und gesunde Milz sorgt dafür, daß jemand bei erschreckenden Ereignissen Verständnis und Übersicht behält. Wenn die Milz schwach ist, dominiert die Angst, weil der steuernde Einfluß fehlt.

Gesundheit ist nicht so sehr die Abwesenheit von Krankheit als vielmehr die Anwesenheit einer optimalen Heilkraft.

M. Scott Peck

Oft tritt eine schwache Milzenergie zusammen mit einer zu starken Nierenenergie auf, was chronische Angst und Besorgnis verursacht. Menschen, die ständig besorgt sind, haben möglicherweise ein Verlangen nach Zucker, um die Milzenergie anzuregen, aber wenn die stimulierende Wirkung verpufft ist, macht der Zucker die Milz noch schwächer. Chinesische Heiler sagen, daß die Milz eher trockenes Wetter als dunstige, feuchte oder regnerische Tage mag. Menschen mit schwacher Milz werden besonders stark vom Wetter beeinflußt. Sie hassen feuchtes, nebliges oder regnerisches Wetter – es macht sie oft depressiv, besonders wenn es über längere Zeit anhält. Sonnige Tage dagegen machen Menschen mit schwacher Milz überdurchschnittlich hoffnungsvoll und sicher. Die Chinesen sagen auch, daß die Milz die Hautpigmentierung steuert.

Interessanterweise haben neuere Untersuchungen der saisonbedingten affektiven Störungen ergeben, daß bei Fehlen starken Sonnenlichts der Spiegel des im Hirn vorhandenen Hormons Serotonin niedriger ist. Studien haben gezeigt, daß Sonnenlicht auf Menschen mit saisonbedingten affektiven Störungen eine antidepressive Wirkung hat. Die Forscher stellten fest, daß solche Menschen bei fehlendem Sonnenlicht ein Verlangen nach Süßigkeiten haben und sich besser fühlen, wenn sie süße Nahrungsmittel gegessen haben. All dies bestätigt offenbar die chinesische Überzeugung, daß die Milz mit der Stimmung, dem Wetter und der süßen Geschmacksrichtung zu tun hat.

Die Jahreszeit, die die Milz am stärksten beeinflußt, ist der Spätsommer, die Monate August und September; die Tageszeit, in der sie am aktivsten ist, liegt zwischen 9 und 11 Uhr. Zu diesen Zeiten kann sie am ehesten gesunden. Die Milz will und braucht Süßes, aber zuviel Süßes kann sie schädigen. Paradoxerweise trägt sehr wenig Salz beim Kochen – etwa in Suppen und Eintöpfen – dazu bei, die Nahrung alkalisch zu machen, und beruhigt und stärkt die Milz. Genauso wie zuviel Zucker schadet ihr jedoch auch zuviel Salz.

Gutes Kauen und eine sorgfältige Durchmischung der Nahrung mit Speichel stärken die Milz direkt. Die folgenden Nahrungsmittel kräftigen die Milz, wenn sie in mäßigen Mengen gegessen werden:

- Getreide: Hirse, Zuckermais, Gerste, Hafer, Reis und Weizen
- alle Kürbis- und Squasharten
- Gemüse, einschließlich Spargel, Kürbis, Brokkoli, Rosenkohl, Kohl, Gurke, Blumenkohl, Sellerie, grüne Bohnen sowie Blattgemüse, etwa Spinat, Mangold und Pak Choy (chinesischer Senfkohl)
- Wurzelgemüse: Pastinaken, Süßkartoffel, Yamswurzel und gelbe Kohlrübe
- Kichererbsen
- Shitakepilze und Champignons
- süßes Obst, etwa Äpfel, Orangen, Rosinen, Trauben, Melonen, Feigen, Birnen, frische und getrocknete Pflaumen, Kirschen sowie gekochtes Obst und Kompott
- weißer Fisch und Krabben

Hier ein süßes Getränk, das besonders harmonisierend auf die Milz wirkt: Schneiden Sie einen Kürbis, zwei Karotten, zwei Pastinaken und eine Zwiebel in kleine Stücke, und kochen Sie die Masse, bis sie flüssig wird. Wasser hinzufügen, bis die Gemüse sich ganz aufgelöst haben oder nur ein Faserrest am Boden des Topfes verbleibt. Bei Hypoglykämie, Verlangen nach Zucker und Milzdisharmonien zwei- bis dreimal täglich trinken.

Auch eine kleine Schale Misosuppe mit Wakame-Meeresalgen täglich sorgt für eine gesunde Milz. Nehmen Sie ungefähr einen Viertel Teelöffel Miso und einen Eßlöffel Meeresalgen pro Teller.

Bei Verdauungsbeschwerden, Blähungen und Magenverstimmungen können Sie eine Umeboshipflaume kauen, eine sauer eingelegte japanische Pflaume, die in den meisten Naturkostläden erhältlich ist.

Bei Verstopfung: Vollreis mit Karotten, Zwiebeln, geriebener Ingwerwurzel und einer Prise Salz kochen, bis der Reis weich ist (im allgemeinen nach 45 Minuten oder einer Stunde); gut kauen.

Milz- und Verdauungsprobleme werden auch durch die Eßgewohnheiten behoben:

– Kauen Sie jeden Bissen 35- bis 50mal.
– Vermeiden Sie extrem heiße oder kalte Getränke. Sehr kalte Getränke können dem Organismus einen Schock versetzen. Vermeiden Sie es auch, während der Mahlzeiten zu trinken. Flüssigkeiten verdünnen die Magensäfte und verhindern eine vollständige Verdauung.
– Vermeiden Sie es zu essen, wenn Sie emotional verstimmt oder gestreßt sind. Streß beeinträchtigt die Verdauung und kann zu einer Magenverstimmung, Verstopfung oder Durchfall führen.
– Setzen Sie sich immer zum Essen hin; essen Sie nicht im Stehen.
– Vermeiden Sie es, zuviel oder zu oft zu essen. Zuviel Nahrung belastet die Organe und fördert alle möglichen Verdauungsbeschwerden, Verstopfung und Durchfall.
– Vermeiden Sie es, große Mengen von stark säurehaltigen Nahrungsmitteln zu essen, etwa Tomaten, Auberginen, Zitrusfrüchte und Gewürze.

Während die Milz im Westen nicht als lebensnotwendig gilt, wird sie im Osten als sehr wichtiges Organ betrachtet. Die Fähigkeit des Körpers, Krankheiten abzuwehren, hängt weitgehend von der Gesundheit der Milz ab. Weil sie eine wichtige Rolle im Immunsystem spielt, ist ihre Gesundheit für die Fähigkeit des Körpers, mit Infektionen und allergischen Reaktionen fertig zu werden, zentral.

Heilpflanzen für die Milz:

- *Mandarinen- oder Orangenschalen:* bei Verdauungsbeschwerden; besonders stärkend für die Milz.
- *Färberdistel:* gut bei verzögerter Menstruation, stagnierendem Blut, schlechtem Kreislauf, Blutgerinnseln, Schmerzen im Unterbauch durch Blutstau.
- *Echter Saffran:* eins der besten Blutstärkungsmittel; regt den Kreislauf an und harmonisiert die Milz.
- *Ceanothus* (rote Wurzel): bei geschwollener Milz, lymphatischer Kongestion, Verzweiflung, Melancholie.

9. Der Darm

> Worin sollen wir leben, wenn wir uns nicht um
> den Körper kümmern? *Anonym*

Einer ägyptischen Legende zufolge soll Thoth, der Gott der Medizin und der Wissenschaft, in Form eines Ibis – eines heiligen Vogels mit langem Schnabel – zum Nil gekommen sein. Vor ihm stand eine Gruppe von Priesterärzten. Thoth füllte seinen Schnabel mit Wasser und führte es in seinen Anus ein. Die Ärzte begriffen die Botschaft und begannen, Patienten und auch dem Pharao Einläufe zu verabreichen. Der Arzt, der dem Pharao die Einläufe gab, wurde als »Wächter des königlichen Stuhlgangs« bezeichnet. Seit dieser Zeit haben die Menschen Einläufe verabreicht und auch mit einer Reihe anderer Behandlungsmethoden versucht, die angestrebte Darmgesundheit herzustellen.

Darmstörungen gehörten zu den Gründen, aus denen im Westen die Chirurgie entstand. Die erste Medizinschule der westlichen Welt wurde 900 n. Chr. in Salerno in Italien gegründet. In dieser kultivierten und angesehenen Institution lehrten und praktizierten Männer und Frauen die Medizin. Die Gelehrten stellten die Methoden von Hippokrates, Galen und Avicenna vor, einem bedeutenden arabischen Arzt, und kombinierten sie mit einer kleinen Anzahl chirurgischer Verfahren, zu denen auch Operationen zur Behebung von Darmverschlüssen gehörten. In den frühen Berichten über einen berühmten Chirurgen aus Salerno, Roger Frugardi, heißt es: »Roger konnte gut schneiden ... (und) eine Blutung mit Mumienpulver oder feingeschnittenem Hasenhaar zum Stillstand bringen. Zerrissene Eingeweide wurden über einer Holunderholzröhre oder der Luftröhre eines Tieres zusammengenäht.«

Ludwig XIV. von Frankreich gehörte zu den ersten Patienten, an denen eine Darmoperation vorgenommen wurde. Ludwig war ein Vielfraß und bekam häufig Einläufe, manchmal in Gegenwart von Besuchern des Throns. Schließlich hatte er ein Gewächs im Mastdarm. Er bat Dr. Charles François Felix, es operativ zu entfernen. Der Arzt setzte den Termin für die Operation sechs Monate im voraus fest, um seine Technik an »niederem Volk« zu erproben. Dies war sehr empfehlenswert, denn es war bekannt, daß Ludwig mit schlechten Ärzten eher unsanft verfuhr. Zum Glück für König und Arzt war die Operation erfolgreich.

Die vollständige bakteriologische Analyse einer winzigen Probe menschlichen Stuhls würde ein Jahr oder länger dauern, was die Komplexität dieses riesigen ökologischen Systems in uns zeigt.

Leon Chaitow

In der viktorianischen Epoche wurde die Darmgesundheit in England, Frankreich und den USA zu einer Manie; Kurorte entstanden, in denen Wert auf Darmspülungen und Einläufe gelegt wurde. Dies veranlaßte den Humoristen H. W. Shaw im vorigen Jahrhundert zu der Bemerkung: »Ein paar zuverlässige Eingeweide sind für den Menschen mehr wert als eine Menge Gehirn.«

Auch heute quälen Darmkrankheiten die Menschen. Verstopfung ist in den USA und Westeuropa das häufigste Verdauungsproblem, und Abführmittel finden reißenden Absatz. 40 Millionen Amerikaner kaufen sie jährlich, 8 Millionen davon ständig, und sie geben mehr als 250 Millionen Dollar dafür aus.

In der dritten Welt sterben jährlich 4,5 Millionen Kinder unter fünf Jahren an Durchfall. Rund 200 000 amerikanische Kinder werden jährlich wegen dieser Krankheit, die leicht zu behandeln ist, hospitalisiert.

In asiatischen und afrikanischen Kulturen, die eine traditionelle, ballaststoffreiche Kost zu sich nehmen, finden sich kaum Spuren von Darmkrankheiten, einschließlich Krebs. Zahlreiche neuere Studien bestätigen, daß die richtige Ernährung fast sicher für einen gesunden Darm sorgt.

Die Nährstoffaufnahme

Der Dünndarm verläuft vom Magen zum Dickdarm und schlängelt sich durch den Unterbauch. Er hat einen Durchmesser von ungefähr 3,5 cm und eine Länge von 6,60 m. Aber weil er ziehharmonikaartig zusammengefaltet ist, beträgt seine Länge im Körper wenig mehr als 1,80 m.

Der Dünndarm gliedert sich in drei Abschnitte. Der Zwölffingerdarm (Duodenum) ist ein ca. 30 cm langer hufeisenförmiger Schlauch, der sich an den Magen anschließt und in den der Gallen- und der Pankreasgang münden. Er erweitert sich zum Leerdarm (Jejenum), der etwa 2,70 m lang ist und sich auf der linken Seite nach oben windet. Dieser geht in den Krummdarm (Ileum) über, der ungefähr 3,60 m lang ist und sich rechts nach unten windet.

Ileum und Dickdarm sind durch ein knollenähnliches Gebilde verbunden, das als Zäkum bezeichnet wird. In ihm befindet sich die sogenannte Blinddarmklappe, eine aus zwei Schleimhautfalten bestehende Barriere, die verhindert, daß die Nahrung in den Dünndarm zurückfließt, wenn sie einmal im Dickdarm ist.

Die Darmwand selbst besteht aus vier Schichten. Die innerste Auskleidung bildet eine Schleimhaut, die von vielen Darmzotten durchsetzt ist, fingerähnlichen Ausstülpungen, die die Nährstoffe resorbieren. Die Zotten sind von Millionen Darmepitheln bedeckt, noch winzigeren Erhebungen, die Nährstoffe aufnehmen und die Oberfläche des Organs vergrößern. Die Gesamtoberfläche des Dünndarms beträgt rund 10 m^2. Die Schleimhautzellen sind sehr kurzlebig. Alle zwei bis vier Tage wird die gesamte Auskleidung erneuert. Daher sind die Zellen sehr anfällig für Strahlungen, etwa Röntgenstrahlen oder radioaktive Teilchen.

Die zweite Schicht ist die sogenannte Submukosa; sie ist kreuz und quer von Blutgefäßen durchzogen. Diese nehmen die von den Zotten resorbierten Nährstoffe auf und bringen das nährstoffreiche Blut in die Leber, seinem ersten Stopp auf der Reise durch den Körper.

Die dritte Schicht besteht aus einer glatten Muskulatur, die von Längs- und Ringmuskeln gebildet wird und die Peristaltik erzeugt, die die Nahrungspartikel durch den Darmtrakt befördert. Schließlich ist das gesamte Organ von Bindegewebe umgeben, das es schützt und in Form hält.

Der Dünndarm enthält Billionen von Bakterien, obwohl seine ersten Abschnitte – Zwölffingerdarm und Teile des Leerdarms – aufgrund der vom Magen abgegebenen Säuren praktisch steril sind. Einige Bakterien gelangen jedoch immer bis hierher und vermehren sich, sobald sie im Darm und nicht mehr in der sauren Umgebung sind.

Die Bakterienarten im Darm variieren von Mensch zu
Mensch und hängen von Faktoren wie der Ernährung und
dem Gebrauch von Antibiotika oder anderen Medikamenten ab, von denen viele die Darmbakterien zerstören. Diese
spielen eine wichtige Rolle beim Abbau der Nahrung und
bei der Verdauung; sie sorgen dafür, daß die Nährstoffe für
das Blut aufgeschlossen werden.

Zu den häufigeren Bakterienarten im Dünn- und Dickdarm
gehören die Kolibakterien (Escherichia coli), Hefepilze
(Candida albicans) und Laktobakterien, deren bekanntester
Stamm der Lactobacillus ist. Schädliche Bakterien wie E. coli und Candida albicans sondern Toxine ab, die ab einer bestimmten Menge Krankheiten verursachen können. Laktobakterien andererseits sind nützlich für den Körper. Sie
produzieren diverse Vitamine, zum Beispiel Vitamin K, und
Verdauungsenzyme, die die Aufschließung der Nahrung unterstützen.

Untersuchungen haben gezeigt, daß eine Kost, die viele
tierische Bestandteile enthält, besonders rotes Fleisch, zu
einer Vermehrung der schädlichen Bakterien und ihrer
krankheitserzeugenden Sekrete in Dick- und Dünndarm
führt.

Der Dünndarm hat die Aufgabe, die Nährstoffe zu verdauen
und zu resorbieren. Obwohl mit der Verdauung der Kohlenhydrate im Mund begonnen wird und der Magen manche
Proteine verdaut, finden der größte Teil der Verdauung und
praktisch die gesamte Resorption im Dünndarm statt. Enzyme werden freigesetzt, die die Nahrungsmittel aufschließen
und sie für die winzigen Darmzotten verfügbar machen. Der
Dünndarm sondert auch Schleim ab, der den angedauten
Speisebrei, den sogenannten Chymus, bindet, und dafür
sorgt, daß er die Organoberfläche nicht beschädigt.

Die Verweildauer im Darm (die Zeit zwischen Verzehr und Ausscheidung der Nahrung) hängt weitgehend von dessen allgemeiner Gesundheit und der Art der verzehrten Nahrungsmittel ab. Ballaststoffreiche Nahrungsmittel passieren ihn schnell, schwere, fettreiche Nahrungsmittel brauchen länger. Durchschnittlich bleibt die Nahrung 4 bis 6 Stunden im Magen, 5 bis 6 Stunden im Dünndarm und weitere 15 bis 24 Stunden im Dickdarm, bevor die Reste schließlich ausgeschieden werden.

Krankheiten in diesem Bereich betreffen meist den Dickdarm. Tumoren zum Beispiel entwickeln sich selten im Dünndarm, und ein Krebs im Dünndarm ist ungewöhnlich, zumindest als Ursprungsherd. (Bösartige Tumoren, die ihren Ursprung anderswo im Körper haben, können sich jedoch auf den Dünndarm ausdehnen.)

Die häufigste Form einer bakteriellen oder viralen Infektion ist die Crohnsche Krankheit, die meist den Dünndarm bzw. genauer den Krummdarm in Mitleidenschaft zieht. Sie kann aber auch abgegrenzte Abschnitte im ganzen Dünn- und Dickdarm befallen. Die Crohnsche Krankheit geht mit einer Reihe von Symptomen einher: Entzündung der Darmschleimhaut, Durchfall, Fieber, Gewichtsverlust, Anämie, Appetitverlust, Schwäche und Müdigkeit. Die meisten Symptome entstehen, weil die Entzündung der Darmwände eine effiziente Resorption der Nährstoffe verhindert. Außerdem können in den Darmwänden Geschwüre entstehen, die manchmal zu Blutungen führen. In der Darmschleimhaut bilden sich unter Umständen Fisteln bzw. Risse, die Blutungen und Entzündungen auslösen. Dies wird oft operativ behandelt. Das Anschwellen der Darmauskleidung kann zu einem Verschluß führen, was die Weiterbeförderung der Nahrung verhindert. Auch in diesem Fall findet oft ein chi-

rurgischer Eingriff statt. Die Crohnsche Krankheit, deren
Ursache noch unbekannt ist, wird unter anderem mit entzündungshemmenden Arzneien und anderen Medikamenten behandelt, etwa Kortikosteroiden, die die Verwendung
der Nährstoffe durch den Körper steuern. Bei Rissen in der
Darmauskleidung sind unter Umständen ein Krankenhaus-
aufenthalt und eine Bluttransfusion erforderlich. Diese
Krankheit ist medizinisch nicht zu heilen; oft wird sie chronisch, mit Ruhephasen und akuten Schüben.

Feuer und Freude

Traditionelle chinesische Heiler betrachten den Dünndarm
als Yang-Organ, als Organ der Fülle. Im System der fünf Elemente ist er mit dem Herzen gepaart, einem Organ der Leere. Beide zusammen bilden das Feuerelement. Die ihm zugeordnete Jahreszeit ist der Sommer; während dieser Zeit
erhält er die optimale Menge an Qi. Deshalb haben Ärzte
in den Sommermonaten die beste Chance, den Dünndarm
zu heilen – wenn der Patient in Harmonie mit der Jahreszeit
bleibt, das heißt keine zu fetten, schweren oder zu lange gekochten Speisen zu sich nimmt und nicht unter zu starker
Hitze leidet.
»Die durch die Hitze des Sommers herbeigeführten Schäden verursachen im Herbst ein Wechselfieber«, sagt der
Gelbe Kaiser, was bedeutet, daß eine Schädigung von
Dünndarm und Herz im Sommer sich im Herbst als Krankheit manifestiert.
Im Tagesverlauf erhält der Dünndarm die optimale Lebenskraft zwischen 13 und 15 Uhr. Dies ist natürlich in warmen
Klimazonen die typische Siestazeit, die Zeit nach einer aus-

giebigen Mahlzeit, in der die Energie in Magen und Dünndarm geleitet wird.

Das mit einem ausgeglichenen Feuerelement assoziierte Gefühl ist die Freude. Lachen heilt das Herz und den Dünndarm. Disharmonien zeigen sich gern als Mangel an Freude
oder sogar Depression, wenn nicht genug Feuer da ist, und
als Hysterie, wenn zuviel da ist. Manisch-depressive Menschen leiden oft unter irgendeiner Feuerdisharmonie.

Die Geschmacksrichtungen, die das Feuerelement nähren,
sind die bittere und die leicht verbrannte. Seine Farbe ist
Rot, seine Himmelsrichtung der Süden, was bedeutet, daß
es in Äquatornähe am stärksten ist.

Das Feuerelement wird vom Holzelement (Leber und Gallenblase) genährt und nährt seinerseits das Erdelement
(Magen und Milz). Wenn die Leber – etwa aufgrund einer
Zirrhose – blockiert ist, leiden Dünndarm und Herz, und
Herzkrankheiten werden wahrscheinlich. Solche Menschen
neigen dazu, mehr »feurige« Nahrungsmittel zu sich zu nehmen (Gewürze, Tomaten, leicht verbranntes Steak), um die
zu geringe Qi-Menge, die den Feuerorganen von der Leber
geschickt wird, zu kompensieren. Wegen der erweiterten
Hautkapillaren haben sie oft ein feurig rotes Gesicht und eine genauso feurige Art.

Feuer wird durch Wasser (Nieren und Blase) kontrolliert.
Wie wir bei der Erörterung des Herzens sehen werden, sind
die Nieren tatsächlich an vielen Herzkrankheiten beteiligt.
Das Feuerelement wiederum kontrolliert das Metallelement
(Lunge und Dickdarm).

Die Chinesen glauben, daß Magen und Milz in Abstimmung
mit dem Dünndarm arbeiten. Der Magen gibt das Rohmaterial der Nahrung, ihre Nährstoffe, an den Dünndarm weiter, die Milz dagegen das reine Qi bzw. die Lebenskraft.

Zwischen Dünndarm, Magen und Milz besteht eine Art Wechselbeziehung. Disharmonien im Dünndarm verhindern die reibungslose Weitergabe der Lebensenergie und auch des Chymus aus dem Magen. Sie beeinträchtigen also Magen- und Milzfunktionen. Genauso beeinträchtigen Disharmonien in Magen und Milz den Dünndarm.

Welches Organ steuert nun die Verdauung? Die Milz, sagen die Chinesen.

Der Fünf-Elemente-Lehre zufolge versorgt die Milz den Dickdarm (das Erdelement nährt das Metallelement) und den Dünndarm mit Qi. Deshalb werden alle Verdauungsprobleme mit Milzdisharmonien in Zusammenhang gebracht.

Es ist wichtig, sich daran zu erinnern, daß Dünndarmerkrankungen direkt mit Magen- und Milzdisharmonien zu tun haben. Deshalb müssen mit dem Dünndarm auch diese Organe behandelt werden.

Wie alle traditionellen Heilsysteme beruht die chinesische Medizin auf dem Grundsatz, daß der Körper sich selbst heilen kann, wenn ihm die richtigen Umstände zur Verfügung gestellt werden. Dazu gehört als erstes die Ausscheidung der Gifte, die die Krankheit verursachen; zweitens die Verwendung von Akupunktur sowie Nahrungsmitteln und Kräutern, die dafür sorgen, daß dem Organ optimales Qi zufließt; drittens tägliche Aktivitäten, die die Heilung unterstützen; viertens die Beschäftigung mit den psychischen und spirituellen Themen, die die Krankheit möglicherweise verursacht haben.

Alle traditionellen Heilsysteme behandeln Krankheiten auf diese Weise, auch solche des Dünndarms.

Nahrungsmittel, die als heilend für den Dünndarm gelten, sind unter anderem:

- *Getreide:* frischer Mais, Vollkorn und glutenhaltige Hirse
- *Samen:* Sonnenblumen- und Sesamkerne (beide in kleinen Mengen)
- *Gemüse:* Rosenkohl, Spargel, Winterendivien, Okra, Lauch, Löwenzahn und Chicorée
- *Obst:* Aprikosen, Himbeeren, Erdbeeren und Rosinen
- *Hülsenfrüchte:* rote Linsen
- *Heilsuppen:* Miso- oder Tamaribrühe mit kleinen Mengen Wakame-Meeresalgen (etwa ein Eßlöffel Algen pro Teller) und Gemüse. Miso und Tamari ergeben eine alkalische Brühe, die Dünndarm, Magen und Milz beruhigt und stärkt. Sie enthalten Verdauungsbakterien und -enzyme, die die Verdauung fördern. Verdauungsbeschwerden sowie chronische Magen- und Dünndarmerkrankungen werden durch eine dünne Miso-Suppe (ein Viertel Teelöffel Miso pro Teller) morgens günstig beeinflußt.
- *Tierische Nahrungsmittel:* Krabben
- *Ballaststoffe:* Um den Dünndarm zu reinigen und zu stärken, sollte die Kost vorwiegend aus Vollkorngetreide, frischem Gemüse und Obst bestehen. Diese Nahrungsmittel sind ballaststoffreich und befreien den Dünndarm von Fettablagerungen und unverdauten Schlacken.

Kräftigen Sie die Milz, indem Sie Erdelement-Nahrungsmittel in Ihre Kost aufnehmen. (Siehe das Kapitel über die Milz.) Vermeiden Sie die folgenden Nahrungsmittel, bis die Symptome einer Dünndarmerkrankung abgeklungen sind:

- Rotes Fleisch und alle fetten tierischen Nahrungsmittel. Fett braucht mehr Gallensäure (siehe den Abschnitt über den Dickdarm weiter unten), die Geschwüre und Entzündungen hervorrufen oder verschlimmern.

- Gewürze, besonders scharfe Gewürze, die die Darmaus-
  kleidung reizen und im Magen eine stärkere Säurereak-
  tion hervorrufen. Scharfe Gewürze sind Feuerelement-
  Nahrungsmittel und auf jeden Fall zuviel Feuer, um in
  den Feuerelement-Organen Dünndarm und Herz ein
  Gleichgewicht herzustellen.
- Stark säurehaltige Nahrungsmittel wie Paprikaschoten,
  Auberginen und Tomaten.
  (Siehe auch die Abschnitte über Dickdarm und Milz we-
  gen anderer Krankheiten des Verdauungstrakts.)

Änderungen der Lebensweise, die die Funktion des Dünndarms verbessern:

- Kauen Sie jeden Bissen mindestens 35mal. Das Kauen
  schließt die Nahrung auf und erleichtert es Magen und
  Dünndarm, sie zu verdauen. Speichel fördert die Verdauung der Kohlenhydrate. Außerdem macht er die Nahrung
  alkalischer, was weniger Gase erzeugt. (Gase treten natürlich in Magen und Darm auf, aber die Chinesen sagen,
  daß sie durch Milzdisharmonien verursacht werden.)
- Gehen Sie täglich spazieren, wenn es das Wetter erlaubt.
  Beim Spazierengehen nehmen Sie mehr Sauerstoff auf,
  und der Kreislauf wird angeregt, was die Funktion des
  Dünndarms verbessert. Aerobics und ähnliche Übungen
  sind gut für das Feuerelement; sie kräftigen und tragen
  dazu bei, Organe von Schlacken zu befreien.
- Lachen wirkt heilend auf den Dünndarm – und auf unser
  ganzes Leben. Lachen konzentriert die Lebenskraft im
  Bereich des Dünndarms. Machen Sie ein Experiment,
  und konzentrieren Sie sich das nächste Mal, wenn Sie lachen, auf den Bereich des Sonnengeflechts. Sie werden

feststellen, daß das Lachen sich in diesem Bereich Ihres Körpers verdichtet – vor allem ein richtig gutes »Lachen aus dem Bauch«.

Der Sitz der Pitta

Von den drei Doshas (Vata, Pitta und Kapha) hat das Pitta-Dosha die engste Beziehung zum Dünndarm. Pitta vermittelt zwischen kinetischer Energie (Vata) und potentieller Energie (Kapha). Vata wird dem Nervensystem zugeordnet, dem Bereich von Aktivität und Bewegung. Kapha wird mit körperlicher Stabilität und Geschmeidigkeit assoziiert. Pitta hat mit der Verdauung und dem Stoffwechsel zu tun – dem Feuer im Inneren.

Die Natur heilt, der Arzt hilft.   *Anonym*

Der Dünndarm gilt als Sitz von Pitta, was bedeutet, daß man im Ayurveda – genauso wie im chinesischen System – den Dünndarm dem Feuerelement zuordnet. Die Rohstoffe des Lebens (die Nahrung) werden in ihm umgewandelt und für den Körper verfügbar gemacht. Der Dünndarm ist der Schmelztiegel des Körpers. Erkrankungen des Dünndarms weisen daher auf eine Schwäche des Pitta-Dosha hin.

Die folgenden Nahrungsmittel und Geschmacksrichtungen bringen die Pitta-Energie ins Gleichgewicht und stärken sie:

- *Getreide:* Gerste, Hafer, Reis (auch Basmatireis) und Weizen
- *Gemüse:* Spargel, Brokkoli, Rosenkohl, Blumenkohl, Sel-

lerie, Daikonrettich, grüne Bohnen, Blattgemüse, Kopf-
salat, Pilze, Okra, Erbsen, Petersilie, Sprossen
- *Hülsenfrüchte:* Linsen, Kichererbsen, Mungbohnen, To-
fu
- *Obst:* Äpfel, Aprikosen, Birnen, Avocados, Melonen,
Orangen, Zwetschgen, Pflaumen, Rosinen
- *Tierische Nahrungsmittel:* Krabben und kleine Mengen
Hühnerfleisch ohne Fett
- *Geschmacksrichtungen:* Vermeiden Sie zuviel saure, sal-
zige und scharfe Gewürze. Essen Sie süße, bittere und ad-
stringierende Nahrungsmittel in kleinen Mengen.

Naturheilkundler empfehlen bei Verdauungsstörungen
Vollwertkost: Besonderer Wert wird auf Vollkorngetreide,
frisches Gemüse, Hülsenfrüchte und Obst gelegt. Häufig
werden Kelp (Braunalgen) und anderes Meeresgemüse
empfohlen, ebenso Nahrungsmittel, die reich an den folgenden Vitaminen sind:

- *Beta-Karotin bzw. die pflanzliche Quelle für Vitamin A:*
Kürbis, Grünkohl, Brokkoli, Karotten und Rosenkohl
- *Vitamin B:* Vollkorngetreide, Blattgemüse, Meeresgemü-
se, Erbsen und Hülsenfrüchte
- *Vitamin B$_{12}$:* ist in allen tierischen Nahrungsmitteln ein-
schließlich Fisch enthalten. Essen Sie regelmäßig (min-
destens einmal wöchentlich) weißen Fisch. Kabeljau,
Schellfisch, Flunder, Seezunge und Heilbutt gehören zu
den Fischen, die den niedrigsten Fettgehalt und die höch-
sten Nährwerte haben, einschließlich Vitamin B$_{12}$.
- *Vitamin C:* enthalten in Brokkoli, Sauerkraut, gekeimten
Hülsenfrüchten, Kohl, Kürbis, Erdbeeren und saurem
Obst, etwa Zitrusfrüchten

– *Vitamin E:* in Vollkorngetreide, besonders Weizen, Weizenkeimen und getrockneten Hülsenfrüchten
(Wenn jemand jahrelang sehr ungesund gegessen hat, können kurzzeitig zusätzliche Gaben dieser Vitamine erforderlich sein. Konsultieren Sie einen Naturheilkundler.)

Heilpflanzen, die die Verdauung unterstützen:

Kamillentee (besänftigt und heilt); Löwenzahntee (reinigt das Blut von Toxinen); Ingwerwurzeltee (regt die Verdauung und den Kreislauf an); Kanadische Gelbwurz (Tee oder Aufguß; heilt und reinigt das Blut) und Amerikanische Ulme (Ulmus fulva) (Tee oder Aufguß; heilt und reinigt das Blut). Ein oder zwei dieser Tees können benutzt werden; wechseln Sie sie alle Tage.
Bei Geschwüren: 3mal täglich Kamillentee trinken.
Wie so viele andere Teile des Körpers ist der Dünndarm ein Organ, dessen Funktionieren wir für selbstverständlich halten, zumindest solange er uns keine Schwierigkeiten macht. Seine Gesundheit ist sehr leicht zu bewahren. Beim nächsten Krabbenessen oder bei einem Schluck Kamillentee können Sie daher durchaus mit Dankbarkeit an ihn denken.

Der Dickdarm

Der Dickdarm ist etwa 1,80 m lang und 5 cm breit. Er gleicht einem Hufeisen und rahmt die vielen Windungen des Dünndarms ein. Seine Wände weisen statt Zotten kleine Poren auf, die hauptsächlich Wasser resorbieren.
Der Dickdarm besteht aus vier Abschnitten: einem aufsteigenden Teil, in den am Zäkum – einem knollenähnlichen

Gebilde, in dem sich die ileozäkale Klappe befindet – der
Dünndarm einmündet; dem querlaufenden Dickdarm, der
bis unter das Zwerchfell reicht; und dem absteigenden Dickdarm, der linksseitig nach unten führt und Schlacken in den
im Beckenbereich gelegenen Teil des Darms bringt, den Sig-
moid. Er gleicht einer S-förmigen Röhre, die nach der letzten Krümmung in den Mastdarm und seine Öffnung, den
Anus, übergeht. Der Mastdarm ist mit dicken Längsmuskeln
ausgekleidet, die sich zu einem inneren und am Anus zu einem äußeren Schließmuskel verengen.

Am Zäkum – wo Dünn- und Dickdarm ineinander übergehen – befindet sich ein kleines wurmähnliches Gebilde, das
ungefähr 8 cm lang und als Blinddarm bekannt ist. Der amerikanischen Ärztekammer zufolge hat der Blinddarm »keine bekannte Funktion«. (Traditionelle Heilsysteme behaupten jedoch, daß es keine unnötigen Körperteile gibt und
auch der Blinddarm eine wichtige Funktion besitzt.) Er sieht
aus wie ein Miniaturdarm. Das Innere gleicht dem Dickdarm; in der Schleimhaut sind viele Lymphdrüsen konzentriert.

Im Dickdarm leben Billionen von Bakterien, die – wie im
Abschnitt über den Dünndarm beschrieben – die Gesundheit fördern oder ihr schaden können. Allerdings ist der
Dickdarm dichter bevölkert als der Dünndarm. Wie wir zeigen werden, wird die Gesundheit des Dickdarms und die
Wirkung seiner Bakterien stark durch die Ernährung beeinflußt.

Die Bakterien tragen dazu bei, die Nährstoffe in lebenswichtige Vitamine zu verwandeln – einschließlich Vitamin K –,
die dann vom Darm resorbiert werden. Durch Fäulnis und
Gärung der Nahrung produzieren sie auch Darmgase (Me-
than, Wasserstoff und Kohlendioxid).

Die Aufgabe des Dickdarms besteht vor allem darin, den flüssigen Schlacken des Dünndarms Wasser zu entziehen, sie einzudicken und aus dem Körper auszuscheiden. Er resorbiert auch Vitamine und Mineralstoffe, die vom Dünndarm nicht aufgenommen werden.

»Montezumas Rache« und andere Darmkrankheiten

Das auch als Gastroenteritis bekannte Anschwellen des Magens und/oder des Darms wird im allgemeinen durch eine virale oder bakterielle Infektion verursacht. Durch schlecht zubereitete oder unsaubere Nahrungsmittel oder den Genuß von Wasser, das ungewohnte Bakterien enthält, finden fremde Bakterien ihren Weg in den Darm. (Amerikaner und Europäer, die nach Mexiko reisen, ziehen sich oft eine Diarrhöe zu, die im allgemeinen »Montezumas Rache« genannt wird; Mexikaner, die in die USA reisen, leiden manchmal unter einem »Los-Angeles-Bauch«, derselben Krankheit mit einem anderen Namen.) Solche bakteriellen Infektionen gehen im allgemeinen innerhalb von ein paar Tagen oder einer Woche vorüber. Thypus und Cholera gehören zu den ernsteren Formen einer bakteriellen Infektion und gelten als lebensbedrohlich.

Einzellige Lebewesen wie Protozoen, Flagellaten und Amöben können ebenfalls zu einer Entzündung von Dünn- und Dickdarm führen. Auch größere Parasiten, wie Band- und Madenwürmer, können ähnliche Symptome auslösen.

Eine Colitis ulcerosa (geschwürige Dickdarmentzündung) zieht im allgemeinen den absteigenden Dickdarm und/oder den Mastdarm in Mitleidenschaft. Wie bei der Crohnschen Krankheit (siehe Dünndarm) kommt es zu Schwellungen und Geschwürbildungen in der Darmwand. Blutige und schleimige Absonderungen aus den Geschwüren werden oft mit dem Stuhl ausgeschieden. Andere Symptome sind Bauchschmerzen, Durchfall und gelegentlich Fieber.

Eine Kolitis tritt besonders häufig bei jungen Erwachsenen auf. Obwohl an der Entstehung der Krankheit möglicherweise Bakterien, Viren oder Amöben beteiligt sind, ist ihre Ursache noch ungeklärt.

Zur Behandlung gehören Antibiotika, um die Entzündung zu bekämpfen; kortikosteroide Arzneien, um die Nahrungsresorption zu steuern; und eine spezielle Diät mit zusätzlichen Vitamin- und Mineralstoffgaben. Nahrungsmittel, die Blähungen verursachen und den Darm reizen, sollen gemieden werden: Kohl, Hülsenfrüchte, Gewürze, Milch, Alkohol und zu heiße oder zu kalte Getränke.

Antibiotika, die länger als zwei Wochen eingenommen werden, können die Symptome einer Kolitis verschlimmern. Sie stören das Bakteriengleichgewicht im Darm, weil sie die gesunden Bakterien vernichten und das Wachstum der schädlichen fördern. Bei Komplikationen (etwa inneren Blutungen und Fisteln) kann eine Operation erforderlich sein. Wenn eine Entzündung die Ursache ist, vergehen die Kolitissymptome im allgemeinen ohne Behandlung.

Divertikel sind kleine sackförmige Ausstülpungen in der Darmwand. Sie entstehen durch Druck im Darm. Oft bleibt unverdaute Nahrung in ihnen hängen, fault und fördert die Vermehrung schädlicher Bakterien. Der entsprechende Darmabschnitt wird geschwächt, und eine gesunde Peristaltik sowie ein effizienter Stuhlgang werden verhindert.

Bei einer Divertikulitis entzünden sich die Divertikel; gelegentlich entsteht in der Darmwand ein Loch. Symptome sind unter anderem Blähungen, Schmerzen und ein Wechsel von Durchfall und Verstopfung. Wenn sich in der Darmwand Geschwüre oder Löcher bilden, kann es auch zu Blutungen kommen.

Sowohl die Colitis ulcerosa als auch die Divertikulitis sind in Entwicklungsländern und Ländern, in denen die Kost überwiegend aus Vollkorngetreide, Gemüse und Obst besteht, selten. Behandelt wird vor allem durch eine ballaststoffreiche Ernährung, aber auch durch krampflösende Arzneien und Bettruhe.

Als Reizkolon wird ein Wechsel von Durchfall und Verstopfung bezeichnet, der oft mit Divertikeln, einem aufgetriebenen Bauchraum, Unwohlsein und Blähungen einhergeht.

Dickdarmkrebs ist (neben Brust- und Prostatakrebs) eine der drei häufigsten Krebsarten im Westen und wird unzweifelhaft durch eine sehr fettreiche Kost und insbesondere den Verzehr von rotem Fleisch verursacht. Im Dezember 1990 berichtete das *New England Journal of Medicine* über die Ergebnisse der umfassendsten Untersuchung, die je über die Beziehung zwischen Ernährung und Darmkrebs durchgeführt wurde. Sechs Jahre lang beobachteten Forscher 88 751 Frauen zwischen 34 und 59 Jahren und zeichneten ihre Ernährungsgewohnheiten sowie ihr Gesundheitsverhalten auf. Die Ergebnisse zeigten, daß bei einem Ansteigen des Verzehrs von Fett und rotem Fleisch auch die Darmkrebsrate stieg. Bei Frauen, die das meiste tierische Fett aßen, war die Darmkrebs-Wahrscheinlichkeit doppelt so hoch wie bei denen, die am wenigsten Fleisch aßen.

Diese Ergebnisse stimmen mit zahlreichen anderen überein, die seit Jahrzehnten zeigen, daß Fett in der Ernährung Darmkrebs verursacht. Das Forschungsgremium der amerikanischen Akademie der Wissenschaften sagte 1982, daß Fett – vor allem die gesättigten Fette, die sich in tierischen

Nahrungsmitteln finden – eine »kausale« Beziehung zu Krebs hat, insbesondere Darmkrebs. 1979 riet der US-Gesundheitsminister den Amerikanern, ihren Fettverzehr einzuschränken, um das Risiko von Krebs und Herzkrankheiten zu vermindern. Er empfahl vor allem, den Verzehr von rotem Fleisch zu reduzieren.

Dr. Walter Willet, Forscher an einem großen Hospital in Boston, der die jüngste Untersuchung leitete, meinte: »Wenn Sie sich die Daten ansehen, sollte der optimale Verzehr an rotem Fleisch gleich Null sein.«

Die Wissenschaftler glauben, daß Fett auf verschiedene Weise Krebs verursacht. Bei hohem Fettverzehr produziert die Leber mehr Gallensäuren, um das Fett im Darmtrakt aufzuschließen. Die Säuren beeinflussen die bereits im Darm vorhandenen Karzinogene und aktivieren sie.

Das Fett im Dickdarm führt auch zur Vermehrung der anaeroben Bakterien, die Östrogene absondern. Wissenschaftler haben festgestellt, daß Östrogene das Wachstum von Tumoren fördern, ebenso wie ein hoher Cholesterinspiegel.

Alle diese Faktoren – Fett in der Ernährung, Cholesterin, Gallensäuren, von den Bakterien gebildete Östrogene und aus Nahrung und Umwelt stammende Karzinogene – verbinden sich, um die DNS der Zellen zu verändern und ungehindertes Wachstum bzw. Krebs zu verursachen.

Manche Bestandteile der Ernährung fördern das Tumorwachstum, aber es gibt auch Nahrungsmittel, die den Darmkrankheiten vorbeugen. Es ist statistisch erwiesen, daß eine Ernährung, die wenig Fett und Cholesterin enthält, die Größe und die Anzahl von Tumoren im Darm vermindert. Eine ballaststoffreiche Ernährung verhindert erwiesenermaßen alle möglichen Darmkrankheiten, insbesondere Krebs. Mitte der 70er Jahre von Dr. Denis Burkitt und Hugh Trowell durchgeführte Untersuchungen ergaben, daß Menschen, die sich ballaststoffreich ernähren, weniger oft Darmkrankheiten einschließlich Krebs bekommen.

Wie wir im Kapitel über den Magen gezeigt haben, verlängert Fett den Verdauungsvorgang und die Verweildauer im Darmtrakt. Ballaststoffe verkürzen die Verweildauer und vermindern so die Wahrscheinlichkeit, daß Karzinogene im Darm bleiben und das Wachstum von Tumoren fördern.

Der frühere Direktor des Staatlichen Krebsinstituts, Dr. Gio Gori, hat berichtet, daß die Krebshäufigkeit bei Japanern, die in Japan bleiben und weiter die traditionelle Kost zu sich nehmen, niedrig ist. Aber wenn sie in den Westen kommen und die sehr fettreiche amerikanische Ernährung übernehmen, entspricht die Krebshäufigkeit – auch die von Dickdarmkrebs – der der Amerikaner.

Gemüse, die reich an den Vitaminen A, E und C – den sogenannten Antioxidantien – sind, verbessern zudem erwiesenermaßen die Funktion des Immunsystems und beugen schweren Krankheiten einschließlich Krebs vor (siehe das Kapitel über das Immunsystem).

Die rechte Lebensweise

Die Chinesen betrachten den Dickdarm als ein Yang-Organ bzw. ein Organ der Fülle. Er gilt als eins der »sechs Eingeweide« – die anderen sind der Magen, der Dünndarm, die Blase, die Gallenblase und ein Qi-Organ, das als »Dreifacher Erwärmer« bekannt ist. Letzterer besteht aus drei Lebensenergiebereichen, die den oberen, den mittleren und unteren Abschnitt des Brustkorbs mit Qi versorgen und den Chinesen zufolge die inneren Organe koordinieren.

Dickdarm und Lunge bilden ein Paar und ergeben zusammen das Metallelement. Es wird mit Trockenheit (die Aufgabe des Dünndarms besteht darin, der Nahrung Wasser zu entziehen) und der Farbe Weiß assoziiert.

Wer Angst hat, seine Lebens- und insbesondere seine Eß- und Trinkgewohnheiten zu ändern, weil andere ihn für seltsam, exzentrisch oder fanatisch halten könnten, vergißt, daß sein Körper ihm gehört und er die Verantwortung für sein Wohlergehen hat, und nicht die anderen. *Paul Brunton*

Dickdarm und Lunge erhalten während der Herbstmonate und täglich zwischen 5 und 7 Uhr am meisten Qi. Diese Zeiten sind daher ideal für die Heilung des Dickdarms. Aber auch Krankheiten zeigen sich am ehesten im Herbst und in den frühen Morgenstunden.

Das Nahrungsmittel, das der chinesischen Medizin zufolge den größten Heileffekt auf den Dickdarm besitzt, ist der Reis. Im Osten wird der Reis als »Geschenk der Götter« verehrt; er war und ist dort Hauptnahrungsmittel. Reis, so sagen die Chinesen, stärkt und heilt den Dickdarm mehr als jedes andere Getreide.

Heute weiß die Wissenschaft, daß die in Vollkorngetreide, Gemüse und Obst enthaltenen Ballaststoffe die Darmgesundheit mehr fördern als alle anderen Nahrungsmittel. (Siehe unten: Nahrungsmittel, die den Dickdarm heilen).

Ballaststoffe sind unverdauliches pflanzliches Material. Sie beschleunigen die Verweildauer im Darm, reinigen den Dickdarm von angesammeltem Fett und Schlacken und heilen Divertikulitis.

Der Dickdarmmeridian beginnt an der Spitze des Zeigefingers (Dickdarmpunkt Nr. 1) und verläuft über den Handrücken und die Innenseite des Arms hinauf zur Schulterrückseite, zum Nacken und um den Mund herum. Ted Kaptchuk schreibt in *Das große Buch der chinesischen Medizin*, daß der Dickdarmmeridian eine Abzweigung hat, die auch zu Lunge und Dickdarm führt.

Beschwerden, die mit den Schultern, dem Nacken und dem Mundbereich zusammenhängen, haben der chinesischen Medizin zufolge daher mit Verdauungsstörungen zu tun, ebenso wie Nebenhöhlenprobleme, zum Beispiel eine »verstopfte Nase«. Die Chinesen sagen, daß der Dickdarm Energie und Schlacken nach unten und aus dem Körper heraus befördert. Wenn diese Bewegung nach unten behindert wird, staut sich die Energie, besonders im oberen Atemtrakt und in den Nebenhöhlen der Nase. Zur Behandlung von Sinusitis (Entzündung der Nebenhöhlen) gehört daher auch die Behandlung des Dickdarms. Sobald er nicht mehr blockiert ist, kann die Energie von der Lunge und den Nebenhöhlenbereichen wieder nach unten und außen fließen. Auch das klare Denken wird mit einer gesunden Ausscheidung in Verbindung gebracht. Jeder, der Verstopfung hatte, weiß, daß eine der ersten Nebenwirkungen der »Hartleibigkeit« ein träger bzw. »verstopfter« Verstand ist.

Der Darm, im Grunde ein einziges System von rund 8,40 m Länge, erfüllt seine Aufgabe, indem er unfertige Materie (Nahrung) über eine weite Strecke transportiert, und zwar vermittels seiner Fähigkeit, sich ausdehnen und zusammenziehen zu können, was als Peristaltik bezeichnet wird. Damit sie kraftvoll und dynamisch bleibt, muß sehr viel Energie aufgewandt werden. Jeder Ingenieur weiß, daß Energie immer durch eine Polarität zwischen Gegensätzlichem entsteht, wie dem Nord- und dem Südpol eines Magneten oder den positiven und negativen Ionen einer elektrischen Ladung.

Die Chinesen meinen, daß der lange, expansive Darmtrakt durch ein kurzes bzw. zusammengezogenes Organ ausgeglichen werden muß, damit ein dynamisches Gleichgewicht erhalten bleibt. Dieses Organ ist der Blinddarm. Anders als die moderne Medizin betrachten die Chinesen den Blinddarm nicht als unnötiges Anhängsel. Es gibt keine nutzlosen Organe; alles hat einen Grund. Der Blinddarm ist der entgegengesetzte Pol zum Darmtrakt, genauso wie der Südpol eines Magneten dem Nordpol entgegengesetzt ist. Zusammen erzeugen sie die Dynamik, die Bewegung und Funktion ermöglicht.

Die Entfernung des Blinddarms schwächt daher den gesamten Verdauungstrakt. Menschen, die keinen Blinddarm mehr haben, sollten Nahrungsmittel essen, die sie optimal mit Nährwerten versorgen und die leicht zu verdauen und auszuscheiden sind.

Der Gelbe Kaiser sagt: »Die unteren Därme sind wie die Beamten, die die rechte Lebensweise propagieren: Sie erzeugen Evolution und Veränderung.« Er meint damit, daß der Dickdarm uns über seinen Zustand nicht im unklaren läßt: Wir wissen ganz genau, wann er gesund und wann er krank ist. Wer den Grenzen und Besonderheiten des Dickdarms entsprechend lebt, folgt dem »rechten« Weg, denn die Gesundheit wird weitgehend durch unsere Fähigkeit aufrechterhalten, Gifte aus dem Körper auszuscheiden. Wenn wir bei Veränderungen der Darmgesundheit unser Verhalten ändern, leben wir in Harmonie mit »Evolution und Veränderung«, was bedeutet, daß Gesundheit und ein langes Leben uns sicher sind, wenn wir den Diktaten des Darms folgen.

Evolution bedeutet oft, die Vergangenheit loszulassen. Der Dickdarm verfolgt dieses Ziel im Körper: Er erhält vom Dünndarm die unerwünschten Bestandteile der Nahrung und scheidet das aus, was nicht gebraucht wird. Verdauung und Ausscheidung können als Metapher für unsere Fähigkeit gesehen werden, die nützlichen Aspekte unserer Erfahrungen aufzunehmen (die Aufgabe des Dünndarms) und das abzugeben, was unnötig oder schädlich ist oder uns festhält (die Aufgabe des Dickdarms).

Menschen mit Dickdarmstörungen neigen dazu, in der Vergangenheit zu leben. Sie halten an Dingen fest, die sie schon lange hätten loslassen sollen. Deshalb ist ihr Leben oft von Trauer und Kummer bestimmt. Wer seinen Dickdarm richtig behandelt, macht daher, so die Chinesen, den ersten Schritt zur Vergebung und zum Loslassen der Vergangenheit.

Es ist kein Zufall, daß das mit dem Dickdarm assoziierte Gefühl der Kummer ist. Menschen mit schwachen Därmen haben oft einen weinerlichen Ton in der Stimme; sie neigen dazu, mit einer Spur Traurigkeit zu sprechen. Da Geist und Körper eins sind, verbessert es die Arbeit des Dickdarms, wenn wir uns bemühen, die Vergangenheit loszulassen.

Der gesamte Darmtrakt wird als »Wurzel« des Körpers betrachtet. Wurzeln sind meist lang und ziehen Nahrung aus der Erde. Wenn unsere Wurzeln stark sind, können wir aus dem Leben die Nahrung extrahieren, die wir brauchen. Wenn das Leben uns schlecht nährt, werden in der chinesischen Heilkunst zunächst die Eingeweide gestärkt.

Unsere Wurzeln sorgen auch für seelische Stabilität angesichts der Wechselfälle des Lebens und geben uns bei Gefahr eine solide Grundlage.

Nahrungsmittel für einen gesunden Darm

Die folgenden Nahrungsmittel und Heilpflanzen werden in der chinesischen Medizin zur Stärkung und Gesundung des Dickdarms benutzt.

- *Getreide:* Vollreis, süßer Reis, Mochi (gemahlener süßer Reis)
- *Gemüse:* Kartoffel, Süßkartoffel; Kohl, Chinakohl, Sellerie, Brunnenkresse, Rübenblätter, Senfblätter; alle Wurzelgemüse einschließlich Daikonrettich, Karotten, Lotuswurzel, Ingwer, weiße Rüben
- *Hülsenfrüchte:* weiße Bohnen, Limabohnen, Sojabohnen, Tofu und Tempeh
- *Fisch:* Kabeljau, Schellfisch, Hering, Flunder, Heilbutt, Karpfen
- *Obst:* Birnen, Pfirsiche, Loquats (japanische Mispeln)
- *Heilpflanzen:* Knoblauch, Dill, frisch geriebener Ingwer, Meerrettich, Muskatnuß, Hiobsträne (Coix lacryma), Zimt, Basilikum, Fenchel, Lorbeer, schwarzer Pfeffer, Koriander, Reiskleie, Cayennepfeffer, Thymian, Süßholzwurzel

Bestimmte Ernährungs- und Lebensgewohnheiten sind für bestimmte Krankheiten verantwortlich. Ein Reizkolon und Divertikulitis können durch einen extremen Lebensstil, die Ernährung und Streß verursacht werden. Phasenverschobene Aktivitätszeiten, chaotisches Verhalten und chaotische Beziehungen führen alle zu Darmkrämpfen.

Wenn Nahrungsmittel, die eine »zusammenziehende« Wirkung auf den Körper haben – etwa rotes Fleisch und andere tierische Nahrungsmittel – mit extrem »ausdehnenden«

kombiniert werden (Gewürze, Zucker, Alkohol), sind oft ein Reizkolon und eine Divertikulitis die Folge. Diese Nahrungsmittel stellen für sich genommen Qi-Extreme dar. Der Körper wird versuchen, die extremen Einflüsse auszugleichen, was meist nur geringen Erfolg haben wird.

Zunächst treten Verdauungsstörungen, Blähungen, Sodbrennen und ein Wechsel von Durchfall und Verstopfung auf. Aufgrund der gegensätzlichen Nahrungsmittel kommt es zu einer abwechselnden Verengung und Aufblähung des Darmtrakts.

Da Ballaststoffe fehlen, sammeln sich Schlacken an, insbesondere unverdaute tierische Proteine, Fett und Sehnen.

Gegen Verstopfung:

– Vollreis mit Karotten, Zwiebeln, geriebener Ingwerwurzel und einer Prise Salz kochen, bis der Reis weich ist (etwa 45 Minuten bis 1 Stunde). Gut kauen.
– Ingwertee. Reiben Sie einen Eßlöffel frischen Ingwer in eine Tasse; heißes Wasser oder grünen (Bancha-)Tee darübergießen. Ein oder zwei Tropfen Tamari oder Shoyu hinzufügen. Heiß trinken.
– Kudzu-Apfelsaft-Getränk. Kudzu ist das Mehl von der japanischen Pfeilwurzel und ein sehr gutes Heilmittel für den Darm. Apfelsaft kochen. Pro Tasse zweieinhalb Eßlöffel Kudzu in kaltem Wasser auflösen und in den leise köchelnden Saft einrühren, bis die Flüssigkeit eindickt. Vom Herd nehmen und abkühlen lassen.

Gegen Durchfall:

– Kudzu- und Umeboshipflaumen-Getränk. 5 Eßlöffel Kudzu in zwei Tassen kaltem Wasser auflösen; eine Umeboshipflaume hinzufügen und das Ganze zum Kochen bringen. Leise köcheln lassen und rühren, bis die Flüssigkeit eindickt. Heiß essen.

- Im Schnellkochtopf weißen Reis mit einer Prise Salz kochen; weißer Reis kann auch mit Vollreis vermischt im Schnellkochtopf gekocht werden.
- Weiße, mehlige Kartoffeln, gekocht.

Beachten Sie: Verstopfung und Durchfall sollten bei einer Vollwerternährung schnell vorübergehen. Wenn sie andauern, ist fachliche Hilfe empfehlenswert. Anhaltender Durchfall bei Säuglingen ist gefährlich; suchen Sie sofort geeignete ärztliche Hilfe. Weitere Informationen über Verdauungsstörungen enthalten die Abschnitte über Milz und Dünndarm.

Nahrungsmittel, die Sie meiden sollten:

- Rotes Fleisch, gebratene Speisen, Molkereiprodukte, besonders Hartkäse und Milch. Vermeiden Sie bei Verstopfung Eier und alle raffinierten Nahrungsmittel.

Der Naturheilkundler Ross Trattler weist darauf hin, daß Störungen im Darmtrakt meist durch eine Kost mit vielen raffinierten Nahrungsmitteln und wenig Ballaststoffen verursacht werden; durch zuviel Fleisch, Molkereiprodukte, gebratene Speisen, Kaffee, Tee, Alkohol und säurebildende Nahrungsmittel, Überessen, Inaktivität, Streß und die Langzeitverwendung von Abführmitteln. Weitere Ursachen einer chronischen Verstopfung können Schwangerschaft, Anämie oder eine Entfernung des Blinddarms sein. Trattler empfiehlt bei Verstopfung:

- Feigen und Pflaumen 15 bis 20 Minuten in etwas Apfelsaft kochen. Abends mindestens 2 Stunden vor dem Schlafengehen und als erste Mahlzeit morgens essen bzw. trinken. Dies ist eine sehr wirkungsvolle Behandlung, die bei chronischer Verstopfung anhaltend angewandt werden kann.
- *Heilpflanzen:* Cascara sagrada (amerikanische Faulbaumrinde) oder ein ähnliches pflanzliches Abführmittel. Es sollte nur benutzt werden, wenn zugleich Ernährung und Lebensweise insgesamt verbessert werden. Der Darm kann von jedem Abführmittel abhängig werden, auch von Cascara. Kleine Mengen Cascara werden empfohlen (15 bis 20 Tropfen in Wasser).
- Kamillentee
- Knoblauch, roh oder im Essen, in kleinen Mengen
- Aloe-vera-Saft
- Amerikanische Ulme (Ulmus fulva), Aufguß oder Tee
- Süßholzwurzeltee
- Wegerichsamen (Plantago psyllium)
- Flachssamen
- heiße und kalte Sitzbäder
- *Vermeiden Sie bei Verstopfung die folgenden Nahrungsmittel:* Weißmehl und alle Weißmehlprodukte, Kaffee, Tee, Zucker, Gewürze, Alkohol.
- *Lebensweise:* tägliche körperliche Betätigung; Spazierengehen; flach auf den Rücken legen und Oberkörper oder Beine heben, um den Bauch zu kräftigen.

Bei Durchfall empfiehlt Trattler:

- grüne Äpfel ohne Haut
- Bananen
- Gerstenwasser (Gerste kochen, Brühe sehr wäßrig machen)

- Karotten- und Kohlsaft
- getoastetes Weißbrot (nur für ein bis zwei Tage; benutzen Sie in diesem Fall Brot aus feinem Weizenauszugsmehl)

Im Ayurveda gilt der Dickdarm als Bereich des Vata-Dosha, was bedeutet, daß er am meisten durch die kinetische Energie im Körper beeinflußt wird. Das Vata-Dosha steuert die Bewegungen im Körper. Wenn es nicht ausreichend vorhanden ist, wird die Verdauung träge, und eine Verstopfung ist die Folge. Bei zuviel Vata leiden wir eher an Durchfall oder Geschwüren. Wenn eine effiziente Ausscheidung verhindert wird, entstehen dem Ayurveda zufolge Hautprobleme. Da die Haut ein wichtiges Ausscheidungsorgan ist, versucht sie, die Unfähigkeit des Darms, Schlacken und Toxine auszuscheiden, zu kompensieren. Dies führt oft zu Ausschlägen, Hautunreinheiten oder Akne. Verdrängte Gefühle stören Vata und erzeugen eine Darmdisharmonie.
Ayurveda lehrt, daß wir nicht an unseren Gefühlen hängen sollen. Während der Meditation dürfen die Gefühle hochkommen; sie werden wahrgenommen und erlebt und dann losgelassen. Verdrängung führt nur zu einer schlechten Gesundheit. Nahrungsmittel, die das Vata-Dosha ausgleichen und stärken, sind:

- *Getreide:* Reis, Weizen, Hafer
- *Gemüse:* Gurke, gekochtes Gemüse einschließlich Blattgemüse, Okra, Zwiebeln, Kartoffeln, Rettich, Kürbis, Spargel, rote Bete, Karotten
- *Obst:* Aprikosen, Avocado, Beeren, Kirschen, Grapefruit, Trauben, Zitronen, Melonen, Orangen, Pfirsiche, Zwetschgen
- *Heilpflanzen:* Sennesblättertee, Löwenzahnwurzel, We-

gerichsamen, Pflaumen, Kleie, Flachssamenschalen, Rizinusöl, Rosinen, Mangosaft, Traubensaft
- Bei Verdauungsstörungen sollten Sie rohes Gemüse, Auberginen, Kartoffeln, Paprika und Tomaten meiden.

Ein homöopathisches Mittel bei Verstopfung ist Pulsatilla, besonders für (schwangere) Frauen mit morgendlicher Übelkeit. Menschen, die von Abführmitteln abhängig sind, nehmen ein paar Stunden vor dem Zubettgehen ein paar Tage lang Nux vomica, aber nicht als ständigen Ersatz für die Abführmittel. Sulfur ist gut für Menschen, die bei der Darmentleerung Schmerzen haben; Bryonia ist geeignet für Menschen mit hartem, trockenem Stuhl, für Kinder und für Menschen, bei denen die Verstopfung auf ein bevorstehendes berufliches oder soziales Ereignis zurückzuführen ist.
Wie die Menschen früher bemühen wir uns auch heute um die Gesundheit des Darms. Sie ist so wichtig wie eh und je. Glücklicherweise stehen genügend Informationen zur Verfügung, die wir nutzen können. Den meisten Menschen, die an Verdauungsstörungen leiden, hilft es vielleicht schon, wenn sie bei der nächsten Mahlzeit genau darauf achten, was sie essen.

Homöopathische Mittel bei Blähungen:

- *Carbo vegetabilis:* bei Aufstoßen und Blähungen, egal was Sie essen.
- *Chinarinde:* Der mittlere Teil des Körpers fühlt sich aufgebläht an. Gefühl, als ob der Magen voller Luft wäre.
- *Lycopodium:* bei Völlegefühl, bevor Sie zu essen aufhören, oder nach einer leichten Mahlzeit. Gefühl, daß der Gürtel zu eng ist. Kollernde Blähungen.

Homöopathische Mittel bei Hämorrhoiden:

- *Arnica:* bei Hämorrhoiden nach einer Entbindung.
- *Sulfur:* Jucken und Brennen um den Anus herum, schlimmer durch Baden.
- *Collinsonia:* Gefühl, als wären Stöcke im Rektum. Im allgemeinen Verstopfung.
- *Nux vomica:* Jucken, das durch kaltes Baden besser wird.

10. Die Gallenblase

Der Wunsch, gesund zu sein, ist Bestandteil des
Gesundseins.   *Seneca*

Die Gallenblase ist ein birnenförmiges, ungefähr 8 cm langes Organ hinter der Leber auf der rechten Körperseite. Sie dient als Speicherorgan für die Gallenflüssigkeit, die von der Leber zur Emulgierung der Fette produziert wird. Die Galle fließt von der Leber durch eine kleine Röhre, den sogenannten Gallenblasengang, der eine Abzweigung des Gallengangs ist, in die Gallenblase.

Die Gallenblase besteht aus vier Gewebeschichten: einer inneren Schleimhaut, einer Schicht glatter Muskeln, einer Schicht Bindegewebe und einem abdeckenden Gewebe, der sogenannten Tunica serosa. Wenn die Nahrung vom Magen in den Dünndarm wandert, regen Hormone die Gallenblase dazu an, in den ersten Abschnitt des Dünndarms, den Zwölffingerdarm, Galle abzugeben. Die Galle spaltet die Fette auf, so daß sie vom Dünndarm resorbiert werden können.

Galle ist eine Mischung aus Gallensäuren (auch Gallensalze genannt) und Cholesterin. Das Cholesterin fungiert als Puffer: Es verhindert, daß die Gallensäuren die Gallenblase und den Dünndarm beschädigen.

Krankheiten der Gallenblase

Die bei weitem häufigste Gallenblasenkrankheit sind Gallensteine. Ab dem vierzigsten Lebensjahr lassen sich bei etwa 32% der Frauen und 16% der Männer Gallensteine nachweisen. Der Grund für diesen geschlechtsspezifischen Unterschied ist nicht genau bekannt; möglicherweise geht er auf das Absinken des Östrogenspiegels bei Frauen nach der Menopause zurück, das mit einem höheren Cholesterinspiegel und dem vermehrten Auftreten von Herzkrankheiten in Verbindung gebracht wird.

Gott heilt, der Arzt kassiert.   *Benjamin Franklin*

Jährlich werden allein in den USA 500 000 Gallenblasenoperationen durchgeführt, sogenannte Cholezystektomien. Gallensteine bestehen fast ausschließlich aus Cholesterin.
Menschen, die sich sehr fett- und cholesterinreich ernähren, haben Gallensteine häufiger als solche, die wenig Fett und Cholesterin essen.
Übliche Symptome bei Gallensteinen sind Schmerzen, auch Berührungsschmerzen, auf der rechten Körperseite. Manchmal ist der Schmerz stechend und stark, so daß oft an einen Herzanfall oder eine Blinddarmentzündung gedacht wird. Zuweilen befinden sich Steine im Gallengang, was zu ernsten Komplikationen führen kann. Die häufigste Form der Behandlung besteht in einer operativen Entfernung der Gallenblase.

Ein redlicher Beamter

»Die Gallenblase nimmt die Stellung eines wichtigen und redlichen Beamten ein, der sich durch seine Entscheidungen und seine Urteilskraft auszeichnet«, erklärte der Gelbe Kaiser, womit er sagen wollte, daß die Gallenblase bei Entscheidungen eine wichtige Rolle spielt. Diese Behauptung gründet auf der Theorie von den fünf Elementen, der zufolge Leber und Gallenblase für Kontrolle und Ausgleich der Wut zuständig sind.

Alle Gefühle haben ihren Ursprung in den verschiedenen Teilen des Körpers. Menschen, bei denen Leber und Gallenblase gesund sind, haben ein ausgeglichenes Temperament, während solche mit Leber- und Gallenblasenstörungen häufig unter Wutausbrüchen und schlechter Laune leiden und so überstürzte Entscheidungen treffen. Wenn Leber und Gallenblase ausgeglichen und gesund sind, werden Entscheidungen aus einem Gleichgewicht der Gefühle heraus getroffen, das ein Kennzeichen des Holzelements ist. Wenn Entscheidungen schwerfallen, fordern östliche Heiler die Patienten auf, einfache Speisen zu essen, extreme Emotionen zu vermeiden und zu meditieren, damit im Körper die Harmonie wiederhergestellt wird und die Gallenblase dazu beitragen kann, korrekte Entscheidungen zu fällen.

Die Gallenblase speichert die von der Leber produzierte Galle und nimmt damit – so die chinesische Medizin – die Überschüsse der Leber auf. Wenn die Leber zu »voll« wird und zuviel Galle produziert, leidet die Gallenblase, denn sie kann nur eine begrenzte Menge Galle speichern.

Die Gallenblase reagiert sehr empfindlich auf Fette und Cholesterin; sie sind die Hauptursache für Gallensteine. Bei Menschen, die wenig Fett und Cholesterin verzehren, treten

Gallensteine weniger häufig auf als bei den Bewohnern westlicher Länder, in denen der Fett- und Cholesterinkonsum im allgemeinen höher ist. Da Leber und Gallenblase das Holzelement bilden, wird die Gallenblase durch dieselben Nahrungsmittel (Weizen und Blattgemüse), Geschmacksrichtungen (sauer) und Gefühle (Vermeiden von Wut) gestärkt, die im Kapitel über die Leber genannt werden.

Der Gallenblasenmeridian beginnt an den Schläfen, verläuft zickzackförmig seitlich am Kopf, hinter jedem Ohr, zum Nacken, zu den Schultern, beidseits am Körper und dann an der Außenseite der Beine entlang bis zum vierten Zeh auf der Seite des kleinen Zehs. Traditionelle Heiler untersuchen zu Diagnosezwecken den vierten Zeh, um zu sehen, ob der Ballen geschwollen ist. Dies gilt als Hinweis auf eine Gallenblasendisharmonie. (Zur Erhärtung dieser Annahme werden weitere Faktoren untersucht.)

Viele Kopfschmerzen werden durch Leber- und Gallenblasendisharmonien verursacht. Jede Leberstörung bringt auch die Gallenblase durcheinander, was wiederum zu einer Qi-Disharmonie entlang des Gallenblasenmeridians führt. Solche Ungleichgewichte zeigen sich oft in Form von Kopfschmerzen, da der Gallenblasenmeridian an den Schläfen beginnt und beidseits des Kopfs verläuft. Kopfschmerzen dieser Art werden manchmal einfach als Gallenblasenkopfschmerzen bezeichnet. Menschen, die an ihnen leiden, sehen oft gelbe Flecken vor den Augen, was auf eine Gallenstörung hinweist. Die Kopfschmerzen sind im Frühjahr, wenn Leber und Gallenblase vermehrt Qi erhalten und verborgene Symptome sich manifestieren können, besonders häufig.

Die vielleicht klarste und überzeugendste moderne Erklärung für Gallenblasenprobleme stammt von dem Wissenschaftler Nathan Pritikin, der ein nach ihm benanntes Ernährungs- und Fitneßprogramm begründet hat. Pritikin wies darauf hin, daß Galle, die aus Gallensalzen, Cholesterin und Lezithin besteht, durch das Gleichgewicht dieser drei Substanzen gelöst bleibt. Am wichtigsten ist das Gallensalz-Cholesterin-Verhältnis. Die Gallensalze sind sauer. Ohne diese Säure würde das Cholesterin Kristalle und Steine bilden. Um dies zu verhindern, müssen also genügend Gallensäuren vorhanden sein. Wenn das Cholesterin in der Galle zu konzentriert ist, sättigt es die Gallensäuren und beginnt, Kristalle und dann Steine zu bilden.

In einer gesunden Gallenblase beträgt der Cholesterinanteil etwa 350 mg. Die meisten Amerikaner, die die normale fettreiche Kost essen, haben einen Gallenblasen-Cholesterinspiegel von 650 mg. Diese Menge kann durch die verfügbare Menge an Gallensäuren nicht in Lösung gehalten werden, wodurch das Cholesterin Steine bildet.

Pritikin meinte, die sicherste Methode zur Heilung von Gallensteinen sei die Senkung des Cholesterinspiegels im ganzen Körper. Dadurch wird auch das Cholesterin in der Gallenblase reduziert und so ein gesundes Galle-Cholesterin-Verhältnis hergestellt. Die Gallensäuren können dann Cholesterinkristalle und -steine auflösen und die Gesundheit der Gallenblase wiederherstellen. Laut Pritikin ist dies möglich, solange keine Steine im Gallenblasengang sind. Steine im Gallenblasengang verschließen die Gallenblase und können schwere Probleme verursachen, die möglicherweise eine Operation erfordern. Mit Ultraschall und durch Röntgen läßt sich klären, ob Gallensteine existieren und wo sie sich befinden.

Naturheilkundler und Heilpraktiker bieten zuweilen Ernährungsprogramme an, zu denen eine Gallenblasenspülung gehört. Mit Kräutern gemischtes Olivenöl wird getrunken, um die Gallenblase dazu zu veranlassen, die Steine an den Dünndarm weiterzugeben, wodurch sie mit dem Stuhl ausgeschieden werden. Das Verfahren ist nicht ungefährlich; wenn die Steine zu groß sind, können sie im Gallenblasengang steckenbleiben. Vor einer solchen Spülung sollten Sie die Größe der Steine kennen und sich gründlich beraten lassen.

Heilend auf die Gallenblase (und die Leber) wirken laut Dr. Trattler:

– Apfelsaft
– Rote-Bete-Extrakt-Tabletten
– Rote-Bete-Blätter und -Saft
– Löwenzahntee und -gemüse
– Grapefruitsaft

Heilpflanzen für die Gallenblase:

– *Schöllkraut:* lindert Entzündungen der Gallengänge.
– *Chionanthus virginica* (ein in den USA heimischer Baum) als Tee: vermehrt die Gallenflüssigkeit.
– *Berberis aquifolium* (Wurzeln) und *Gelber Ampfer:* regen den Gallenfluß an.

Sechs bis acht Glas Wasser am Tag tragen dazu bei, Gallensteine zu vermeiden.

11. Die Leber

> Die Leber ist biologisch so wichtig, daß sie als
> Zünglein an der Waage des Lebens bezeichnet
> werden kann. *Hakim G. M. Chishti*

Das Vergiften gehörte schon immer zu den beliebtesten Methoden des Ermordens, weitgehend deshalb, weil es effizient, still und sauber ist. Es gab jedoch Fälle, in denen das Opfer sich weigerte zu sterben, ungeachtet der Stärke oder der Menge des Giftes. Zu den berühmtesten dieser störrischen Opfer gehörte der russische Mystiker Rasputin.

Anfang des Jahrhunderts übte Rasputin großen Einfluß auf die russische Herrscherfamilie aus, Nikolaus II. und seine Frau Alexandra. Seine Macht war besonders groß bei Zarin Alexandra, die ihn als spirituellen Meister und Erlöser des russischen Volkes betrachtete. Über Alexandra beeinflußte Rasputin die russische Politik, entließ Minister, die sich seiner Macht widersetzten, und ernannte Männer, die ihn unterstützten. 1916 sagten die Leute, bei Tag würde er Rußland regieren und bei Nacht die Damen des Hofs verführen.

Manche Historiker glauben, daß Rasputin den Untergang der herrschenden Romanowfamilie herbeiführte, indem er deren Moral mit seiner Theorie korrumpierte, jemand müsse der größte Sünder sein, wenn er Gott nahesein wolle. Rasputin selbst jedenfalls bemühte sich sehr, dieses Ziel zu erreichen, vor allem dadurch, daß er seiner Leidenschaft für das schöne Geschlecht frönte. Als klar wurde, daß seine Macht über Alexandra unanfechtbar war, beschloß eine mächtige russische Elite, die mit der Richtung der Politik nicht einverstanden war, ihn aus dem Weg zu räumen.

Der Plan war einfach. Am 16. Dezember 1916 wurde Rasputin ins Haus eines Verschwörers eingeladen, wo ihm Gebäck und Wein angeboten wurden, die mit reichlich Zyankali versetzt waren. Die Verschwörer sorgten dafür, daß die Zyankalidosis in jedem einzelnen Gebäckstück oder Glas Wein ausreichte, um einen Elefanten umzubringen.

Rasputin aß und trank ausgiebig. Gebäck und Wein schmeckten ihm offensichtlich, und er wunderte sich, wann die vom Gastgeber versprochenen Frauen kommen würden. In einem anderen Raum wartete eine Gruppe von Verschwörern darauf, daß Rasputin starb, aber davon war nichts zu merken. Rasputin war lediglich unglücklich, daß er keine weibliche Gesellschaft hatte.

Der Gastgeber, den Rasputins mysteriöse Kraft über das Gift erschreckte, entschuldigte sich bei seinem Gast und eilte in den nahegelegenen Raum, um den Rat seiner Komplizen einzuholen. Sie empfahlen mehr Gift. Der Gastgeber war einverstanden. Aber auch mehr Zyankali konnte Rasputin nichts anhaben.

Die Mörder waren nun der langsamen Methode überdrüssig. Sie nahmen ein Gewehr und schossen aus kürzester Entfernung auf Rasputin. Jetzt waren sie sicher, daß er tot war, und begannen, sich zu entspannen; aber Rasputin stand plötzlich auf, wankte zur Tür und rannte aus dem Haus hinaus. Die Hauptfigur des Komplotts, ein gewisser V. M. Purischkewitsch, der das ganze Ereignis in seinem später veröffentlichten Tagebuch aufzeichnete, lief ihm nach und schoß wild auf ihn ein, aber Rasputin wurde wunderbarerweise beim Laufen immer schneller.

Schließlich gelang es Purischkewitsch, Rasputin eine Kugel in den Rücken und eine in den Kopf zu schießen. Nun waren die Männer überzeugt, daß er tot war. Aber aus Angst vor den geheimnisvollen Kräften Rasputins begann einer von ihnen, mit einem schweren Gegenstand auf dessen Kopf einzuschlagen. Die Gruppe war entsetzt, als der Mystiker die Augen öffnete und seufzte. »Er lebt immer noch!« riefen sie. Erschüttert, aber entschlossen, brachten sie ihn zu einem nahegelegenen Kanal und warfen ihn durch ein Loch im Eis ins kalte Wasser. Er verschwand und war endlich tot. Die verblüfften Mörder fragten sich, wie Rasputin solche Mengen Gift und drei Kugeln überleben konnte. Jeder hatte eine andere Antwort, aber eins war sicher: Rasputin hatte eine sehr gute Leber.

Das Labor des Körpers

Noch nicht einmal das Gehirn des Menschen hat so unterschiedliche und wichtige Funktionen wie die Leber. Sie ist wie ein Labor, in dem in den Körper gelangte Chemikalien getestet und identifiziert, Gifte neutralisiert und wichtige Blut-, Stoffwechsel- und Immunbestandteile produziert werden.

Die Leber produziert Galle, die zur Verdauung der Fette beiträgt, und beseitigt Abbauprodukte. Außerdem stellt sie eine Reihe wichtiger Blutbestandteile her: Albumin, das den Wasseraustausch zwischen Blut und Geweben steuert; Komplement, ein Immunbestandteil, der vor Infektionen schützt; Koagulans, das die Blutgerinnung verursacht; Globulin, das sich mit Eisen verbindet, um Sauerstoff ins Blut zu bringen; und Cholesterin, ein Protein, das die Fette durch den Körper transportiert.

Die Leber produziert zwei Arten von Cholesterin, die das Fett im Blut auf unterschiedliche Weise befördern. LDL-Cholesterin (low density lipoproteins = Lipoproteine mit niedriger Dichte) befördern Lipide bzw. Fette in Gewebe und Gefäßwände. Bei einem LDL-Überschuß kommt es in den Blutgefäßwänden zu Atherosklerose (der Bildung von Cholesterinablagerungen), was das ungehinderte Fließen des Blutes verhindert. HDL-Cholesterin (high density lipoproteins = Lipoproteine mit hoher Dichte) scheidet Fette und Cholesterin aus dem Körper aus und senkt so den Cholesterinspiegel im Blut.

Die Leber stellt mehr als tausend verschiedene Enzyme her, die für die Verdauung und die Nährstoffassimilation notwendig sind. Außerdem produziert und reguliert sie einige Hormone.

Die Leber resorbiert Glukose bzw. Blutzucker und speichert ihn in Form von Glykogen. Wenn der Körper Energie oder Wärme braucht, verwandelt die Leber das Glykogen in Glukose zurück und gibt sie ins Blut ab. Außerdem unterstützt sie die Aufschließung und den Stoffwechsel der Fette.

Sie spaltet auch Proteine in ihre Bestandteile – die Aminosäuren – auf und setzt sie dann zu Proteinen zusammen, die der Körper verwenden kann. Außerdem trägt sie dazu bei, alte rote Blutkörperchen abzubauen.

Schließlich entgiftet die Leber das Blut, indem sie Medikamente und andere Toxine aus ihm entfernt und deren chemische Struktur so verändert, daß sie nicht mehr schädlich

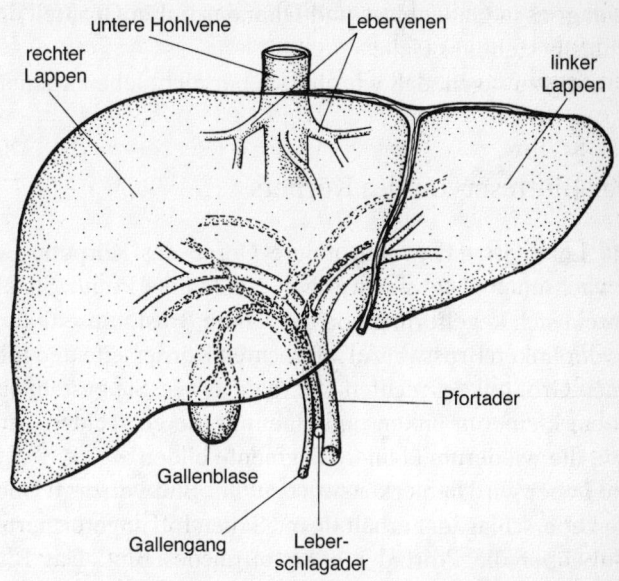

Abb. 8: Die Leber – Die Leber, das größte innere Organ und Blutreservoir des Körpers, ist ein bemerkenswertes chemisches Labor, das eine wichtige Rolle bei der Verdauung, der Beseitigung von Abbauprodukten, der Verhinderung von Infektionen und der Produktion von essentiellen Blutbestandteilen spielt.

sind. Auch Arzneimittel, die wir vielleicht für nützlich halten, etwa Aspirin und Antibiotika, werden von der Leber als giftige Substanzen betrachtet, die aus dem Organismus entfernt werden müssen. Ärzte verabreichen bestimmte Dosierungen unter anderem, damit die emsige Leber nicht alles außer den gesündesten Nahrungsmitteln und Substanzen aussondert.

Sobald ein Gift unschädlich gemacht wurde, gibt die Leber

es als wasserlösliche Verbindung an die Galle ab. Von dort gelangt es in Gallenblase und Dünndarm. Ein Großteil des Stuhls besteht aus Galle.

Unnötig zu sagen, daß wir ohne Leber nicht leben können.

Das Blutreservoir des Körpers

Die Leber ist das größte innere Organ des Körpers. Bei Erwachsenen wiegt sie zwischen 2 1/2 und 4 Pfund. Sie erstreckt sich kegelförmig von der linken Brustbeinseite (unter der linken Brustwarze) zur rechten Körperseite und füllt einen Großteil des rechten Oberbauchs aus. Sie besteht aus einem kleineren linken und einem größeren rechten Lappen, die wiederum kleinere Segmente bilden.

Die Leber wird bemerkenswert gut mit Blut versorgt: Über die Leberschlagader erhält sie mit Sauerstoff angereichertes Blut, über die Pfortader nährstoffreiches Blut. Das Blut kommt aus Milz und Dünndarm in der Leber an und passiert ein Netzwerk winziger Gefäße, das sogenannte Pfortadersystem, in dem das Blut die Zellen mit Sauerstoff und Nährstoffen versorgt. Es wird dort auch von Giften gereinigt und nimmt die von der Leber produzierten essentiellen Blutbestandteile auf. Das Blut verläßt die Leber über die Lebervenen auf der Rückseite der Leber.

Die Leber stellt ein bedeutendes Blutreservoir dar. Rund ein Viertel der gesamten Blutmenge sind in ihr gespeichert, wenn der Körper in Ruhe ist. Da das Blutvolumen bis zu 5 Liter betragen kann, sind ca. 1 1/4 Liter Blut ständig in der Leber vorhanden. Bei starker körperlicher Betätigung wird es weitgehend verteilt.

Die kleinsten strukturellen Einheiten der Leber sind die

Leberläppchen, zylinderförmige Zellen. Sie ordnen sich zu langen, kettenähnlichen Gebilden. Die zahlreichen Aufgaben der Leber – mehr als 500 wurden bereits gezählt – werden alle von dieser einen Zellart erledigt.

Die fehlende Zellspezialisierung erklärt vielleicht zum Teil, warum die Leber so unverwüstlich ist: Selbst wenn drei Viertel von ihr zerstört sind, kann der Rest noch alle Aufgaben erfüllen. Außerdem besitzt die Leber die Fähigkeit, sich unter günstigen Bedingungen zu regenerieren, auch wenn die Hälfte von ihr beschädigt ist – ähnlich wie eine Eidechse ihren Schwanz nachwachsen lassen kann. (Siehe unten, Krankheiten der Leber.)

Die Leber sondert Galle durch winzige röhrenförmige Kanäle ab. Diese kleinen Gänge laufen im unteren Bereich der Leber schließlich zu zwei größeren zusammen, die sich dann ebenfalls verbinden und einen einzigen Lebergallengang bilden, der Galle in die Gallenblase und dann in den Zwölffingerdarm bringt.

Die Hälfte von dem, was wir euch beigebracht haben, ist falsch. Leider wissen wir nicht, welche.   *Dean Burwell*

Krankheiten der Leber

Es gibt verschiedene schwere Leberkrankheiten; die häufigsten sind Hepatitis, Leberzirrhose und Krebs. Eine Hepatitis bzw. eine Entzündung der Leber wird meist durch Hepatitisviren oder eine Zirrhose verursacht. Es gibt zwei Formen einer viralen Hepatitis, die als A oder B bezeichnet werden. Eine Hepatitis A, die manchmal als infektiöse Hepatitis be-

zeichnet wird, entsteht durch den Verzehr von infizierter
Nahrung oder infiziertem Wasser. Bei Hepatitis B erfolgt
die Ansteckung durch Bluttransfusionen, sexuellen Kontakt
mit Infizierten oder die Verwendung von nichtdesinfizier-
ten intravenösen Nadeln. Typ B ist im allgemeinen gefähr-
licher als Typ A; er wird oft chronisch und besteht manchmal jahrelang weiter. Dies erhöht natürlich die Gefahr eines
schweren Leberschadens und einer Zirrhose.

Manchmal zeigen medizinische Tests das Vorhandensein
von Hepatitis-A- oder B-Viren nicht an, obwohl die Patienten alle Anzeichen einer Hepatitis aufweisen. Die Ärzte bezeichnen solche Hepatitisformen als Nicht-A und Nicht-B.
Sie werden oft durch die Transfusion von infiziertem Blut,
Alkohol oder den Kontakt mit einer toxischen Substanz in
der unmittelbaren Lebensumgebung ausgelöst. Andere Ursachen (außer einer Zirrhose, die unten beschrieben wird)
sind Drogen und chemische Gifte. Einige durchaus übliche
Chemikalien, etwa solche, die sich in chemischen Reini-
gungsmitteln befinden, können eine Hepatitis auslösen, besonders wenn bereits Leberprobleme bestehen.

Die Symptome einer Hepatitis gleichen denen von Grippe:
Fieber, Übelkeit, Erbrechen, Schwitzen, Appetitverlust und
Schmerzen oder Berührungsempfindlichkeit im Oberbauch;
schmerzende Muskeln; Gelenkschmerzen; Unwohlsein.
Manchmal wird eine Hepatitis zu einer Gelbsucht: Haut und
Augen nehmen aufgrund der Ansammlung von Galle im
System die charakteristische Gelbfärbung an.

Die Schulmedizin kennt bei Hepatitis keine effiziente Behandlung. Ruhe, nährstoffreiche Kost und die Entfernung
der verursachenden toxischen Wirkstoffe (Alkohol, Arzneien oder andere chemische Gifte) stellen die einzigen zu-
verlässigen Therapien dar. Eine Hepatitis kann zu einem

schweren Leberschaden und sogar zum Tod führen. Die meisten Menschen erholen sich jedoch innerhalb von ein paar Monaten.

Bei einer Zirrhose wird die Leber zerstört, weil Fettsäuren sich angesammelt haben, so daß das Blut nicht mehr in die Leberzellen fließen kann. Hauptursache ist Alkoholmißbrauch, aber auch Arzneimittel, chemische Toxine und angeborene Defekte können die Krankheit auslösen.

Bei Alkoholkonsum sammeln Fettsäuren sich an, weil die Leber den Alkohol als ihren Hauptbrennstoff betrachtet. Die Fettsäuren, die eigentlich den Brennstoff für die Leber bilden sollten, werden deshalb vernachlässigt und sammeln sich in den Geweben an. Die Blutzufuhr wird abgeschnitten, und die Zellen sterben. Es bildet sich Narbengewebe, das schließlich die normale Struktur der Leber verändert und ihre funktionelle Größe vermindert.

Wenn mir morgen mitgeteilt würde, daß ich in direkter Verbindung mit meiner Leber stünde und jetzt das Kommando selbst übernehmen könnte, würde mich das sehr belasten. Lieber noch würde ich 13 000 m über Denver die Boeing 747 übernehmen, die mich als Tourist beförderte; da hätte ich wenigstens die Hoffnung, mich aus dem Staub machen zu können, wenn ich einen Fallschirm finden und den Mechanismus zum Öffnen der Tür entdecken würde. Aber wenn ich das Kommando über meine Leber übernehmen müßte, würde nichts mich und sie retten. Denn ich bin eindeutig weniger intelligent als meine Leber. *Lewis Thomas*

Die erste Phase der Krankheit wird wegen der Ansammlung von Fett als »Fettleber« bezeichnet. Weder bei ihr noch bei einer Zirrhose treten bis zur akuten Phase Symptome auf.

Dann aber können sich diverse gefährliche Komplikationen ergeben: Bluthochdruck (wegen der Zerstörung der zur Leber führenden Venen); Ansammlung von Flüssigkeiten im Bauch, weil die Leber kein Albumin mehr produzieren kann; Erbrechen von Blut, weil Krampfadern in der Speiseröhre aufgrund des erhöhten Blutdrucks bersten könnten; und Hepatitis. Eine Zirrhose kann schon für sich genommen tödlich sein. Sie kann auch zu Leberkrebs führen.

Nach ärztlicher Ansicht müssen Männer, die 80 Gramm Alkohol täglich trinken (ca. 1 l Wein, 2 l Bier oder 0,2 l Branntwein) mit einer Leberzirrhose rechnen. Bei Frauen reicht bereits die Hälfte davon. Bei Alkoholabstinenz kann es zu einer vollständigen Genesung kommen, bei der alle oder doch die meisten Leberfunktionen wieder zur Normalität zurückkehren.

Die Leber kann Ursprungsherd für bösartige Tumoren sein, oder diese können über das Blut und die Lymphe von anderen Stellen im Körper in die Leber wandern. Ein Krebs, der sich auf die Leber ausdehnt, kommt meist vom Magen, von der Bauchspeicheldrüse oder aus dem Darm. Eine Vergrößerung der Leber ist oft das Ergebnis von Leukämie oder bösartigen Lymphomen – Krebsarten, die die weißen Blutkörperchen bzw. das Lymphsystem befallen.

Der General des Körpers

Die Leber versucht, alle Gifte zu beseitigen, die ins Blut gelangen. Dazu gehören Fett, Alkohol, Medikamente, Drogen sowie künstliche Farb-, Geschmacks- und Konservierungsstoffe. Außerdem gibt es eine Reihe von früher inexistenten Umweltgiften, die durch die Luft, die wir atmen, und das Wasser, das wir trinken, aufgenommen werden und im Idealfall von der Leber ausgeschieden werden.

Praktisch alle traditionellen Heilsysteme – das chinesische, das griechische, Ayurveda und Naturheilkunde – gehen davon aus, daß die Kapazität der Leber, Gifte aus dem Körper zu entfernen, begrenzt ist. Wenn mehr Nahrungs- und Umweltgifte aufgenommen werden, als die Leber verarbeiten kann, sammeln diese sich in der Leber, dem Blut und dem Körper insgesamt an und bilden ein toxisches inneres Milieu, das Gesundheit und Funktionsvermögen der Leber beeinträchtigt.

Andere blutreinigende Organe, vor allem die Nieren, werden über ihre normalen Aufgaben hinaus in Anspruch genommen, um den Körper von diesen fremden Substanzen zu befreien. Wenn weiter toxische Stoffe aufgenommen werden, wird die Blutreinigungsfähigkeit dieser Organe überschritten. Das Immunsystem muß einen ständigen Krieg gegen diese schädlichen Substanzen führen.

Endergebnis sind ein überarbeitetes und erschöpftes Immunsystem, genauso erschöpfte Blutreinigungsorgane und ein steigender Toxinspiegel im Körper – kurz gesagt, eine Brutstätte für Krankheiten. Die vielen Giftstoffe machen die Leber anfällig für zahlreiche Krankheiten, die von der modernen Medizin nicht unbedingt mit der Leber in Verbindung gebracht werden: Kopfschmerzen, chronische Müdigkeit, Allergien, Fettleber, Anämie, Hautprobleme, Toxämie, Hepatitis und Immundefizienz. Auch Leberkrebs ist möglich.

Eine gesunde Leber entwickelt diese Probleme nicht; sie ist zu stark und zu regenerationsfähig, um von Viren oder ein paar Giftstoffen schachmatt gesetzt zu werden. Die traditionelle Medizin behandelt die Leber daher, indem als erstes die in den Körper gelangenden Gifte soweit wie möglich be-

seitigt werden, was mit einer Veränderung der Eß- und Be-
wegungsgewohnheiten beginnt. Wie bereits gesagt, ist die
Leber ausgesprochen erneuerungsfähig und kann gesunden,
wenn die verursachenden Probleme aus dem Weg geräumt
werden. Jedes Heilsystem kennt außerdem ihm eigene Heilverfahren. Sehen wir sie uns einmal genauer an.

Leber und Gallenblase bilden zusammen das Holzelement.
Ihre Jahreszeit ist der Frühling – in ihm erhält die Leber
vermehrt Qi. Die zusätzliche Lebensenergie verbessert die
Heilungschancen, wenn geeignete Maßnahmen ergriffen
werden, oder bringt bislang unterschwellig vorhandene
Symptome zum Vorschein.

Der Allgemeinzustand der Leber sollte, bildlich gesprochen,
dem Frühling gleichen: leicht, offen, kraftvoll fließend (im
Gegensatz zum Winter, der »zusammengezogen« ist und
festhält). Die Leber leidet am meisten, wenn sie hart wird
und stagniert.

Wegen ihres »baumartigen Charakters« und dem Wind
wird ihr die Farbe Grün zugeordnet. Die Chinesen meinen,
daß »Wind Holz erzeugt«, vielleicht zum Teil deshalb, weil
der Wind die Samen verteilt. Auf jeden Fall kann es der Leber schaden, wenn man sich zu sehr dem Wind aussetzt, der
durch den Hals oder den Rachen in den Körper eindringt;
dort sollte man sich im Winter und zu Beginn des Frühjahrs
besonders schützen.

Für die Chinesen ist die Leber der General des Körpers; sie
koordiniert die verschiedensten Funktionen, die zusammen
den menschlichen Organismus bilden. Wenn der Körper rei-
bungslos funktioniert, hat der General den Überblick und die
Kontrolle. Aber wenn der Körper chronisch krank oder arth-
ritisch ist und schmerzt, leidet der General. Die Chinesen
schreiben der Leber viele wichtige Funktionen zu, nämlich:

- Galle zu produzieren und zu einer gesunden Verdauung beizutragen,
- das Blut zu entgiften,
- Muskeln, Sehnen, Bänder und Nägel mit Blut und Qi zu versorgen,
- die Augen mit Blut und Qi zu versorgen,
- die Fähigkeit, tief zu schlafen, günstig zu beeinflussen,
- stabile Emotionen aufrechtzuerhalten, insbesondere Wut auszugleichen.

Der Theorie von den fünf Elementen zufolge versorgt Wasser (Nieren und Blase) Holz (Leber und Gallenblase) mit Qi; Holz wiederum nährt Feuer (Herz und Dünndarm) mit Lebenskraft. Andererseits kontrolliert die Leber Magen und Milz (Holz kontrolliert Erde).

Die Leber unterstützt die Arbeit des Dünndarms durch die Produktion von Galle, die dazu beiträgt, die Fette im Zwölffingerdarm zu emulgieren. Außerdem stellt sie mehr als tausend Enzyme her, die für eine gute Verdauung und einen gesunden Stoffwechsel unentbehrlich sind. Weil die Leber Blut aus der Milz erhält, kontrolliert sie sie in gewissem Maße, denn ihre Aufnahmefähigkeit kann das Funktionieren der Milz beeinflussen.

Wie westliche Ärzte halten die Chinesen die Leber für ein Blutreservoir. Die Leber sorgt dafür, daß Muskeln, Sehnen und Gelenke ausreichend mit Blut und Qi versorgt werden. Geschmeidige, starke Muskeln, Gelenke und Sehnen verweisen auf eine gesunde Leber. Angespannte, steife oder schwache Sehnen, Muskeln und Bänder dagegen sind Zeichen für eine mangelhaft arbeitende Leber: Sie ist nicht in der Lage, diese Bereiche des Körpers mit genügend Blut, Sauerstoff und Qi zu beliefern. Auch Sehnenverletzungen

– die oft bei professionellen Sportlern vorkommen – gelten als Hinweis auf eine überarbeitete oder belastete Leber.

Es heißt, die Leber würde sich »zu den Augen hin öffnen«, was bedeutet, daß sie die Augen mit Qi versorgt (damit sie »das Geheimnis des Himmels sehen und das Tao unter den Menschen entdecken«, sagt der Gelbe Kaiser). Die meisten Augenprobleme gehen daher von der Leber aus.

Eine gesunde Sehkraft hängt von der Gesundheit des Muskelgewebes im Auge und einem ausgewogenen Verhältnis zwischen Brechkraft und Achsenlänge ab, das heißt der Form des Augapfels. (Siehe das Kapitel über das Sehen in Teil III.) Wenn das Verhältnis nicht stimmt, fällt der gebündelte Lichtstrahl nicht genau auf die Netzhaut. Bei Kurzsichtigkeit liegt der Brennpunkt der aufgenommenen Lichtstrahlen schon vor der Netzhaut, nicht auf ihr. Die Netzhaut ist die lichtempfindliche Membran im rückwärtigen Teil des Auges. Da sie das Licht nicht voll und klar erhält, sehen wir das Bild verschwommen.

Die Leber schickt nicht nur Qi zu den Augen, sie steuert auch die Gesundheit der Körpermuskeln, auch der des Auges. Eine Stauung in der Leber vermindert ihre Fähigkeit, Qi an die Augen zu senden, wodurch die Augenmuskeln schlaff werden und nicht mehr dafür sorgen können, daß der Augapfel seine ursprüngliche Größe behält. Eine verminderte Qi-Zufuhr reduziert auch die Fähigkeit des Auges, Abfallprodukte effizient zu beseitigen, wodurch sich in Auge und Linse leichter Cholesterinkristalle und zelluläre Abfallprodukte ansammeln.

Wenn Schlacken nicht mehr aus den Augen abfließen können, nimmt der Druck im Auge zu. Dies kann zu einem Glaukom (grünem Star) führen, das heute zu den häufigsten Augenproblemen gehört. Die Leber beeinflußt also die Gesundheit des Auges, aber auch umgekehrt stimmt der Satz: Eine Überanstrengung oder Überarbeitung des Auges führt zu einer Erschöpfung der Leber.

Die Leber erhält das meiste Qi zwischen 1 und 3 Uhr, die Gallenblase zwischen 23 und 1 Uhr. Dies sind natürlich *die* Schlafenszeiten schlechthin. In ihnen kann die Leber genesen, wenn wir ihr Ruhe gönnen und sie nicht zwingen, sich mit äußeren Reizen zu beschäftigen. Menschen, die spät in der Nacht eine Party feiern, schaden ihrer Leber wahrscheinlich auf mehr als eine Art.

Schlaflosigkeit tritt im allgemeinen zwischen 23 und 3 Uhr auf, wenn Leber und Gallenblase mit zusätzlichem Qi versorgt werden. Bei Stauungen in der Leber kann es nicht mehr zügig abfließen, und die Leber wird unruhig, aktiv und chaotisch. Dies führt zu einem unterschwelligen Unbehagen, einem Gefühl innerer Konflikte, die man durch vermehrtes Nachdenken zu lösen versucht. Daher die Schlaflosigkeit.

Den Lehrern der Akupunktur zufolge fängt der Lebermeridian auf dem Brustkorb direkt über der Leber auf der rechten und über der Milz auf der linken Körperseite an. Er verläuft über die Leiste und die Innenseite des Beins nach unten, über den inneren Teil des Knies weiter abwärts zur Wade, über den Fuß und zum großen Zeh.

Bei Stauungen in der Leber ist das Qi entlang des Meridians blockiert, wodurch weniger Qi in die Sexualorgane und die Knie gelangt. Dies ist die Hauptursache für Wasserbruch bei Männern oder das Anschwellen von einem oder beiden Hoden. Ruhe und ein angemessener Umgang mit der Leber (siehe unten) reichen im allgemeinen aus, um die Beschwerden innerhalb von ein paar Tagen zum Abklingen zu bringen.

Immer wenn nicht die richtige Menge Qi fließt, entstehen Probleme. Wenn an den Knien nicht genug Qi ankommt,

werden Sehnen und Bänder schlecht und anfällig für Verletzungen. Wenn die Zehen unzureichend versorgt werden,
kommt es zu eingewachsenen Zehennägeln oder Schwellungen, oder das Drehen des Zehs wird schmerzhaft.
Als General sorgt die Leber für das physische und emotionale Gleichgewicht im Körper. Schwindel weist oft auf eine
Störung der Leber hin, und ihre Behandlung stellt das
Gleichgewicht wieder her.

Der Sitz der Seele

Die Leber sorgt für emotionale Stabilität; Disharmonien zeigen sich als übertriebene Wut. Menschen, die durch Alkohol
oder minderwertige Nahrung Mißbrauch mit ihrer Leber
treiben, neigen zu chronischer Wut, die ebenfalls der Leber
schadet. Wenn die Gesundheit der Leber wiederhergestellt
ist, nimmt die Wut ab.
Die Rolle der Leber als Entgiftungsorgan äußert sich meta-
phorisch als saubere und geordnete Umgebung. Menschen,
die auf dem Schreibtisch oder im Zimmer ein einziges Chaos
haben, leiden im allgemeinen an einer Leberdisharmonie –
vielleicht ist auch die Leber zu »vollgestopft«. Ein klares
und geordnetes Denken dagegen zeigt oft auch eine starke
und gesunde Leber.
Die Flexibilität des Körpers – insbesondere der Sehnen,
Muskeln und Gelenke – wird als Ausdruck für die Flexibilität des Denkens betrachtet. Menschen mit starker Leber
haben ein flexibles Bindegewebe, was sich an einem flexi-
blen Geist zeigt.
Diese Philosophie bildet die Grundlage des indischen Yoga
und der chinesischen Übungen, die sich aus der Akupunktur

ableiten. Die Chinesen bringen die Leber mit Tränen in Verbindung, vor allem verdrängten oder nicht vergossenen Tränen. Wenn die Leber beginnt, sich selbst zu heilen, werden Wut und Kummer – die in den Geweben des Organs gespeichert waren – oft in Form von Tränen abgegeben.

Da die Leber dem Holzelement zugeordnet wird, assoziiert man sie mit dem Bild eines Baums. Ein Baum reicht nach oben in den Himmel und gilt deshalb als spirituell, inspirierend und anregend. Daher hat die Leber die natürliche Tendenz, den Geist zu heilen, ihn über die vergifteten Ereignisse des Alltags in reinere, vergeistigtere Höhen zu erheben. Aus diesen und anderen Gründen halten viele traditionelle Kulturen die Leber für den »Sitz der Seele«.

Wenn Sie zwei oder zwölf normale Menschen miteinander reden sehen, wissen Sie, daß sie über ihre Leber reden. Wenn Sie neu irgendwo sind, scheinen Ihre neuen Bekannten traurig und schwer zugänglich, aber sehr bald wissen Sie, was los ist, und haben keine Zweifel mehr. Sie sehen in das trübe, abgestumpfte Auge und fragen vorsichtig: »Und, wie geht es Ihrer Leber?« Sie werden sehen, daß das glanzlose Auge dankbar aufblitzt und der Kiefer zu arbeiten beginnt, und feststellen, daß von Ihnen nur noch verlangt wird, aufmerksam zuzuhören, solange sie können.   *Mark Twain*

Ursachen für Leberstörungen

Der östlichen Medizin zufolge werden die meisten Leberbeschwerden durch stagnierendes Blut und Qi verursacht, was hauptsächlich auf zuviel Fett, Zucker (der in der Leber in Fett verwandelt wird), Alkohol und eine Reihe häufiger Schadstoffe in Nahrung und Umwelt zurückzuführen ist.

Wenn die Ernährung hauptsächlich aus minderwertiger Nahrung – insbesondere Fett, Zucker, Weißmehl, künstlichen Zusätzen – besteht (wozu hier nicht der Alkohol zählt), wird die Leber wahrscheinlich zu »zusammengezogen« und »leer« werden (Yin). Sie wird hart, gestaut und träge und gibt nicht mehr genug Blut und Qi an die Bereiche ab, die von ihr ernährt werden. Allmählich funktioniert sie immer schlechter.

Die chinesische Physiognomik meint, daß das Gesicht von Menschen mit dieser Art von Leberstörung bleich, abgespannt und verkniffen ist und dunkle Furchen und Falten aufweist. Oft haben diese Menschen steife Gelenke. Sie wissen immer ganz genau, wie irgend etwas zu tun ist, und tendieren zu Perfektionismus und Intoleranz. Unter Umständen sind sie ungeduldig und wütend und neigen zu chronischen Kopfschmerzen.

Die häufigsten Leberprobleme jedoch werden durch eine Ernährung verursacht, die reich an tierischen Fetten und Alkohol ist; sie machen die Leber »voll«, überaktiv und erregt (Yang). Dies äußert sich als rötliche Gesichtsfarbe; oft liegen die Kapillargefäße an der Hautoberfläche. Solche Menschen sind oft leidenschaftlich und neigen zu extremen Gefühlen, von Wut bis Ausgelassenheit.

Beide Formen einer Leberdisharmonie können zu schweren Krankheiten führen; eine erregte Leber neigt dabei eher zu Hepatitis, Zirrhose und Krebs.

Heilung der Leber

Der erste Schritt zur Heilung der Leber besteht darin, das Zuviel an Fett, Cholesterin, raffinierten Nahrungsmitteln, künstlichen Zusätzen, Drogen jeder Art, Zucker und Alkohol aus der Ernährung zu streichen. Im Idealfall sollte die tägliche Kost überwiegend aus fettarmem Fisch, Vollkorngetreide, Gemüse, Hülsenfrüchten und Obst bestehen. Auch pflanzliche Öle sollten nur in relativ kleinen Mengen verzehrt werden.

Der chinesischen Medizin zufolge hat von den Getreiden Vollkornweizen den größten Heileffekt auf die Leber.

Auch saure Nahrungsmittel wie Zitronen, Grapefruits und Sauerkraut tragen zur Gesundung bei. Die Säure muß jedoch ausgeglichen werden, denn zuviel Säure führt zu Zusammenziehung und hindert die Leber daran, die Gifte abzugeben. Eine mäßige Säure fungiert als Katalysator und regt die Leber dazu an, Galle zu produzieren und angesammelte Schlacken abzugeben.

Von den Hülsenfrüchten regen Limabohnen, grüne Linsen und Schälerbsen am ehesten die Heilung der Leber an.

Die Energie vieler Blattgemüse gleicht der eines Baumes – sie reichen nach oben und nach außen in Richtung Himmel. Da Gleiches Gleiches heilt, heilen solche Gemüse die Leber, denn sie regen sie dazu an, sich zu öffnen und Blut und Sauerstoff zirkulieren zu lassen. Besonders günstige Gemüsesorten sind Brokkoli, Petersilie, Grünkohl und diverse Salatarten. Dunkle Salate, etwa Römischer Salat, enthalten mehr Nährstoffe (besonders Kalzium) als Eisbergsalat und sind daher vorzuziehen.

Karotten und Karottensaft gehören in allen traditionellen Heilsystemen, auch dem chinesischen, zu den effektivsten

und bekanntesten Leberstärkungsmitteln. Sie sind reich an
Mineralstoffen und Beta-Karotin, einem Antioxydans, das
die ungehinderte Neubildung und den Zerfall von Gewebe
in einem Organ stoppt. Karotten und Karottensaft stärken
die Leber und fördern die Heilung. Meeresgemüse werden
im allgemeinen empfohlen, weil sie reich an Mineralstoffen
sowie Vitamin A und B sind, die alle das Immunsystem stärken. Wegen ihres hohen Beta-Karotin-Gehalts werden auch
alle Arten von Kürbis und Squash empfohlen. Beta-Karotin
gehört zu den Nährstoffen, die das Immunsystem am meisten stärken.

Die Nahrungsmittel sollten nur leicht gekocht werden, am
besten im Schnellkochtopf. Obst kann roh gegessen oder
leicht gekocht werden (wie bei Kompott). Alle raffinierten
Süßstoffe sollten vermieden werden.

Zur Förderung einer gesunden Verdauung, Assimilation
und Ausscheidung sollten fermentierte Nahrungsmittel, etwa Miso, Sauerkraut und Pickles, regelmäßig der Ernährung
zugefügt werden. Die genannten Nahrungsmittel enthalten
jedoch oft Natrium, das reduziert werden sollte. Deshalb
empfiehlt es sich, täglich nur kleine Mengen fermentierter
Nahrungsmittel zu essen.

Obstsorten mit heilender Wirkung sind unter anderem grüne Äpfel, Sauerkirschen, saure Orangen und Limonen.

Im Sinne einer maximalen Zirkulation in der Leber sollten
die Cholesterin- und Blutfettwerte niedrig bleiben. Deshalb
wird Leber-Rekonvaleszenten empfohlen, auf tierische Fette zu verzichten und pflanzliche Öle nur in kleinen Mengen
zu verwenden. Sesam-, Mais- und Olivenöl sind am gesündesten. Olivenöl entspannt die Leber und regt den Ausstoß
von Galle und Toxinen an. Die Forschung zeigt, daß Olivenöl auch ein Antioxydans ist. Bis die Gesundheit wiederher-

gestellt ist, sollte Öl jedoch nur 2- bis 3mal wöchentlich auf dem Speisezettel stehen.

Wie in jedem traditionellen Heilsystem bewirken schon kleine Mengen die Heilung. Zuviel von etwas Gutem wird leicht zu etwas Schlechtem: Gift für den Körper.

Die genannten Nahrungsmittel wirken auf das gesamte Holzelement heilend, was bedeutet, daß auch die Gallenblase durch sie gesunden kann. (Siehe das Kapitel über die Gallenblase.)

Der Theorie von den fünf Elementen gemäß sollten Leberkranke vermehrt Nahrungsmittel zu sich nehmen, die mit dem Wasser-, dem Holz- und dem Feuerelement zu tun haben, und Metallelement-Nahrungsmittel einschränken. Wasser (Nieren und Blase) nährt die Leber. Feuer (Herz und Dünndarm) ist wegen des verminderten Qis aus der Leber – die das Feuerelement nähren sollte – wahrscheinlich reduziert. Metallelement-Nahrungsmittel kontrollieren das Holzelement und sollten daher reduziert, aber nicht völlig vom Speisezettel gestrichen werden. Naturheilkundler sehen die Krankheitsprozesse in der Leber ähnlich. Sie empfehlen vor allem die folgenden Nahrungsmittel:

– *Protein:* Fettarme, proteinhaltige Nahrungsmittel sollten täglich gegessen werden: Fisch, ein paarmal wöchentlich; Tofu, eine ausgezeichnete Quelle für Proteine und Kalzium; eine breite Palette von Hülsenfrüchten, die ebenfalls protein- und ballaststoffreich sind; und Weizenkeime, die viel Proteine und Vitamin E enthalten und außerdem ein Antioxydans sind.

– *Gemüse:* Die Ernährung sollte die unterschiedlichsten Blattgemüse enthalten, die reich an Mineralstoffen (etwa Kalzium), Vitamin A und Ballaststoffen sind; rote Bete mit den Blättern, die eisen- und ballaststoffreich sind; Spirulina, ein Meeresgemüse, das reich an Mineralstoffen und den Vitaminen der B-Gruppe und außerdem ein Antioxidans ist; und Knoblauch, der antifungizid, antibakteriell und immunstärkend wirkt.

– *Fermentierte Nahrungsmittel:* Miso, das reich an den Vitaminen der B-Gruppe, nützlichen Bakterien und Protein ist; Sauerkraut, das viele gesundheitsförderliche Bakterien enthält.

– *Zusätzliche Gaben:* Vitamin A, ein Antioxidans und eins der wirkungsvollsten Vitamine zur Verbesserung der Immunreaktion; Vitamin-B-Komplex, immunstärkend und unentbehrlich für den Wiederaufbau von Gewebe; Folsäure, für die Immunreaktion; und Vitamin E, ein immunstärkendes Antioxidans.

Zu den Heilpflanzen, die seit Jahrtausenden bei Leberstörungen benutzt werden, gehören:

– *Löwenzahntee:* Vielleicht die am häufigsten benutzte Heilpflanze bei Leberstörungen seit Galen. Löwenzahn neutralisiert Säuren direkt und regt die Leber dazu an, das Blut zu reinigen und Abfallprodukte über die Galle auszuscheiden. Er regt auch die Immunreaktion an und stärkt sie. Für einen Tee wird ein Eßlöffel Löwenzahnstengel und -blätter pro Tasse 10 Minuten in Wasser gekocht. Lassen Sie Wasser und Pflanzenteile weitere 10 bis 15 Minuten ziehen, und trinken Sie den Tee 2- oder 3mal täglich.

– *Löwenzahn- und Klettenwurzeltee:* Stengel und Wurzelteile von beiden Pflanzen kochen und ziehen lassen. Klette reinigt ebenfalls das Blut. Sie unterstützt die Nieren

und stimuliert sie, das Blut zu reinigen und Schlacken zu entfernen. Je 1 Eßlöffel auf 1 Tasse Wasser.
- *Knoblauch:* Geben Sie täglich 2 bis 4 Knoblauchzehen ins Essen, bis die Symptome abklingen.
- *Weitere Heilpflanzen:* Schöllkraut (als Tropfen in Wasser oder als Tee), Kanadische Gelbwurz (als Tropfen in Wasser oder als Tee).

Michael Tierra empfiehlt in *The Way of Herbs* das folgende Tonikum, das traditionell benutzt wurde, um die Leber zu regenerieren, ihre Funktion wiederherzustellen und die Genesung von einer Hepatitis, einer Lebersklerose und der Vergiftung durch eine schlechte Ernährung zu unterstützen:

Berberis-aquifolium-Wurzel – 1 Teil
Wilde Yamswurzel – 1 Teil
Löwenzahnwurzel, roh – 1 Teil
Süßholzwurzel – 1/4 Teil (besänftigend)

Die Pflanzen in destilliertem Wasser 40 Minuten köcheln lassen (ca. 100 g Kräuter auf 1 Liter Wasser). 3- bis 4mal täglich zwei Eßlöffel zwischen den Mahlzeiten einnehmen.

12. Die Nieren

Ein Leben ohne gesunde Nieren ist die Hölle. Wenn Sie irgendwelche Zweifel am Wert der Anstrengungen haben, die Gesundheit Ihrer Nieren zu erhalten, sollten Sie einen Ausflug in die Dialysestation Ihres Krankenhauses machen und sich anschauen, wie die unglücklichen Patienten aussehen und wie sie leben müssen.

John A. McDougall

In der östlichen Kunst – der indischen, der chinesischen und der japanischen – wird Buddha mit einem seligen Lächeln und abnormal großen Ohren dargestellt. Die Botschaft im Gesicht Buddhas ist klar; es ist freundlich und sanft, aber doch voller Vitalität und Mitgefühl. Dies, sagt der Künstler, ist das Gesicht, nach dem wir streben sollten, die Hoffnung und das Ziel der Menschheit.

Aber die riesigen, flügelgleichen Ohren? Wie schwere Gewichte hängen die Ohrläppchen auf die Schultern. Es sieht aus, als hätte man einem Menschen Elefantenohren verpaßt. Die Lösung verbirgt sich in der alten östlichen Kunst der Physiognomik, der Praxis, Charakter und Gesundheit eines Menschen an Gesicht und Körperbau abzulesen. Für den geübten Diagnostiker hat jedes Merkmal im Gesicht eines Menschen eine Bedeutung, auch die Ohren.

Dem geübten Auge zeigen sich zunächst und vor allem die

konstitutionelle bzw. ererbte Stärke der Nieren. Ein ge-
schulter Physiognom erkennt an der Linienführung des
Ohrs auch die genetische Stärke des Kreislauf-, Nerven- und
Verdauungssystems. Vor allem jedoch wird das Ohr mit den
Nieren assoziiert.

Die Nieren gehören im Osten zu den am höchsten geachte-
ten Organen, denn es heißt, sie würden Qi im ganzen Körper
verteilen und den Gaben der Vorfahren in Form individueller Talente und Lebenschancen zur Manifestation verhel-
fen. Die angeborenen Begabungen eines Menschen wohnen
dieser Überzeugung zufolge in den Nieren und warten dort
auf den geeigneten Augenblick, sich im Leben zu zeigen.
Die Nieren lenken also den Verlauf des Lebens eines Menschen, die Reifung und Verwirklichung seines Geschicks.
Nierenpflege ist damit Seelenpflege.

Was uns zur östlichen Kunst und Buddhas Ohren zurück-
bringt. Sie zeigen nämlich die hohe spirituelle Entwicklung,
die er schon erreicht hatte, bevor er sein Leben begann. Und
sie deuten darauf hin, daß er starke Nieren besaß.

Die Filterstation

Der Harntrakt besteht aus zwei Nieren, einer Blase, zwei
Harnleitern und einer Harnröhre. Die beiden Harnleiter
verbinden je eine Niere mit der Blase. Durch die Harnröhre
wird der Urin aus dem Körper herausbefördert. Bei Männern transportiert sie auch die Samenflüssigkeit.

Die Nieren gelten vor allem als »Kläranlage« des Körpers,
und das Filtern des Bluts gehört tatsächlich zu ihren wichtigsten Aufgaben. Aber sie differenzieren auch alles, was im
Blut ist, und entscheiden dann, was mit ihm zu tun ist. Sie

erkennen und trennen Abfallprodukte von unentbehrlichen Elementen; sie legen fest, wieviel von einer bestimmten Substanz der Körper braucht, halten diese Menge konstant und scheiden den Rest aus. Aber das ist nur der Anfang.

Die von den Nieren herausgefilterten Abbauprodukte sind in erster Linie Relikte des Proteinstoffwechsels, nämlich Stickstoff, Harnstoff und Ammoniak. Die Nieren scheiden auch überschüssige Hormone, Vitamine, Mineral- und Fremdstoffe aus dem Blut aus, etwa Nahrungsmittelzusätze und Medikamente.

Sie regulieren den Elektrolythaushalt, indem sie mehr oder weniger Natrium, Kalium, Wasserstoff, Magnesium, Kalzium, Bikarbonat, Phosphat und Chlorid – die ihnen durch das Blut zugeleitet werden – nach den jeweiligen Bedürfnissen des Körpers wieder an diesen zurückgeben oder ausscheiden.

Außerdem verwandeln sie Vitamin D in ein verwendbares Material, ein Hormon, und halten das Säure-Basen-Gleichgewicht aufrecht, indem sie die Azidität bzw. Alkalinität des Urins verändern.

Sie regulieren auch den Blutdruck, indem sie je nach Bedarf unterschiedliche Mengen des Enzyms Renin absondern, das sich im Blut in Angiotensin verwandelt. Angiotensin veranlaßt die Blutgefäße dazu, sich zusammenzuziehen, und erhöht dadurch den Blutdruck. Es veranlaßt aber auch die Nieren dazu, mehr Natrium zurückzubehalten und mehr Kalium auszuscheiden. Natrium erhöht die Wassermenge im Körper – auch im Blut – und dadurch den Blutdruck.

Die Nieren sondern noch ein weiteres Hormon, Erythropoethin ab, das den Körper dazu anregt, mehr rote Blutkörperchen zu produzieren.

Wenn sehr viel Wasser konsumiert wird, scheiden die Nie-

ren es aus; wenn der Körper mehr Wasser braucht, halten
sie es zurück. Sie überwachen also ständig die allgemeinen
Bedürfnisse des Körpers und regulieren das Flüssigkeits-
und Mineralstoffgleichgewicht so, daß diese Bedürfnisse erfüllt werden.

Das Filterverfahren der Nieren ist nicht so einfach, wie Sie
vielleicht denken. Sie trennen die wertvollen Bestandteile
von den Schlacken und nehmen die wichtigen Bestandteile
wieder ins Blut auf. Es ist, als würden Sie einen vollen Raum
leer machen und dann nur das an ihn zurückgeben, was gebraucht wird.

Sobald das Blut sorgfältig gefiltert und gereinigt ist, sammelt
es sich im Nierenmark und setzt dann seine Reise durch den
Körper fort. Die Nieren arbeiten bemerkenswert effizient.
Rund 1,2 Liter Blut fließen in jeder Minute durch die Nieren, das sind etwa 1700 Liter am Tag.

Obwohl wir zwei Nieren besitzen, brauchen wir zum Überleben nur eine.

Anatomie der Niere

Jede Niere ist etwa 11 cm lang und wiegt ungefähr 180
Gramm. Sie stehen beide aufrecht parallel zur Wirbelsäule,
ein gutes Stück oberhalb der Taille (nicht im Kreuz, wie allgemein angenommen wird), genau hinter der zwölften Rippe. Die rechte Niere befindet sich unterhalb der Leber, die
linke unterhalb der Milz; die linke liegt etwas höher als die
rechte.

Die Nieren sind oval und weisen an der Innenseite (das heißt
zur Wirbelsäule hin) eine leichte Einbuchtung auf; dies ist
die Ein- und Austrittsstelle für Blut- und Lymphgefäße und

Nerven. Auch die Harnleiter – dünne Röhren, durch die der Urin von der Niere zur Blase gelangt – gehen von diesem sogenannten Hilus aus.

Jede Niere ist in eine Fettkapsel eingehüllt, die dazu dient, sie zu stützen und Erschütterungen aufzufangen. Außerdem wird sie durch Bindegewebsschichten an Ort und Stelle gehalten. Die Nieren berühren das Zwerchfell und bewegen sich daher beim Atmen, das heißt mit der Ausdehnung und Zusammenziehung des Zwerchfells. Hartes Fasergewebe umgibt sie und schützt sie zusätzlich gegen Erschütterungen.

Die eigentliche Filtereinheit der Nieren wird als Nephron bezeichnet; es besteht aus zwei Teilen: einem Glomerulus (Plural: Glomeruli) und einem Tubulus (Plural: Tubuli). Der Glomerulus gleicht einer Knolle, der Tubulus einem langen, wellenförmigen Greifarm. Der Tubulus läuft um den knollenähnlichen Glomerulus herum und reicht noch ein Stück in Richtung Nierenbecken. Zusammen sehen sie aus wie ein Tintenfisch mit einem einzigen langen, wabernden Tentakel.

Nachdem das Blut im Tubulus gereinigt wurde, fließt es über ein komplexes Netz von Kapillaren, das sich an verschiedenen Stellen mit dem Tubulus schneidet, ins Kapillarsystem zurück.

Bei jungen Menschen enthält jede Niere über eine Million Nephrone, aber mit dem Alter nimmt diese Zahl ab. Mit 70 Jahren besitzt jede Niere nur noch weniger als 250 000 Nephrone, das heißt nur noch rund ein Viertel ihrer ursprünglichen Filterkapazität. Der Alterungsprozeß, Lebensmittelgifte und Streß – mit den entsprechenden Verschleißerscheinungen – zerstören die Nephrone.

Die Arterien, die die Nieren mit sauerstoffreichem Blut vom

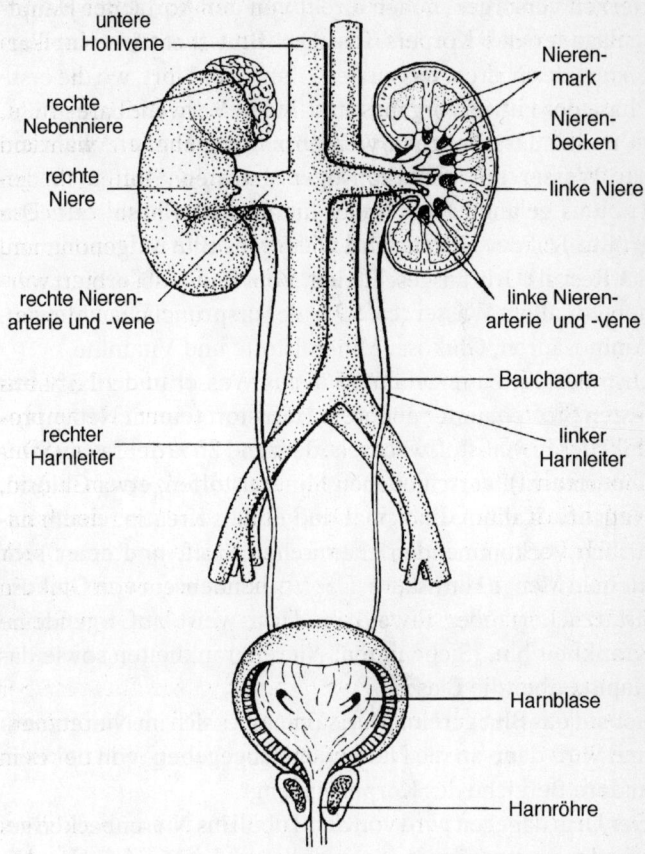

untere
Hohlvene

rechte
Nebenniere

rechte
Niere

rechte Nieren-
arterie und -vene

rechter
Harnleiter

Nieren-
mark

Nieren-
becken

linke Niere

linke Nieren-
arterie und -vene

Bauchaorta

linker
Harnleiter

Harnblase

Harnröhre

Abb. 9: Nieren und Blase – Der Harntrakt besteht aus der Harnblase, zwei Harnleitern, einer Harnröhre und den beiden Nieren, die das Blut filtern, die flüssigen Nährstoffe wieder aufnehmen und die Abbauprodukte als Urin ausscheiden.

Herzen versorgen, gehen direkt von der Aorta, der Haupt-schlagader des Körpers aus. Das Blut fließt ins Kapillar-system der Nieren, das zu den Glomeruli führt, wo die erste Phase des Filtriervorgangs stattfindet: Verwendbare größe-re molekulare Teilchen werden zurückgehalten, während das Wasser mit allen sonstigen gelösten Stoffen in den Tubulus gelangt. Dort findet die nächste Phase statt: Der größte Teil des Filtrats wird wieder ins Blut aufgenommen, der Rest als Urin ausgeschieden. Vom Blut reabsorbiert wer-den vor allem Wasser (ca. 99% der ursprünglichen Menge), Aminosäuren, Glukose, Mineralstoffe und Vitamine.

Urin besteht zu ungefähr 95% aus Wasser und zu 5% aus festen Stoffen, unter anderem Harnstoff (einem Nebenpro-dukt des Eiweißstoffwechsels, der rund 20% der festen Stof-fe ausmacht), verschiedenen Mineralstoffen, etwa Chlorid, Natrium, Kalium, Phosphat und Sulfat, Kreatin, einem na-türlich vorkommenden chemischen Stoff, und einer sehr kleinen Menge Harnsäure. Das Vorhandensein von Glukose (Blutzucker) oder Eiweiß im Urin weist auf irgendeine Krankheit hin. (Siehe unten: Nierenkrankheiten sowie das Kapitel über die Blase.)

Sobald das Blut gereinigt ist, sammelt es sich im Nierenmark und wird dann an die Nierenvene abgegeben, von der es in andere Bereiche des Körpers gelangt.

Der Urin dagegen wird von den Tubuli ins Nierenbecken ge-schickt, dort zunächst gesammelt und dann in den Harnlei-ter und schließlich die Blase geführt.

Die Nieren sind für zahlreiche Störungen anfällig, ein-schließlich Krebs, Zysten, Steine, Behinderung der Blutzu-fuhr, Entzündung und Autoimmunkrankheiten. Sie werden auch in Mitleidenschaft gezogen, wenn jemand an Diabetes mellitus leidet. Außerdem reagieren sie sehr empfindlich auf Streß; wenn er chronisch ist, kann er eine Nierenschädigung und sogar den Tod verursachen.

Die häufigste Form von Nierenkrebs ist ein Nierenzellen-Karzinom, das meist bei Menschen über 40 Jahren auftritt. Zu den häufigsten Symptomen gehören Blut im Urin, eine Schwellung im Bauch, Fieber und Gewichtsverlust. Eine andere Krebsform ist ein transitorisches Zellkarzinom, das sich im Nierenbecken entwickelt; es entsteht sehr häufig bei Rauchern und Menschen, die jahrelang Schmerzmittel genommen haben.

Ungefähr die Hälfte der US-Bevölkerung über fünfzig Jahren hat nichtkanzeröse, mit Flüssigkeit gefüllte Zysten in den Nieren. Symptome treten im allgemeinen nicht auf, und auch die Ursache ist medizinisch nicht bekannt. Die Behandlung erfolgt dadurch, daß die Flüssigkeit aus der Zyste abgeleitet oder diese operativ entfernt wird.

Nierensteine entstehen durch die Ausfällung von Mineralsalzen, die sonst im Harn gelöst sind. Rund 70% der Steine, die in der Niere oder der Harnröhre gefunden werden – den häufigsten Stellen –, bestehen aus Kalziumoxalat und/oder Phosphat, den von Kalzium und Oxalsäure gebildeten Salzen.

Die Forscher wissen nicht, warum die Steine entstehen, machen aber eine oxalsäurereiche Ernährung für sie verantwortlich. Nahrungsmittel wie Spinat, Rhabarber, Sesamsamen und Kaffee enthalten sehr viel Oxalsäure. Außerdem könnte eine Unterversorgung mit Wasser zur Bildung der Steine führen, denn diese manifestieren sich häufig in den Sommermonaten, wenn die Menschen mehr schwitzen, mehr Wasser verlieren und einen konzentrierten Urin haben.

Manchmal enthalten die Steine Kalzium, was oft ein Symptom für Stoffwechselstörungen und eine Überfunktion der Nebenschilddrüsen ist (siehe endokrines System). Ein geringer Prozentsatz der Steine – die dann im allgemeinen aus Kalzium, Magnesium, Ammoniumphosphat und anderen Mineralstoffen bestehen – wird durch chronische Nierenentzündungen verursacht.

Steine werden durch Röntgenstrahlen, Ultraschall und Blut- und Urinanalysen diagnostiziert. Die letzten beiden Untersuchungsmethoden können auch eine Infektion zeigen; manchmal ist Blut im Urin – vielleicht weil die Steine das Gewebe beschädigt haben –, oder er enthält winzige Kristalle, die auf das Vorhandensein von Steinen hinweisen können.

Der beste Arzt ist der, der die meiste Hoffnung vermittelt.

Samuel Tylor Coleridge

Schmerzen treten auf, wenn die Steine zu wandern beginnen. Ärzte empfehlen Bettruhe, schmerzlindernde Mittel und eine erhöhte Flüssigkeitsaufnahme, damit der Stein aus dem Harntrakt ausgeschwemmt wird. Da die meisten Steine einen Durchmesser von weniger als einem halben Zentimeter haben, gehen sie im allgemeinen leicht ab. Größere Steine müssen zuweilen operativ entfernt werden.

Steine im Harnleiter oder der Blase können eventuell mit einer Schlinge im Rahmen einer Blasenspiegelung herausgezogen werden. Eine andere Methode ist die Zertrümmerung der Steine mit Ultraschall.

Es gibt zwei Arten von Streß: Eustreß, die gesunde und anspornende Reaktion auf eine Herausforderung, und Distreß, eine durch Angst, wachsendes Entsetzen und die Erwartung einer Niederlage oder Katastrophe charakterisierte Reaktion. Distreß löst im Körper zahlreiche physiologische Veränderungen aus: Der Atemrhythmus ändert sich; Blutdruck und Cholesterinspiegel steigen; es kommt zu einem Hormonungleichgewicht – der Kortisol- und der Adrenalinspiegel steigen. All diese Faktoren schädigen Herz und Nieren und können sie schließlich zerstören. Bei einem Ansteigen des Blutdrucks und des Cholesterinspiegels nimmt die Wahrscheinlichkeit einer Glomerulus- und Tubulusschädigung signifikant zu. Auch ein hormonales Ungleichgewicht verlangt von den Nieren, härter und schneller zu arbeiten, was sie noch mehr belastet.

Ärzte empfehlen bei Streß verschiedene Therapien: Medikamente gegen hohen Blutdruck, Medikamente zur Senkung des Cholesterinspiegels, eine fett- und cholesterinarme Ernährung und Entspannungstechniken.

Nach längeren Streßphasen setzt oft eine Depression ein; dann werden Antidepressiva und/oder eine Psychotherapie verordnet.

In den USA unterziehen sich mehr als 90 000 Menschen jährlich einer Nierentransplantation, bei der eine Spenderniere eine versagende Niere ersetzt. Und bei mehr als 50 000 US-Amerikanern wird täglich das Blut von einer Nierenmaschine gefiltert.*

---

* Die entsprechenden Zahlen für Deutschland: Rund 27 000 Menschen leiden an chronischem Nierenversagen; davon werden rund 20 000 durch Dialyseverfahren behandelt, 7000 leben mit einem Transplantat.

Der Sitz des Willens

Traditionelle chinesische Heiler sagen, daß Nieren und Blase zusammen das Wasserelement bilden und den flüssigen Inhalt des Körpers regulieren.

Die Nieren werden den Wintermonaten vom 21. Dezember bis zum 21. März zugeordnet. Obwohl sie die optimale Heilungsenergie während dieser Jahreszeit erhalten, schadet ihnen zuviel Kälte.

Man glaubt, daß die Lebensenergie im Winter in die Erde hinabsteigt und im Frühling wieder hervorkommt. Genauso verhält es sich mit Qi im Körper: Im Winter fließt es in die unteren Organe – Nieren, Blase und Geschlechtsorgane –, und im Frühjahr und Sommer steigt es in die Leber und dann ins Herz auf.

Wie in allen traditionellen Systemen ist auch für Dinge, die potentiell eine heilende und stärkende Wirkung haben, Gleichgewicht der Schlüssel. Kaltes Wetter, das zusammenziehend wirkt, lenkt die Energie in die Nieren hinunter, aber zuviel Kälte kann ihnen schaden.

Als »zusammengezogene« Organe (der *Innere Klassiker des Gelben Kaisers* bezeichnet sie als »kleines Yin«) können die Nieren leicht zu »zusammengezogen« und hart werden und verhindern dann, daß Blut, Qi und Flüssigkeiten angemessen fließen.

»Wer den Gesetzen des Winters nicht folgt, wird an einer Verletzung der Nieren leiden«, stellt der Gelbe Kaiser fest. »Der Frühling macht ihn impotent, und er wird wenig produzieren.« Mit anderen Worten: Er kann sich im Frühling nicht ausdehnen und gedeihen.

Der Gelbe Kaiser benutzte das Wort »impotent« im wörtlichen und im übertragenen Sinne, denn die Nieren regieren

die Geschlechtsorgane und ganz allgemein die sexuelle
Energie. Der Gelbe Kaiser meint warnend, daß zu häufiger
Geschlechtsverkehr den Nieren schadet, den Sexualtrieb
schwächt und die allgemeine Vitalität des Körpers vermindert. Aus Nieren/Blasen-Disharmonien entstehen alle möglichen sexuellen Dysfunktionen. Mangelnde Nierenenergie
kann die unterschiedlichsten sexuellen Störungen verursachen – von vorzeitiger Ejakulation bis zu Unfruchtbarkeit
und Sterilität. Übermäßige Nierenenergie andererseits kann
zu einem übertriebenen Sexualtrieb und der zwanghaften
Beschäftigung mit Sex führen.

Obwohl Qi durch den Körper fließt, gelten die Nieren als
Quelle für die allgemeine Vitalität des Körpers. Schwäche,
Lethargie und mangelnde Ausdauer werden durch man-
gelnde Nierenenergie verursacht.

Das Gefühl, das am stärksten mit Nieren und Blase assoziiert wird, ist die Angst. Menschen mit schwachen Nieren
sind ängstlicher als solche mit starken Nieren. Angst andererseits schadet den Nieren und kann ihre Funktionsfähigkeit zerstören.

Die Chinesen meinen, daß die Nieren der Sitz des Willens
sind. Unsere Fähigkeit, uns auf ein Ziel zu konzentrieren
und es ungeachtet aller Schwierigkeiten zu realisieren,
hängt von der Stärke unserer Nieren ab. Wenn die Nieren
schwach sind, ist der Wille schwach. Umgekehrt spüren
Menschen mit starken Nieren eine intuitive Verbindung zu
bestimmten Zielen, was ihnen hilft, sie trotz Hindernissen
zu verwirklichen.

»Die Nieren sind wie die Beamten, die tatkräftig ans Werk
gehen und sich durch ihre Fähigkeit auszeichnen«, sagt der
Gelbe Kaiser.

Der Wille zum Erfolg soll von den Nieren ausgehen. Menschen, die ihren Ehrgeiz, ihren Schwung und ihren Willen stärken wollen, werden ermutigt, ihre Nieren zu heilen.

Die Nieren ziehen den Atem tief in den Körper. Sie werden als Quelle der Atmung bezeichnet. Interessanterweise haben Untersuchungen gezeigt, daß Menschen, die flach atmen, eher zu nervöser Spannung, Angst und Besorgnis neigen. Menschen, die tief atmen, sind oft entspannter. Ein chinesischer Heiler würde dem zustimmen und darauf hinweisen, daß schwache Nieren einen Menschen angstanfälliger machen und er weniger in der Lage ist, den Atem tief in den Körper hineinzuziehen. Menschen, die ihre Nieren stärken wollen, wird daher geraten, sich an tiefes Atmen zu gewöhnen; dadurch wird Qi effektiv in die Nieren, die Blase und die Geschlechtsorgane hineingezogen.

Östliche Heiler behaupten, daß viele Atembeschwerden einschließlich Asthma mit einer Nierendisharmonie beginnen. Wenn die Nieren den Atem nicht mehr tief in die Lungen hineinziehen oder tief ausatmen können, nimmt die Stagnation in der Lunge zu und führt schließlich zur Erkrankung.

Die Nieren regieren und nähren auch die Knochen – sie machen sie kräftig, flexibel und widerstandsfähig. Schwache, spröde oder gebrochene Knochen zeigen im Grunde eine Nierendisharmonie an, im allgemeinen aufgrund mangelnder Nierenenergie bzw. Qi.

Nieren und Blase wird der salzige Geschmack zugeordnet; die Nieren verlangen nach ihm. Kleine oder mäßige Mengen Salz stimulieren und stärken Nieren und Blase. Zuviel Salz jedoch kann den Nieren schaden; sie werden zu »zusammengezogen«, was zu hohem Blutdruck führt.

Der Gelbe Kaiser meint auch, daß zuviel Salz zu Verzagtheit führt. Eine sehr salzhaltige Ernährung – oder »zusam-

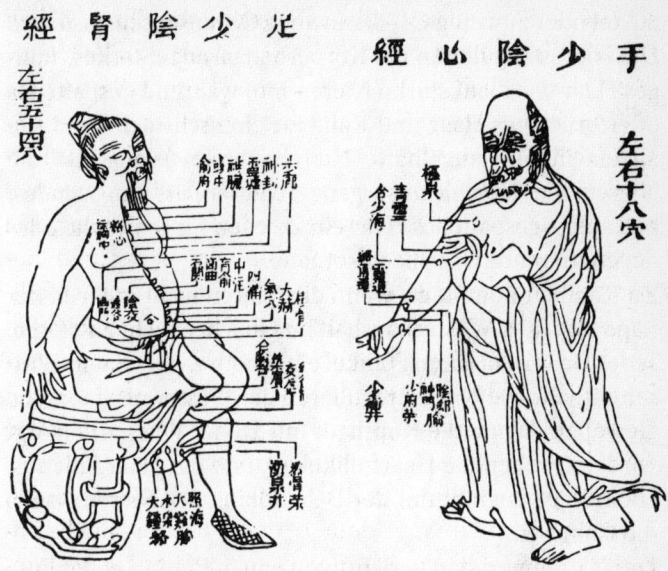

Abb. 10: Traditionelle chinesische Meridiane – Alte chinesische Zeichnungen aus dem Ling Shu Su Wen Chieh Yao – einem medizinischen Text, der während der Ch'ing-Dynastie zusammengestellt wurde (1644–1912) – zeigen links die 29 Punkte des Nieren- und rechts die neun Punkte des Herzmeridians.

mengezogene« Lebensumstände – können, so die Chinesen, eine chronische Depression auslösen.

Die Nierenenergie »öffnet sich« in die Ohren, sagt der Gelbe Kaiser, was bedeutet, daß das Nieren-Qi das Gehör nährt. Alle Störungen des Hörapparats einschließlich Ohrinfektionen (die bei Kindern häufig sind) und Verlust des Hörvermögens gehen auf Nierendisharmonien zurück (siehe unten: Die Heilung der Nieren). Bei mangelnder Nierenenergie fehlt es an Blut und Qi, so daß der Hörapparat nicht gesund und vital bleiben kann. Eine Nierendisharmonie –

zuviel oder zuwenig Qi – kann auch Ohrensausen auslösen. Die Nieren regulieren die Körperbehaarung. Starkes, fülliges Haar weist auf starke Nieren hin, während gespaltenes oder brüchiges Haar und Kahlheit eine schwache und (im allgemeinen) mangelhafte Nierenenergie zeigen. Da die Nieren die Geschlechtsorgane regieren, ist ungesundes, besonders gespaltenes Haar ein Zeichen für schwache oder degenerierende Geschlechtsorgane.

Zu Kahlheit kommt es, wenn die Nieren nicht mehr in der Lage sind, den Wasserhaushalt im Gleichgewicht zu halten. Jedes Haar ist in einen Follikel eingebettet, der Öl und Wasser enthält. Die Nieren regulieren die Wassermenge in den Geweben. Wenn die Kopfhaut mit zuviel Wasser versorgt wird, schwellen die Haarfollikel an, und das Haar fällt aus. Haarpflege beginnt mit der Behandlung der Nieren, sagen die Chinesen.

Der Nierenmeridian verläuft von einem Punkt auf der Fußsohle, im weichen Gewebe über dem Ballen, den Fußrist entlang und auf der Waden- und Schenkelinnenseite nach oben über die Leiste, den Magen und die Brustmitte zum Schlüsselbein. (Alle Meridiane verlaufen spiegelbildlich auf beiden Seiten des Körpers.)

Menschen mit überlasteten und erschöpften Nieren leiden oft an schwachen bzw. schweren Beinen. Die Schwäche macht sich meist vor allem in den Schenkeln bemerkbar.

Die Nieren versorgen den unteren Rücken mit Qi. Beschwerden in diesem Bereich hängen daher mit Nieren- und Blasenproblemen zusammen (siehe Kapitel über die Blase).

Nieren und Leber sind die wichtigsten Blutreinigungsorgane des Körpers. Wenn die Nieren überlastet sind, weil Ernährung oder Umgebung zu viele Gifte enthalten, können sie das Blut nicht mehr richtig filtern. Der Körper versucht dann, die anfallenden Schlacken durch die Haut auszuscheiden, was zu Ausschlägen, Pickeln und Akne führt. Wenn der Vergiftungsgrad auf ein Niveau sinkt, mit dem die Nieren zurechtkommen, verschwinden diese Schönheitsfehler.

Die Nieren erhalten zwischen 17 und 19 Uhr am meisten Qi, die Blase zwischen 15 und 17 Uhr. Schwäche oder Erschöpfung zu dieser Zeit können auf eine Nierendisharmonie hinweisen.

Das Geschenk der Vorfahren

Die Nieren sollen auch das »Geschenk der Vorfahren« enthalten; das bedeutet, daß unser Leben und unser spiritueller Weg sich von ihnen aus entwickelt. Die Nieren besitzen die Talente, Fähigkeiten und Gaben, mit denen wir in die Welt gekommen sind. Unser ganz persönliches Ziel ist in ihrem spirituellen Qi verborgen und wartet auf den geeigneten Augenblick, sich zu zeigen. Es heißt, auf diese Weise würden die Nieren den Reifeprozeß steuern.

Dies entspricht interessanterweise vielen westlichen und östlichen spirituellen Traditionen, die behaupten, das wahre Geschenk des Himmels käme nicht von oben, sondern von unten. Im Kundalini-Yoga zum Beispiel fließt die göttliche und primäre Energie von der Basis der Wirbelsäule (dem Bereich der Nieren) zum Gehirn, wo Selbsterkenntnis bzw. Erleuchtung erreicht wird. Auch die gnostischen Traditionen sind davon überzeugt, daß das spirituelle Erwachen von innen und nicht von außen kommt.

Die Fähigkeit, sich auf ein Ziel zu konzentrieren und es zu realisieren, bestimmt zum großen Teil den Erfolg, den wir im Leben haben. Aber nicht nur der Erfolg gründet sich darauf, daß Vorhaben zu Ende geführt werden, sondern auch eine gesunde psychische und spirituelle Entwicklung. Die Nieren spielen dabei eine zentrale Rolle und werden deshalb im ganzen Orient besonders geachtet.

Heilung der Nieren

Grundsätzlich befinden die Nieren sich in einer von drei möglichen Verfassungen: »zusammengezogen« bzw. »überaktiv«, »erweitert« bzw. »unteraktiv« und ausgeglichen.

Eine »Zusammenziehung« der Nieren wird durch fettreiche Nahrungsmittel ausgelöst, insbesondere die Fette in rotem Fleisch und Hartkäse. Auch Eier veranlassen die Nieren dazu, sich »zusammenzuziehen« und »überaktiv« zu werden. Das gleiche bewirken chronische Angst und Streß. Kapillaren, Glomeruli und Tubuli ziehen sich zusammen, wodurch der freie Blut-, Sauerstoff- und Qi-Fluß durch die Nieren behindert wird; Toxine sammeln sich an, und das Gewebe degeneriert. Die stagnierenden angesammelten Stoffe führen leicht zu Harnweginfektionen, die, wenn die Nieren in Mitleidenschaft gezogen sind, sehr gefährlich werden können. Vor derartigen Schwierigkeiten zeigen sich meist diverse weniger gravierende Symptome: exzessiver Geschlechtstrieb, unruhiger Schlaf oder Zähneknirschen im Schlaf. Auch Kinder knirschen bei exzessiver Nierenenergie oft nachts mit den Zähnen, was sich tagsüber als Frustration zeigt.

»Zusammengezogene« Nieren sind auch der Grund für einen schlechten Blutkreislauf und kalte Hände und Füße.

Diese Extreme verkehren sich allmählich in ihr Gegenteil: Sie erschöpfen die Nieren und führen dazu, daß nicht mehr genug Nierenenergie da ist. Vor allem Streß kann zu chronischer Müdigkeit, Verzagtheit und Depression führen, das heißt einem Verlust des Willens.

Schwache bzw. »erweiterte« Nieren verursachen andere Probleme: übertriebene Angst, Besorgnis und Depression, einen schwachen oder versiegenden Geschlechtstrieb, einen schlechten Blutkreislauf einschließlich kalter Hände und Füße, mangelnden Willen, Ehrgeiz oder Antrieb, die Unfähigkeit, Dinge zu beenden, und einen allgemeinen Mangel an Orientierung im Leben. Fehlende Nierenenergie kann zu Ohrensausen, Ohrinfektionen und Bettnässen bei Kindern führen.

Für die Gesundheit der Nieren ist es wichtig, ausreichend Wasser zu trinken. Wieviel das ist, ist bei jedem anders – es gibt keine allgemeingültige Regel. Generell sollten wir trinken, wenn wir durstig sind, und zwar am besten reines, klares Wasser, das die meisten von uns gar nicht mehr kennen. Wenn wir es aber einmal wiederentdeckt haben, kann der Körper ein richtiges Verlangen nach ihm entwickeln. Das zeigt, wie wichtig es ist, sich seiner körperlichen Bedürfnisse bewußt zu werden; sie können nicht durch feste Regeln ersetzt werden. Wir sollten jeden Tag kleine Mengen klaren Wassers bewußt trinken; wieviel genau, liegt bei Ihnen. Lassen Sie sich von Ihrem Körper leiten, wenn Sie wissen wollen, wieviel Wasser Sie brauchen; sehen Sie, wie er auf es reagiert und wie häufig Sie urinieren.

Der chinesischen Medizin zufolge sind Hülsenfrüchte die beste Heilnahrung für die Nieren. Sie stärken und unterstützen die Funktion der Nieren und fördern die Heilung. Geeignete Hülsenfrüchte sind: Adukibohnen, weiße Bohnen, schwarze Bohnen, Mungbohnen, Limabohnen, Schälerbsen, Kichererbsen, grüne und rote Linsen.

Kleine Mengen Salz stärken die Nieren, aber zuviel Salz

schadet ihnen. Nehmen Sie beim Kochen nur eine Prise Salz
– im allgemeinen reicht die Spitze eines Teelöffels (weniger
als ein Achtel Teelöffel), um 2 oder 3 Tassen Getreide zu kochen. Vermeiden Sie es auch, bei Tisch nachzusalzen. Salz
ist beim Kochen von Getreide wichtig, weil es das Getreide
aufschließt und es verdaulich macht.

Von den Getreiden fördert am besten Gerste Funktion und
Heilung der Nieren.

Kleine Mengen gesalzener fermentierter Nahrungsmittel,
etwa Miso, Tamari, Shoyu, Pickles und Sauerkraut, unterstützen Funktion und Heilung der Nieren. Übermäßiger Genuß jedoch veranlaßt die Nieren dazu, sich »zusammenzuziehen« und zu stagnieren. (Ein viertel Teelöffel Miso ist für
eine Tasse Misobrühe ausreichend.) Tamari und Shoyu sollten nur beim Kochen benutzt werden und nicht bei Tisch zugefügt werden.

Bei übermäßig »zusammengezogenen« Nieren fördern
Wassermelonen und Wassermelonentee das Wasserlassen
und die Beseitigung von Abbauprodukten. Wassermelonen
entspannen die Niere. Wassermelonentee wird hergestellt,
indem Sie Wassermelonensamen mahlen, im Wasser kochen und ziehen lassen.

Andere für die Nieren nützliche Obstsorten sind unter anderem Trauben (fördern das Wasserlassen), Brombeeren,
Heidelbeeren und Preiselbeeren.

Der traditionellen Medizin zufolge entstehen Nierensteine
durch:

– zu »zusammengezogene« Nieren; Ursache: zuviel Salz,
  Fett und Cholesterin
– ungenügende Aufnahme von Flüssigkeiten, insbesondere
  klarem Wasser

- übermäßigen Verzehr von oxalsäurereichen Nahrungsmitteln, nämlich Spinat, Rhabarber, Mangold, Rote-Bete-
Blätter, Schokolade und Kaffee
- raffiniertes Mehl und Zucker, die wenig Vitamin B, Kalzium und andere Mineralstoffe, aber viel Fett enthalten
- chronischen Streß
- chronische Überarbeitung, die Nierenmüdigkeit und -er-
schöpfung verursacht und so die adäquate Beseitigung
der Abbauprodukte verhindert.

Zur Heilung der Nieren empfiehlt die östliche Medizin eine
fett- und cholesterinarme Ernährung mit kleinen oder mäßigen Mengen Salz. Die Kost sollte zwei- bis dreimal wöchentlich Gerste enthalten; täglich Hülsenfrüchte; kleine
Mengen Meeresgemüse; täglich diverses Gemüse; Fisch;
Obst; klares Wasser. Bei Nieren- und Blasenproblemen werden außerdem die folgenden Nahrungsmittel und Getränke
empfohlen:

- *Daikonrettich:* Dieser lange weiße Rettich ist dafür bekannt, Fettablagerungen und Steine gleichsam wegzu-
schmelzen und eine Stagnation im Körpergewebe zu beseitigen. Hier zwei Daikongetränke mit unterschiedlicher
Nutzanwendung:
Zur Förderung des Wasserlassens und der Ausscheidung:
2 oder 3 Eßlöffel frischen Daikon in ein Mullsäckchen
reiben; den Sack pressen, so daß der Daikonsaft in eine
Tasse rinnt. Abgekochtes Wasser darübergießen, 1 oder
2 Tropfen Shoyu oder Tamari zufügen, zweimal täglich
trinken.
Zur Auflösung von Blockaden und Steinen in den Nieren:
1 oder 2 Eßlöffel Daikonrettich in eine Tasse reiben; hei-

ßes Wasser dazugießen, 2 Tropfen Tamari oder Shoyu
zufügen, 1- oder 2mal täglich trinken.

– *Klettenwurzel:* ein robustes, heilendes Nahrungsmittel,
das von chinesischen, europäischen und amerikanischen
Heilern seit Jahrhunderten empfohlen wird. Gilt als eins
der stärksten Blutreinigungsmittel des ganzen Pflanzenreichs und wird bei den unterschiedlichsten Störungen
eingesetzt; allgemein anerkannt als eine der besten Heilpflanzen zum Abbau von Schlacken und ihrer Ausscheidung aus dem Stoffwechsel. Wird in der chinesischen
Medizin als kräftigende Heilpflanze für den gesamten
Harntrakt und die Geschlechtsorgane betrachtet. Kochen Sie – möglichst im Schnellkochtopf – in Scheiben ge-
schnittene Kletten mit Karotten und Kombu-Meeres-
algen, ungefähr 4 cm hoch mit Wasser bedeckt.

– *Klettentee:* entgiftet das Blut; stimuliert und stärkt Nieren
und Blase; entfernt Schlacken und Stagnation aus den
Nieren: 1 oder 2 Eßlöffel Stengel und Blätter mit einer
Tasse Wasser kochen; 10 Minuten ziehen lassen und 2-
oder 3mal täglich trinken.

– *Basilikum:* Diese Heilpflanze kann zum Kochen oder zur
Herstellung eines Tees verwendet werden; stärkt die Nieren.

Michael Tierra empfiehlt in *The Way of Herbs* das folgende
pflanzliche Heilmittel bei Nierensteinen:

Purpurdostwurzel (Eupatorium purpureum) – 2 Teile
Petersilienwurzel – 2 Teile
Eibischwurzel – 2 Teile
Lobelie – 1/2 Teil
Ingwerwurzel – 1/2 Teil

Lassen Sie 60 g dieser Heilpflanzen mit 1 Liter Wasser ungefähr eine Stunde lang leise köcheln, bis die Flüssigkeit sich
um die Hälfte reduziert hat. Fügen Sie zur Konservierung
die gleiche Menge pflanzliches Glyzerin zu (ungefähr 60 g).

Naturheilkundler empfehlen bei Nieren- und Blasenstörun-
gen außerdem die folgenden Heilpflanzen und Ergänzungsgaben:

- *Vitamine:* A, B-Komplex, B$_6$, C und E
- *Mineralstoffe:* Magnesium
- *Heilpflanzen:* Bärentraubentee, damit die Steine leichter
  abgehen; Kamillentee, um sie aufzulösen; Schafgarben-
  tee, für den gleichen Zweck; Hortensienabsud (Rinde eine Stunde in Wasser kochen), soll Steine auflösen;
  Brennessel, Aufguß aus Blättern und Wurzeln (Blätter in
  abgekochtes Wasser geben und ungefähr 20 Minuten ziehen lassen, dabei den Topf gut verschließen). Brennesseln, die zu den bekanntesten Heilpflanzen in Europa
  und Mittelasien gehören, enthalten zahlreiche Mineralstoffe und Vitamine, die alle das Immunsystem stärken.
  Brennesseln sind dafür bekannt, Steine auflösen und
  Blockaden beseitigen zu können.

13. Die Blase

> Die Menschen sind offenbar um so weniger in
> der Lage, gesund zu *sein*, je mehr sie glauben,
> gesund sein zu *müssen*.   *Alfred J. Ziegler*

Die Blase fängt den Urin auf, das flüssige Abbauprodukt
des Körpers, und scheidet ihn aus, wenn sie voll ist. Die
Blase der meisten Menschen faßt bis zu einem Liter Urin,
der in den Nieren produziert wird und durch die beiden
Harnleiter abfließt. Durchschnittlich uriniert ein Mensch 3-
bis 8mal täglich. Eine größere Häufigkeit deutet auf eins von
mehreren möglichen Problemen hin: übermäßige Flüssig-
keitszufuhr, Harnweginfektion oder Diabetes.

Bis zum Alter von 3 oder 4 Jahren können Kinder ihre Blase
nicht kontrollieren. Wenn ihre Blase voll ist, schicken Nerven in den Blasenwänden ein Signal ans Rückenmark, das die
Botschaft »Wasser lassen« zurückschickt. Mit zunehmender
Reife entwickelt sich das Nervensystem, wodurch das Gehirn in diesen Vorgang eingreifen kann. Wenn die Blase signalisiert, daß sie voll ist, kann das Gehirn der Blase sagen,
daß sie warten soll. Daher das vertraute Gefühl des Dranges,
wenn eine unpassende Entleerung verschoben wurde.

Die Blase ist ein muskulöser, kugelförmiger Beutel, der im
Becken direkt hinter dem Schambein liegt. Sie ist mit einer
Schleimhaut ausgekleidet; die Wände bestehen aus drei
Schichten straffer Muskeln, die der Blase die Fähigkeit ge-

ben, sich auszudehnen, wenn sie voll ist, und sich nach einer Entleerung zusammenzuziehen. In der rückwärtigen Wand befindet sich die Eintrittsstelle für die von der Niere kommenden zwei Harnleiter. Damit der Urin nicht in die Harnleiter zurückfließt, befinden sich am Übergang zur Blase klappenähnliche Hautfalten.

Nach unten wird die Blase enger und mündet in die Harnröhre, durch die der Urin den Körper verläßt. Im Übergangsbereich befinden sich kreisförmige Schließmuskeln. Bei Männern führt die Harnröhre durch die Prostata, die direkt unter der Blase sitzt. Die Prostata sondert eine Flüssigkeit ab, die zusammen mit den in den Hoden gebildeten Samenzellen während der Ejakulation ausgestoßen wird. Die von den Hoden kommenden Samenleiter verbinden sich in der Prostata mit der Harnröhre, durch die die Samenflüssigkeit über den Penis den Körper verläßt. Beim Wasserlassen sind die Einmündungen der Samenleiter natürlich verschlossen. Die Harnröhre ist bei Männern ungefähr 20 und bei Frauen ungefähr 4 cm lang.

Wenn die Blase sich mit Urin füllt, dehnen ihre Wände sich aus und schicken über das Rückenmark Nervenimpulse an das Gehirn, wodurch uns bewußt wird, daß wir Wasser lassen müssen. Wenn wir das Okay geben, befehlen vom Gehirn kommende Nervenimpulse den glatten Muskeln, die die Harnröhre umgeben, sich zu entspannen und damit zu öffnen. Dem äußeren und dann dem inneren Schließmuskel wird befohlen, sich zu öffnen, während die Muskeln in den Blasenwänden den Befehl erhalten, sich zusammenzuziehen. Die Blase zieht sich zusammen, bis der ganze Urin entleert ist. Häufig hält man beim Wasserlassen den Atem an, drückt mit dem Zwerchfell nach unten und spannt die Bauchmuskeln an. Dies verstärkt den Druck auf die Blase.

Blase und Harnröhre werden durch die Beckenbodenmuskeln an Ort und Stelle gehalten; sie erstrecken sich vom Scham- zum Steißbein. Zur Beckenbodenmuskulatur gehört auch der Schließmuskel am After. Bei Frauen beeinflussen diese Muskeln auch die Vagina und halten bei einer Schwangerschaft den sich entwickelnden Embryo.

Blasenkrankheiten

Die häufigsten Blasenkrankheiten sind Harnweginfektionen, Inkontinenz (Blasenschwäche) und Steine. Bei Männern werden Blasenbeschwerden oft durch Prostatastörungen mitverursacht. Erkrankungen der Harnwege können alle Organe des Harntrakt in Mitleidenschaft ziehen – Nieren, Harnleiter, Blase und Harnröhre; meist jedoch sind Blase oder Harnröhre betroffen.

Bakterien, die normalerweise in kleinen Mengen in ihnen vorhanden sind, können sich zu stark vermehren und Infektionen verursachen, nämlich eine unangenehme Blasen- oder Harnröhrenentzündung.

Frauen leiden wesentlich häufiger an Harnweginfektionen als Männer, weil ihre Harnröhre kürzer ist. Dadurch haben die Bakterien es leichter, nach oben in die Blase zu wandern und sich zu vermehren. Wegen der Afternähe gelangen bei Frauen auch leicht Bakterien aus dem Darm in die Harnröhre.

Es gibt noch weitere Ursachen für Harnweginfektionen. Generell erhöht alles, was die vollständige Entleerung des Urins aus Blase und Harnröhe verhindert, die Wahrscheinlichkeit einer zu starken Vermehrung der Bakterien und damit einer Entzündung. Häufige Ursachen sind etwa: eine

Verletzung von Harnröhre oder Blase, ein Anschwellen der Harnröhre aufgrund von Geschlechtsverkehr (meist bei Frauen), Nieren- oder Harnröhrensteine, eine Schwangerschaft, Reizstoffe in Schaumbädern sowie in Duschgels, Intimsprays oder Diaphragmen, eine Scheidenentzündung, angeborene Anomalien der Harnröhre oder eines anderen Teils des Harntrakts, Vergrößerung oder Entzündung der Prostata, psychischer Streß und die Verwendung eines Katheters bei ärztlichen Untersuchungen oder einer Operation. Wenn die Entzündung sich auf die Nieren ausdehnt, kann eine schwere Krankheit sich entwickeln.

Letztendlich hängen Überleben und Gesundheit des einzelnen und der Art vielleicht gar nicht so sehr von der Weiterentwicklung der Technologie als vielmehr von der kollektiven Anwendung des gesunden Menschenverstands ab.   *S. Bryan Furnass*

Zu den Symptomen einer Harnweginfektion gehören: häufiges Wasserlassen, bei dem immer nur kleine Mengen Urin abgegeben werden, brennende oder stechende Schmerzen beim Wasserlassen, Fieber und ein Unbehagen im unteren Bauchraum. Gelegentlich kommt es zu Schüttelfrost oder einem unangenehmen Geruch des Urins.

Zu den Ernährungsempfehlungen der Schulmediziner gehört der Rat, Preiselbeersaft zu trinken, der den Urin sauber und daher für Bakterien weniger zuträglich macht. Die Ärzte legen den Patienten auch nahe, viel zu trinken. Dies führt zu einem häufigen Urinieren, das dazu beiträgt, die Bakterien aus dem Harntrakt auszuschwemmen. Außerdem werden häufig Antibiotika verschrieben, um die Bakterien zu töten und der Infektion Einhalt zu gebieten.

Es gibt verschiedene Arten von Inkontinenz; die häufigste ist die sogenannte Streßinkontinenz, unter der meist Frauen nach der Menopause leiden. Beim Husten, Lachen oder Heben gehen unwillkürlich kleine Mengen Urin ab. Bei einer anderen Form von Inkontinenz geht das Bedürfnis, Wasser zu lassen, mit der Unfähigkeit einher, den Urin zurückzuhalten, oder Veränderungen der Sitzhaltung lösen eine plötzliche Entleerung aus; bei völliger Inkontinenz kann die Harnentleerung überhaupt nicht willentlich kontrolliert werden. Inkontinenz kommt bei Frauen sehr viel häufiger vor als bei Männern.

Die Ursachen sind vielfältig: Störungen des Nervensystems, zum Beispiel multiple Sklerose, Verletzungen von Nervensystem, Gehirn, Blase oder Becken, Harnweginfektionen, Steine und Wut, Streß oder Angst. Die bei weitem häufigste Ursache ist eine Schwäche des Schließmuskels und der Beckenbodenmuskulatur, zu der es bei vielen Frauen nach einer Schwangerschaft und Entbindung kommt. In der Schwangerschaft drückt der heranwachsende Embryo auf die Beckenbodenmuskulatur. Wenn vor und nach der Entbindung keine Schwangerschaftsgymnastik getrieben wird, leiern diese Muskeln aus und werden schlaff, wodurch der Beckenboden nach unten sackt. Dadurch kehren Blase und Harnröhre nicht an ihren eigentlichen Platz zurück, und die Blase kann nicht ausreichend kontrolliert werden. Übergewicht belastet die Beckenbodenmuskulatur zusätzlich und trägt damit zu Inkontinenz bei. Nach den Wechseljahren können hormonelle Veränderungen die Funktionsfähigkeit der Muskeln weiter beeinträchtigen, was das Problem verschlimmert und für die Inkontinenz bei älteren Frauen verantwortlich ist.

Dr. Arnold Kegel, Professor für Geburtshilfe und Gynäko-

logie an der Universitätsklinik Los Angeles, hat zur Behandlung und Vorbeugung von Inkontinenz eine Reihe von
Übungen zusammengestellt. Sie sind heute in Geburtsvor-
bereitungskursen weit verbreitet und haben Millionen
Frauen geholfen, die Kontrolle über die Muskeln, die das
Wasserlassen steuern, zurückzugewinnen. Hier die Grund-
schritte:

1. Trainieren Sie den Schließmuskel und die Beckenbodenmuskulatur, indem Sie während des Wasserlassens auf
   der Toilette den Harnstrahl verlangsamen und dann unterbrechen. Halten Sie ihn anschließend 1 oder 2 Sekunden an. Versuchen Sie dies bei jedem Wasserlassen 6- bis
   8mal. Möglicherweise müssen Sie die Übung oft wiederholen, bis Sie den Strahl ganz unterbrechen können,
   aber nach einiger Zeit wird es Ihnen gelingen. Üben Sie
   auch, die Beckenbodenmuskeln anzuspannen und wieder zu entspannen.
2. Spannen Sie dieselben Muskeln wie unter Punkt 1 ohne
   Urinieren an. Halten Sie die Spannung ein paar Sekunden, und lassen Sie dann locker. Machen Sie die Übung
   überall, 50- bis 100mal am Tag, und wiederholen Sie
   beim Wasserlassen Übung 1.
3. Spannen Sie den Beckenboden beim Geschlechtsverkehr an.

Übungen, die die Bauchmuskulatur stärken, machen im allgemeinen auch die Beckenbodenmuskulatur wieder kräftig
und kontrollierbar.

Ursachen der Probleme und ihre Heilung

Wie die Nieren wird die Blase in der chinesischen Medizin
mit den Wintermonaten assoziiert. Es heißt, sie speichere
den Überschuß der Nieren, was bedeutet, daß sie den Urin
sammelt. Die Blase reagiert auf dieselben Wasserelement-
Nahrungsmittel und -Heilkräuter wie die, die bei den Nieren
erwähnt wurden: Hülsenfrüchte, Gerste und einen leicht
salzigen Geschmack. Und auch die Blase ist anfällig für
Angst und Streß. Wer in schwierigen Situationen ruhig und
gelassen bleibt, stärkt daher seine Blase.

Gesundheit ist die normale und harmonische Schwingung der Elemente und Kräfte, aus denen der Mensch auf den physischen, mentalen und moralischen (emotionalen) Seinsebenen besteht, entsprechend dem konstruktiven Prinzip (dem großen Gesetz des
Lebens) in der Natur.   *Henry Lindlahr*

Blasenbeschwerden entstehen im allgemeinen durch übermäßige »Zusammenziehung«. Bei Männern kann die Prostata sich entzünden bzw. »zusammenziehen«, was zur
»Zusammenziehung« der Harnröhre führt und die vollständige Entleerung der Blase verhindert.
Der Blasenmeridian ist lang und komplex; er beginnt am inneren Augenwinkel und verläuft entlang der Wirbelsäule
und der Beinrückseite zum Fuß. Da er die Wirbelsäule mit
Qi versorgt, hängen Rückenbeschwerden mit der Gesundheit der Blase und ihrer Meridiane zusammen. Wenn Nieren
und Blase stark sind, ist auch die Wirbelsäule stark und
gesund. Zu Rückenproblemen kommt es, wenn die Funktionsfähigkeit von Blase und Nieren gestört ist. Da Streß die

Wasserelement-Organe stark beeinflußt, ist es, so meinen chinesische Heiler, nicht überraschend, daß Rückenbeschwerden aller Art in der modernen Gesellschaft so verbreitet sind.

Der Verlauf des Blasenmeridians ist deshalb interessant, weil er jedesmal angesprochen und gedehnt wird, wenn wir uns auf die Toilette setzen; das nach unten fließende Qi kann so den Ausscheidungsvorgang unterstützen. Ausschläge oder Hautunreinheiten entlang des Blasenmeridians hängen mit einer ungenügenden Ausscheidung der Abbauprodukte aus Nieren und Blase zusammen.

Der Urin kann ein nützliches Hilfsmittel zur Diagnose sein; so läßt sich etwa feststellen, ob wir zuviel Flüssigkeit oder Salz zu uns nehmen. Im Idealfall sollte der Urin hellgelb sein und nur leicht riechen. Je flüssigere und »ausgedehntere« Nahrungsmittel wir konsumieren (Obst, Zucker, Alkohol), desto klarer ist der Urin. Je mehr Salz, Fett und tierische Nahrungsmittel wir essen, desto dunkler wird er. Die Nieren müssen schwerer arbeiten, um diese Schlacken aus dem Blut zu entfernen. Je mehr von ihnen da ist, um so größer wird die Wahrscheinlichkeit der Bildung von Nieren- und Blasensteinen. Menschen mit dunklem Urin sollten daher den Verzehr von Salz und tierischen Nahrungsmitteln drastisch einschränken.

Die Heilung der Blase verlangt eine Zunahme der Wasserelement-Nahrungsmittel (siehe das Kapitel über die Nieren) sowie der Elemente Metall und Holz. Besonders hilfreich für die Blase sind Azukibohnen, Klette, Gerste und Buchweizen. Trinken Sie nur klares Wasser oder leichte Tees. Aromatisierte Tees sind sehr »expansiv« und verlangen zur Ausscheidung eine größere Arbeitsleistung der Nieren. Essen Sie auch mehr mineralstoffreiche Nahrungsmittel, zum

Beispiel Blattgemüse, Karotten und andere Wurzeln. Besonders hilfreich sind kleine Mengen Meeresgemüse (1 oder 2 Eßlöffel täglich), etwa Kelp, Nori, Wakame und Arame. Nützliche Obstsorten sind (in kleinen Mengen) Wassermelonen, Blaubeeren, Brombeeren, Preiselbeeren und Weintrauben.

Nieren- und Blaseninfektionen entstehen, weil Kreislauf und Ausscheidung schwächer werden, oft aufgrund einer fett-, zucker- und cholesterinreichen Kost. Wenn Sie gesund werden wollen, sollten Sie daher Nahrungsmittel meiden, die reich an Fett, Cholesterin, Zucker und künstlichen Zusätzen sind. Essen Sie mehr Nahrungsmittel, die viel Beta-Karotin enthalten, etwa Karotten, Brokkoli, Kürbis, Squash, Grünkohl und Spinat. Auch Nahrungsmittel, die viel Vitamin E (Vollkorngetreide, besonders Weizen) und Vitamin C (Mandarinen, Brokkoli) enthalten, sind zu empfehlen, ebenso Nahrungsmittel, die viele Mineralstoffe enthalten, besonders Zink (Getreide und Meeresfrüchte). Blattgemüse, Meeresgemüse, Getreide und Fisch enthalten generell viele Mineralstoffe.

Die folgenden Tees können dazu beitragen, Blase und Immunsystem zu stärken und eine Entzündung abzuwehren:

1. 1 bis 2 Eßlöffel Klettenstengel und -blätter in 2 Tassen Wasser kochen und 2-oder 3mal täglich trinken.

2. 1 bis 2 Eßlöffel Echinacea-Zweige in 2 Tassen Wasser kochen und 2mal täglich trinken. Oder nehmen Sie bis zum Abklingen der Infektion täglich 15 bis 30 Tropfen Echinacea-Tinktur in Wasser oder grünem Tee. Echinacea gehört zu den wirkungsvollsten natürlichen Antibiotika des Pflanzenreichs.

14. Das Herz

> Wie soll man das Herz beschreiben, ohne ein
> Buch zu füllen?　　　　　　*Leonardo da Vinci*

Kein Organ wurde mehr ins Zentrum von Gefühlen, Mythen und technischer Kunstfertigkeit gestellt als das menschliche Herz. Unsere größten Leistungen und unsere dunkelsten Bedürfnisse haben wir ihm zugeschrieben. Es heißt, das Herz habe zu Poesie und Hingabe, zu Krieg und Frieden inspiriert. Es gilt als Quelle für Liebe und Haß, Gut und Böse, Mut und Feigheit. Das Herz ist der König des Körpers, das Organ, durch das wir am meisten Mensch sind.

Diese Auffassung ist sehr alt. In der Bibel heißt es, das Herz sei der Sitz der Seele, der Ort unseres wahren Wesens. »Gott sieht nämlich nicht auf das, worauf der Mensch sieht. Der Mensch sieht, was vor den Augen ist, der Herr aber sieht das Herz« (1. Samuel 16:7).

Wir betrachten das Herz als Quelle von Empfindsamkeit, Zärtlichkeit und Liebe. Ein gebrochenes Herz ist vielleicht – mit Ausnahme des Todes – die traurigste aller menschlichen Erfahrungen. Bezeichnenderweise geht das eine oft dem anderen voraus. Im Talmud schreibt ein Rabbi: »Ich kann jede Krankheit, jeden Schmerz ertragen, aber kein Herzeleid ...«

Auch heute noch halten wir das Herz für den Ort der Wahrheit. »Er läßt sein Herz sprechen«, sagen wir von einem

Menschen, der aufrichtig und ehrlich ist. Und wir reden von Offenherzigkeit, einem grausamen oder gütigen Herzen, davon, daß uns das Herz schwer ist oder daß wir jemanden von ganzem Herzen lieben. Dies sind nur ein paar der vielen vertrauten Ausdrücke, mit denen wir tiefgehende, uns wahrhaft anrührende menschliche Erfahrungen beschreiben. Worte verweisen auf die Seele. Das Herz symbolisiert eindeutig den wahrhaftigsten Teil unseres Wesens.

Die rein physische Tätigkeit des Herzens wird seit der Antike studiert, angefangen bei den alten Ägyptern –, die, wie die frühen Christen meinten, alle Geheimnisse der Anatomie entdeckt hatten. In Wirklichkeit wußte keiner der frühen Anatomen genau, wie das Herz funktionierte – auch nicht Aristoteles, Galen, Avicenna und Hippokrates. Sie alle behaupteten, das Herz besitze nur zwei Kammern, und keiner verstand, wie das Blut von der rechten in die linke gelangte. Galen sagte, es würde durch winzige Löcher in der Herzscheidewand – der muskulösen Wand zwischen den beiden Hälften des Herzens – zur anderen Seite gelangen.

Im 16. Jahrhundert verfaßte Michel Servet, ein Philosoph und Anatom, ein umfangreiches Werk, in dem er genau beschrieb, wie das Blut von der rechten Herzhälfte zur Lunge und dann zur linken Herzhälfte gelangt. Leider enthielt das Buch auch ein paar ketzerische Äußerungen über die Einheit von Gott und Schöpfung. Servet dachte, er könne die christliche Lehrmeinung in seinem Sinne beeinflussen, und schickte die Abhandlung an Johannes Calvin, den religiösen Eiferer; damit besiegelte er jedoch sein eigenes Schicksal, denn nach der Lektüre des Buches ließ Calvin Servet aufspüren, festnehmen und zum Tode verurteilen.

Als Servet hörte, daß das Gericht ihn zum Tod auf dem Scheiterhaufen verurteilte, verteidigte er nicht sein Leben, sondern seine Überzeugungen. »Ich fürchte, daß ich mir durch übermäßiges Leiden selbst untreu werden und die Überzeugungen meines Lebens leugnen könnte«, sagte er zu Calvin und dem Gericht. »Wenn ich geirrt habe, geschah es unwissentlich; ich bin geistig und moralisch so gebaut, daß ich die Herrlichkeit Gottes schauen möchte.«

Calvin versuchte, in den Besitz jeder Kopie des Buchs von Servet zu kommen und sie mit ihm zu verbrennen; drei oder vier entgingen diesem Schicksal, eins davon befindet sich in der Nationalbibliothek in Paris. Der Tod Servets am 27. Oktober 1553 hielt die Wahrheit allerdings nur 75 Jahre auf – 1628 kam sie wieder zum Vorschein, diesmal in England.

In diesem Jahr veröffentlichte nämlich einer der Giganten in der Geschichte der Medizin, der englische Arzt William Harvey, ein Buch mit dem Titel *Über die Bewegung des Herzens und des Blutes;* in ihm beschreibt er genau, wie Herz und Blutkreislauf funktionieren. Harvey sprach in seinem Buch auch von den Schwierigkeiten bei der Entdeckung des Koronarkreislaufs, den er per Vivisektion studiert hatte, und warum das Herz so lange ein Geheimnis geblieben war. »Ich fand die Aufgabe (das Herz zu untersuchen) derart mühsam und schwierig«, schrieb er, »daß ich fast versucht war zu denken … nur Gott könne die Bewegung des Herzens verstehen. Denn wegen der Schnelligkeit der Bewegung, die bei vielen Tieren im Handumdrehen geschieht und wie der Blitz kommt und geht, konnte ich zunächst weder richtig erkennen, wann Systole und Diastole stattfanden noch wann Ausdehnung oder Zusammenziehung vorlag, so daß die Systole sich mir bald aus dieser, bald aus jener Perspektive zeigte, die Diastole genauso, und dann alles wieder umgekehrt …«

Niemand wußte genau, warum das Blut zuerst in die Lunge

gepumpt wurde. Galen hatte gesagt, das Blut würde »Luft« und »natürlichen Odem« aus der Lunge aufnehmen; weiter war man bei der Erklärung des Sauerstoffs auch später nicht gekommen. Er wurde erst im 17. Jahrhundert entdeckt, zunächst unter anderen Bezeichnungen, und erst im 18. Jahrhundert von dem französischen Chemiker und Arzt Antoine Laurent Lavoisier auch Sauerstoff genannt.

Außerdem war da das Problem der Herztöne. Der Herzschlag erschien den Ärzten wie eine geheimnisvolle, unentzifferbare Sprache. Niemand wußte, was er mit dem vertrauten Pochen anfangen sollte, bis 1816 der französische Arzt René Théophile Laennec bei der Untersuchung einer übergewichtigen Frau, die an Tuberkulose litt, eine erstaunliche Entdeckung machte. Das Schamgefühl verbot ihm, sein Ohr an die Brust der Frau zu legen; also rollte er ein Blatt Papier zusammen und plazierte es in der Nähe des Herzens seiner Patientin. »Ich war überrascht und erfreut«, schrieb er später, »zu entdecken, daß ich dadurch die Tätigkeit des Herzens sehr viel klarer und deutlicher wahrnehmen konnte als durch unmittelbares Anlegen des Ohrs.«

Laennec hatte das Stethoskop erfunden, auch wenn es zuerst noch aus Papier war. In der Folge stellte er eine Reihe kunstvollerer Röhren aus Holz her und begann, die Herztöne und ihre Bedeutung zu studieren. Sein 1819 erschienenes Hauptwerk *De l'Auscultation* beschreibt die diagnostische Bedeutung verschiedener Herztöne und der Töne, die ein Arzt beim Abklopfen des Rückens hört.

Laennec, der an Tuberkulose litt und schließlich an ihr starb, bescherte der Welt ihr erstes Herzinstrument und den Begriff »Stethoskop«, den er von den griechischen Worten *stethos* (für »Brust«) und *skopein* (für »untersuchen«) ableitete. Heute messen Elektrokardiogramme die elektrischen

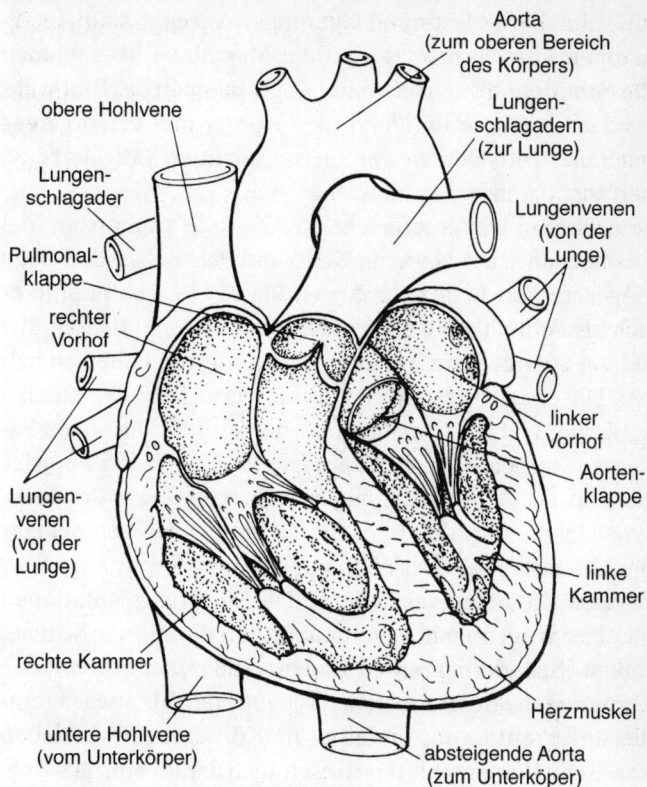

Aorta
(zum oberen Bereich
des Körpers)

Lungen-
schlagadern
(zur Lunge)

obere Hohlvene

Lungen-
schlagader

Lungenvenen
(von der
Lunge)

Pulmonal-
klappe

rechter
Vorhof

linker
Vorhof

Aorten-
klappe

Lungen-
venen
(vor der
Lunge)

linke
Kammer

rechte Kammer

Herzmuskel

untere Hohlvene
(vom Unterkörper)

absteigende Aorta
(zum Unterköper)

Abb. 11: Das Herz – Das Herz, eine faustgroße doppelte Pumpe, wird auch als Sitz der Seele bezeichnet. Auch nach vielen Jahrzehnten genauester wissenschaftlicher Erforschung hat dieses Wunderwerk immer noch nicht alle seine Geheimnisse preisgegeben.

Impulse, die vom Herzen kommen (siehe unten: Anatomie und Physiologie des Herzens); durch eine Angiographie – bei der eine radioaktive Flüssigkeit in Koronargefäße und Herz eingeleitet wird – läßt sich bestimmen, wie sehr die Ge-

fäße durch Cholesterinablagerungen verengt sind; Herz-
klappen können ersetzt werden; Maschinen übernehmen
die Funktionen von Herz und Lunge, pumpen das Blut während einer Operation durch den Körper und versorgen es
mit Sauerstoff; Herzen werden transplantiert. All dies zeigt,
wie wichtig das Organ uns ist.

Und es wird weitergeforscht. 1985 wurde zum ersten Mal
ein mechanisches Herz aus Stahl und Plastik bei Menschen
eingesetzt; als Ersatz für das wirkliche Herz entpuppte es
sich als Fehlschlag, wurde aber benutzt, um Patienten, die
auf ein Spenderherz warteten, kurzzeitig am Leben zu halten. Die erste Herztransplantation führte 1967 der südafri-
kanische Arzt Dr. Christiaan Barnard durch. Die ersten Patienten starben kurz nach der Operation, aber 1984 bewies
ein von Dr. Norman Shumway geleitetes Team der Stan-
ford-Universität, daß über die Hälfte der Herzempfänger
bis zu einem Jahr überleben konnte.

Diverse Probleme verhindern, daß Herztransplantationen
häufiger vorgenommen werden. Erstens die enorme Schwierigkeit, Spenderherzen zu finden. Außerdem erkennt das
körpereigene Immunsystem das neue Herz als etwas Frem-
des und greift es an, so daß es im Körper nicht überleben
kann. Die Wissenschaftler weisen auch darauf hin, daß viele
Patienten ein Spenderherz deshalb brauchen, weil Erkrankungen der Herzkranzgefäße, die Haupttodesursache in der
westlichen Welt, das eigene Herz zerstört haben. Diese
Krankheiten werden oft durch die fett- und cholesterinreiche Ernährung verursacht, die im Westen üblich ist. Mit anderen Worten: Durch eine fett- und cholesterinarme Kost
wären sie völlig vermeidbar.

Und damit schließt sich der Kreis. Wir wissen heute mehr
über das Herz als die Menschen früher, aber sie gingen

wahrscheinlich besser mit ihm um als wir. Von vielen alten Eß- und Lebensweisen stellt sich tatsächlich heraus, daß sie die beste Medizin für das Herz sind.

Nicht eine, sondern zwei Pumpen

Das Herz schlägt bei den meisten von uns zwischen 60- und 80mal pro Minute, das heißt rund 110 000mal täglich. Wenn man davon ausgeht, daß Sie gesund sind und 65 oder 70 Jahre alt werden, schlägt Ihr Herz während Ihres Lebens fast dreimilliardenmal.

Im Ruhezustand fördert das Herz bei jedem Herzschlag ungefähr 100 ml Blut, rund 6 Liter pro Minute. Bei körperlicher Bewegung rast das Herz mit 200 Schlägen pro Minute dahin und pumpt bei jedem Schlag 0,25 Liter, das sind 50 Liter pro Minute. Das gesamte im Körper vorhandene Blut passiert das Herz alle 60 Sekunden. Dabei transportieren die linke und die rechte Herzhälfte das Blut in unterschiedliche Richtungen. Durchschnittlich befördert jede Seite täglich ca. 8000 Liter, das sind bei einer durchschnittlichen Lebenserwartung 200 Millionen Liter.

Es wäre eine Untertreibung, das Herz lediglich als Wunder aller Wunder zu beschreiben. Kein anderes Körperteil wird von uns allen mehr – aber immer noch zuwenig – geschätzt. Das Herz ist ungefähr so groß wie die Faust eines Mannes. Es ist wie ein auf dem Kopf stehender stumpfer Kegel geformt: Im oberen Bereich befindet sich ein Netzwerk von Blutgefäßen, die Herzkranz- bzw. Koronargefäße, durch die das Blut zum Herzen hin und von ihm wegfließen kann. Das Herz liegt mitten im Brustkorb, direkt hinter dem Brustbein, und ist leicht nach links geneigt.

Meist halten wir das Herz für eine einfache Pumpe; in Wirklichkeit handelt es sich um zwei Pumpen, eine linke und eine rechte, die in genauer Koordination arbeiten. Jede Pumpe sendet das Blut in unterschiedliche Teile des Körpers. Damit wir weiterleben können, müssen sie in absoluter Harmonie arbeiten.

Von dieser ganzen Maschine, die wir Körper nennen, arbeitet nichts planmäßiger und zuverlässiger als das Herz. Sein komplexes Funktionieren fordert brillante Mediziner schon seit vier Jahrhunderten heraus. Aber wie jeder andere Teil des Körpers ist es nichts als leerer Raum, wenn man zu ihm vordringt. Das »wahre« Herz ist nicht dieses zähe Bündel zuckender Muskeln, das dreimilliardenmal schlägt, bevor es vergeht, sondern die organisierende Kraft, die es zusammenbaut und aus dem Nichts heraus erschafft.

Deepak Chopra

Ein anderes häufiges Mißverständnis ist die Ansicht, das Herz habe nur zwei Phasen – Diastole (Ausdehnung) und Systole (Zusammenziehung). In Wirklichkeit laufen drei Phasen ab: erstens die Diastole – der Augenblick, in dem das Herz schlaff wird und das Blut in die beiden oberen Kammern eindringt, die Vorhöfe; zweitens die Vorhofsystole, bei der beide Vorhöfe sich zusammenziehen und das Blut in die unteren Kammern schicken; und drittens die Kammersystole, bei der die unteren Kammern sich zusammenziehen und das Blut in den Körper- bzw. den Herz-Lungen-Kreislauf schicken.

Über die obere Hohlvene, ein großes Gefäß, das das Blut aus dem ganzen Körper zuführt, und ein kleineres Gefäß, den von der Herzmuskulatur kommenden Sinus coronarius, gelangt das Blut in den rechten Vorhof. Es enthält Kohlendioxyd, das es auf seinem Weg durch die Zellen im ganzen Körper gegen den ursprünglich vorhandenen Sauerstoff eingetauscht hat.

Vom rechten Vorhof wird das Blut in die rechte Herzkammer und dann über die Lungenarterie in die beiden Lungenflügel gepumpt. Dort gibt es das Kohlendioxyd ab und erhält eine neue Ladung Sauerstoff. Wir atmen das Kohlendioxyd aus und neuen Sauerstoff ein.

Weil das Herz so unermüdlich schlägt – und das Blut ständig durch den Körper treibt –, wird dieses aus der Lunge nach oben in die linke Hälfte des Herzens gepreßt: während der Ausdehnungsphase (Diastole) zunächst in den linken Vorhof und während der Vorhofsystole dann in die linke Herzkammer.

Von dort wird es in die Aorta geleitet, über die das sauerstoffhaltige Blut das Herz verläßt. Jetzt ist es auf dem Weg in die Zellen.

Es ist leichter, das Blut durch die Lungen zu pumpen, als es durch das gesamte Gefäßsystem des Körpers zu bewegen, denn bei diesem ist der Widerstand größer. Infolgedessen ist die linke Seite des Herzens stärker und muskulöser als die rechte.

Obwohl die beiden Seiten unterschiedliche Aufgaben haben – die linke hat eine größere Leistung zu vollbringen als die rechte –, müssen sie in absoluter Koordination arbeiten und sich simultan füllen bzw. zusammenziehen, denn sonst treten Chaos und Tod ein.

Der Herzschlag ist das Zeichen des Lebens. Wie das Herz dieses Meisterstück vollbringt, ist nur zum Teil erforscht. Soweit die Wissenschaft herausfinden konnte, sind für das Schlagen des Herzens vor allem vier Faktoren verantwort-

lich: erstens die Beschaffenheit der Herzzellen, die so angelegt sind, daß sie sich zusammenziehen und ausdehnen;
zweitens elektrische Impulse; drittens das Nervensystem;
und viertens chemische bzw. hormonelle Einflüsse. Auch
andere Faktoren, etwa die Körperwärme, spielen eine –
wenn auch untergeordnete – Rolle.

Das Wesen des Herzmuskels, sich auszudehnen und zusammenzuziehen, ist schon in seinen kleinsten Bestandteilen,
den Zellen, angelegt. Dies gilt für Menschen und viele Tiere:
Wenn Sie einem Frosch oder einer Schildkröte das Herz ent-
nehmen und in eine Kochsalzlösung geben, schlägt es weiter, obwohl es nicht mehr mit dem Körper verbunden ist.
Beim menschlichen Fötus beginnt die An- und Entspannung
des Herzmuskels, bevor dieser mit dem Nervensystem Kontakt hat. Auch im Reagenzglas angesetzte Herzzellenkultu-
ren führen den in ihnen angelegten Tanz aus und zucken
rhythmisch zu einer Musik, die nur sie hören.

Im Gegensatz zu anderen Muskeln im Körper – die in eine
Daueranspannung gehen können, was dann Krämpfe verursacht – verliert der Herzmuskel seinen Rhythmus nicht, solange er nicht durch Elektroschock, Trauma oder Sauer-
stoffmangel beeinflußt wird.

Das Herz ist eine elektrische Pumpe, bzw., wie zuvor gesagt, es sind zwei elektrische Pumpen, die zusammenarbeiten. Über eine Reihe von Muskelfasern werden elektrische
Impulse weitergeleitet, die vom Sinusknoten initiiert werden. Er befindet sich über dem rechten Vorhof neben der
Eintrittsstelle der oberen Hohlvene und wird auch als SA-
Knoten oder Schrittmacher bezeichnet. Er gibt einen Impuls
ab, der über den Vorhof nach unten zur Herzscheidewand
geleitet wird. Dort gibt ein zweiter Knoten, der atrioventri-
kuläre Knoten (AV-Knoten), einen zweiten Impuls ab, der

durch ein als His-Bündel bezeichnetes Faserbündel fließt; dieses verzweigt sich über den beiden Herzkammern und veranlaßt sie so dazu, sich zusammenzuziehen.

Die Abfolge der Impulse ist zeitlich genau abgestimmt. Der SA-Knoten veranlaßt die Vorhöfe dazu, sich zusammenzuziehen, so daß das Blut in die Kammern gepreßt wird. In dem Augenblick, in dem die Vorhöfe sich zusammenziehen, müssen die Kammern schlaff sein und sich öffnen, damit sie das Blut aufnehmen können. SA- und AV-Knoten müssen daher ihre Impulse zeitlich versetzt abgeben, damit die Kammern pausieren und offen bleiben können. Sobald sie gefüllt sind, gibt der AV-Knoten den Kammern den Impuls, sich zusammenzuziehen und das Blut auszustoßen.

Die Herzfrequenz wird auch von einem Teil des Nervensystems gesteuert, der als Herzzentrum bekannt ist und im unteren Teil des Gehirns (dem verlängerten Mark) liegt. Meist ist die Herzfrequenz gleich, wie oben beschrieben, aber Nervenimpulse können sie verlangsamen oder beschleunigen, je nachdem, ob wir in einem Ruhe- oder einem Erregungszustand sind.

Im Ruhezustand schickt das Herzzentrum über den Vagusnerv ein Signal, das den Herzschlag hemmt bzw. verlangsamt. Vor und während körperlicher Anstrengungen verhindert das Herzzentrum die Vagushemmung und veranlaßt statt dessen eine Beschleunigung des Herzschlags. Dies ist notwendig, weil die Muskeln bei körperlicher Betätigung mehr Blut und Sauerstoff brauchen.

Das Nervensystem erhöht die Herzfrequenz auch, wenn wir Angst haben (die sogenannte Kampf-oder-Flucht-Reaktion), wütend, sexuell erregt oder in einer anderen emotional erregten Verfassung sind.

Der Herzschlag wird auch hormonell bzw. chemisch gesteuert. Wenn wir körperlich oder gefühlsmäßig erregt sind, sondern die Nebennieren Noradrenalin und Adrenalin ab, die die Herzfrequenz beschleunigen; die Schilddrüse sondert Thyroxin ab, das den Stoffwechsel und die Herzfrequenz beschleunigt; das Nervensystem gibt Noradrenalin ab. Wenn der Erregungszustand vorbei ist, stimuliert das Herzzentrum den Vagusnerv, die Herzfrequenz zu verlangsamen. Das Nervensystem sondert Azetylcholin ab, das die Geschwindigkeit des Herzschlags vermindert.

Gefühle und Herz

Zu den größten Paradoxien der Herzforschung gehört, daß die moderne Wissenschaft heute die enge Verbindung von Gefühlen, Gesundheit und Herztätigkeit demonstriert. Eine neue Wissenschaft, die Psychoneuroimmunologie, legt dar, daß unsere emotionale Befindlichkeit die Tätigkeit des Herzens, die Gesundheit unserer Arterien und unsere Immunreaktion entscheidend beeinflußt.

Die Wissenschaft beweist, daß der biblische Grundsatz »Ein frohes Herz ist so gut wie Medizin« mehr als eine Volksweisheit ist. Lachen und Freude gehören zu den wirkungsvollsten Möglichkeiten, einen Herzanfall und andere schwere Krankheiten zu verhindern. Das Herz ist besonders anfällig für Streß und Depression. Streß erhöht den Cholesterinspiegel, was zu Arteriosklerose führt, einer Krankheit, bei der sich in den Arterien – besonders denen der Herzkranzgefäße – Cholesterin ablagert, das den Blutfluß zum Herzen behindert. Streß verändert auch das hormonelle Gleichgewicht; er veranlaßt die vermehrte Ausschüttung von Noradrenalin und anderen Hormonen, die die Herzfrequenz erhöhen, wodurch der Herzmuskel mehr Sauerstoff braucht. Durch die Cholesterinablagerungen einerseits, die die Blut- und Sauerstoffzufuhr zum Herzen behindern, und den größeren Sauerstoffbedarf andererseits kann Streß einen Herzanfall auslösen. Unsere Gefühle beeinflussen unser Herz also einschneidend und direkt.

Das Herz ist die Quelle des Lebens. *Der Gelbe Kaiser*

Umgekehrt stimmt dieser Satz genauso. Untersuchungen haben gezeigt, daß bei Menschen nach einer koronaren Bypass-Operation das Gedächtnis, die Fähigkeit zum klaren Denken und das Gefühlsleben wesentlich schlechter werden. Ein von Dr. Allan Willner vom Jewish Medical Center in Long Island, New York, geleitetes Team von europäischen und amerikanischen Ärzten hat festgestellt, daß diese Patienten auch noch ein Jahr nach der Operation häufig an Depressionen und anderen Stimmungsveränderungen leiden. Die Wissenschaftler wundern sich über dieses Phänomen, nehmen aber an, daß die Gehirnchemie sich während oder nach einer Herzoperation verändert.

Wenn wir über die bemerkenswerte Fähigkeit des Herzens nachdenken, auf unterschiedliche Streßintensitäten zu reagieren, oder über die Tatsache, daß die linke und die rechte Seite des Herzens ganz unterschiedliche Aufgaben ausführen müssen, oder über die lebenslange Beständigkeit des Ganzen, können wir über dieses Organ nur staunen.

Herzschmerzen

Es gibt verschiedene Herzkrankheiten, von denen die meisten nur bei relativ wenigen Menschen auftreten. Zu den unüblicheren Formen einer Herzkrankheit gehören etwa:

- Angeborene Schädigungen aufgrund einer strukturellen Mißbildung in der Schwangerschaft; diese werden im allgemeinen operativ behandelt.
- Endokarditis, eine Entzündung des Herzens, die bei manchen Drogensüchtigen und zuweilen nach rheumatischem Fieber auftritt.
- Kardiomyopathie: Durch eine Entzündung, Alkoholmißbrauch, chemische Gifte, Autoimmunstörungen oder Mineralstoff- und Vitaminmangel (insbesondere Vitamin B_1) wird der Herzmuskel zunehmend schwächer.
- Alkoholmißbrauch: Der Herzmuskel schwillt an, was zum Herzversagen führt.
- Übergewicht, das eine Reihe von Krankheiten, die mit dem Herzen zusammenhängen, verursachen kann, unter anderem Bluthochdruck, Diabetes und Arteriosklerose (Atherosklerose).

Die Behandlung erfolgt meist durch die Entfernung des toxischen Verursachers (Alkohol, chemische Gifte) oder durch Antibiotika.
Diese Krankheiten sind zwar ernst, gehören aber nicht zu den häufigsten Herzleiden. Bis auf eine: Arteriosklerose.
Immer mehr Menschen leiden an Herz-Kreislauf-Erkrankungen oder Krankheiten des Herzens und der Arterien.
Dazu gehören Herzanfall, Schlaganfall und Bluthochdruck.

Die meisten Herz-Kreislauf-Erkrankungen werden durch Arteriosklerose verursacht, bei der Cholesterinablagerungen die zum Herzen und anderen Organen führende Arterien verstopfen. Blut und Sauerstoff gelangen nicht mehr in ausreichender Menge in die Gewebe, etwa Herz und Gehirn, und lösen so einen Herz- bzw. Schlaganfall aus; beide können tödlich sein. Arteriosklerose ist heute die Haupttodesursache in der westlichen Welt. Bypass-Operationen gehören zu den häufigsten chirurgischen Eingriffen. Über 350 000 Herz-Bypass-Operationen werden jährlich allein in den USA vorgenommen.

Cholesterin ist eine wachsartige Substanz, die als ein Lipid klassifiziert wird; der Körper stellt aus ihm Hormone und verschiedene Zellkomponenten her. Es ist auch Bestandteil der Galle. Alle Zellen produzieren Cholesterin, vor allem aber die Leber. Der Körper baut es aus Fett und/oder Cholesterin auf, das wir mit der Nahrung aufnehmen.

Wie wir bereits wissen, gibt es zwei Arten von Cholesterin: LDL (low density lipoproteins = Lipoproteine mit niedriger Dichte); und HDL (high density lipoproteins = Lipoproteine mit hoher Dichte). LDL und HDL sind eigentlich kein Cholesterin, sondern Proteine, die das Cholesterin zu verschiedenen Stellen im Körper transportieren. LDL bringt Cholesterin zu den Arterienwänden, wo es sich anlagert. Es ist, als würde in einem Blutgefäß ein Geschwür wachsen. Oft lagern sich an diesen Stellen weitere Stoffe an, etwa Kalzium, wodurch die Arterienwände verhärten. Der Prozeß schreitet immer weiter fort, bis schließlich der Blutzufluß zu den Organen, etwa Herz oder Gehirn, blockiert ist. Wenn ein Teil des Herzens nicht mehr genug Blut und Sauerstoff bekommt, erstickt es und stirbt, ein Ereignis, das im allgemeinen als Herzinfarkt bezeichnet wird. Wenn ein Teil des Gehirns keinen Sauerstoff erhält, zerfällt Gehirngewebe und verursacht einen Schlaganfall.

HDL bringt Cholesterin in den Dickdarm und damit aus dem Körper heraus. Deshalb wird HDL oft als »gutes Cholesterin« bezeichnet – es reduziert den Cholesterinspiegel im Körper.

Arteriosklerose ist auch die Hauptursache für hohen Blutdruck. Die Ablagerungen in den Gefäßwänden verengen den Durchgang für das Blut, so daß der Druck im Kreislauf steigt. Das Cholesterin kann sich auch in den Nieren ablagern, insbesondere den Glomeruli und Tubuli, so daß weniger Blut durch die Nieren fließt. Dadurch steigt der Druck im Kreislauf zusätzlich. Hoher Blutdruck erhöht das Risiko, einen Herzinfarkt oder einen Schlaganfall zu erleiden.

Eine Arteriosklerose in den Herzkranzarterien ist auch die häufigste Ursache für Angina pectoris und Herzrhythmusstörungen. Der charakteristische Schmerz einer Angina pectoris tritt im allgemeinen in der Brustmitte auf und strahlt manchmal in den linken Arm aus. Ursache ist eine ungenügende Sauerstoffversorgung des Herzens. Kühle Abende, kaltes Wetter oder eine zu starke Beanspruchung des Herzens, etwa übermäßige körperliche Anstrengung oder Streß, veranlassen das Herz dazu, schneller zu schlagen. Dies erhöht seinen Sauerstoffbedarf. Da die Herzkranzgefäße durch die Arteriosklerose verengt sind, kann der Sauerstoffbedarf nicht gedeckt werden, was zu Schmerzen führt. Wenn der Bedarf weiter anhält, kann es zum Herzinfarkt kommen.

Herzrhythmusstörungen entstehen, wenn das Reizleitungssystem des Herzens gestört ist. Cholesterinablagerungen in den Herzkranzarterien verhindern, daß genug Sauerstoff in die einzelnen Bereiche des Herzens gelangt. Dies kann die leitenden Fasern im Herzmuskel beschädigen und verhindern, daß die elektrischen Impulse sich gleichmäßig über das Herz verbreiten – der Herzschlag wird unregelmäßig.

Der Cholesterinspiegel wird in Milligramm pro Dezilitern Blut gemessen (mg/dl). Der Durchschnittsbürger hat Cholesterinwerte von ungefähr 220 mg/dl. Zahlreiche wissenschaftliche Studien belegen, daß Cholesterinwerte über 160 mg/dl atherogen sind, das heißt, daß sie zu einer Arteriosklerose in den wichtigen Arterien führen können, auch im Herzen und im Gehirn. Bei Cholesterinwerten unter 160 mg/dl werden vorhandene Ablagerungen abgetragen, und eine Arteriosklerose geht möglicherweise zurück.

Die meisten westlichen Mediziner und Gesundheitsberater empfehlen deshalb, den Fett- und Cholesterinspiegel der Ernährung zu senken, um den häufigsten Formen von Herz-Kreislauf-Erkrankungen vorzubeugen.

Obwohl sich in der medizinischen Literatur der alten Ägypter und Griechen vage Beschreibungen von Brustschmerzen finden, wurde eine Klassifizierung der Koronararterienverschlüsse erst 1912 in den USA publiziert ... Eine Krankheit, die von den gelehrtesten Spezialisten erst 1930 identifiziert werden konnte, ist heute so verbreitet, daß der Durchschnittsbürger sie diagnostizieren kann.

Jean Mayer

Training des Herzmuskels

Menschen mit koronaren Herzkrankheiten sollten keine Sportarten betreiben, bei denen es ums Gewinnen geht. Denn dabei vergessen wir leicht unsere Grenzen und über-

anstrengen unser Herz. Die beste Übung für Herzkranke ist
das Spazierengehen. Gehen Sie 20 Minuten in gemächli-
chem Tempo und steigern Sie es, wenn Ihre Kraft zunimmt.
Ruhen Sie sich aus, und gehen Sie dann weiter. Entfernen
Sie sich nicht zu weit von Ihrem Zuhause oder bewohnten
Gegenden. Steigern Sie sich mit der Zeit bis zu einem flotten
Tempo. Spazierengehen ist die ungefährlichste aller Übungen und kann von jedem ausgeführt werden (es sei denn, er
ist körperlich behindert).

Menschen, deren Herz besser in Form ist, können Fahrrad-
fahren, Tennisspielen oder andere Sportarten betreiben.
Konsultieren Sie auf jeden Fall Ihren Arzt, bevor Sie regelmäßig Sport treiben.

Körperliche Bewegung erhöht den Anteil an HDL-Cholesterin und reduziert so die Cholesterinablagerungen. Es regt
den Körper auch zur Bildung neuer Blutgefäße an, was die
Blutversorgung des ganzen Körpers und insbesondere des
Herzens verbessert.

Das feurige Herz

Der traditionellen chinesischen Medizin zufolge ist das Herz
mit dem Dünndarm gepaart; gemeinsam bilden sie das Feuerelement. Es wird mit den Sommermonaten – vom 21. Juni
bis Mitte August – und der Zeit zwischen 11 und 13 Uhr assoziiert. Zu diesen Zeiten erhält das Herz das meiste Qi.
Aber auch bislang verborgene Krankheiten, die mit dem
Herzen zusammenhängen, können sich in diesen Zeiten zeigen. So weist Müdigkeit um die Mittagszeit auf Herzproble-
me hin. Auch Herzanfälle treten vermehrt in den Sommermonaten auf.

Zuviel Hitze im Sommer schadet dem Herzen genauso, wie zuviel Kälte im Winter Nieren und Blase schadet. Mäßige Wärme aber wirkt heilend.

Das Herz wird natürlich mit den Arterien, den Blutgefäßen, dem Blut und dem Puls assoziiert. Der Puls ist in der chinesischen Medizin ein wichtiges Hilfsmittel zur Diagnose. (Siehe das Kapitel über die chinesische Medizin.)

Das Herz pumpt das Blut durch den Körper und bringt so lebensnotwendige Stoffe überallhin. Es vollbringt diese Leistung vermittels seiner Fähigkeit, sich auszudehnen und zusammenzuziehen. Deshalb ist es der deutlichste Ausdruck für Yin und Yang im Körper. Das Herz funktioniert, so sagen die Chinesen, weil es dem Tao folgt. Es ist in Harmonie mit Yin und Yang, und deshalb erhalten alle Bereiche im Körper – dem Mikrokosmos – das, was sie brauchen, und werden bereichert.

Dem System der fünf Elemente zufolge wird das Herz von den Nieren kontrolliert (Feuer kontrolliert Wasser). Der Grund für diese Zuordnung ist leicht zu verstehen: Wenn das Blut ungehindert durch die Nieren fließt, ist der Blutdruck normal und ausgeglichen. Gesunde Nieren setzen dem Blut einen leichten Widerstand entgegen und sorgen so für den richtigen Blutdruck im ganzen System.

Wenn die Nieren jedoch zu »zusammengezogen« sind, steigt der Blutdruck, und das Herz wird über Gebühr belastet. Wenn der Blutdruck steigt, steigt auch der Widerstand im Kreislauf, was das Herz noch mehr anstrengt. Wie jeder Arzt Ihnen sagen wird, nimmt das Risiko, einen Herzanfall oder einen Gehirnschlag zu erleiden, bei Bluthochdruck zu. Da Salz der chinesischen Medizin zufolge die Nieren »zusammenzieht«, sollte man zurückhaltend bei seinem Verzehr sein: Verwenden Sie es beim Kochen nur minimal und nie zum Würzen. Meiden Sie auch Fertiggerichte, die Salz enthalten.

Wenn die Nierenenergie dagegen schwach bzw. »ausgedehnt« ist, ist der Blutdruck niedrig; das Herz muß härter arbeiten, um das Blut weiterzubefördern. Ein niedriger Blutdruck ist zwar nicht so problematisch wie ein hoher, kann aber ebenfalls ungesund sein.

Das Herz wird mit dem Schweiß in Verbindung gebracht, vor allem der Art Schweiß, der durch nervöse Spannung entsteht. Schwitzende Handflächen zum Beispiel verweisen auf ein überarbeitetes und erregtes Herz.

Macht euch bei Krankheiten zwei Dinge zur Gewohnheit: zu helfen oder zumindest nicht zu schaden.					*Hippokrates*

Das Herz ist zuständig für Zunge und Sprache. Alle Sprachstörungen, etwa Stottern oder eine undeutliche Aussprache, hängen mit dem Herzen zusammen. Stottern wird angeblich durch ein schwaches Herz-Qi verursacht, das möglicherweise auf ein übermäßiges Nieren-Qi zurückzuführen ist. Die Nieren sind wegen zuviel Salz und Flüssigkeiten überaktiv; sie schränken deshalb die Herzenergie ein und verhindern, daß genug Lebenskraft vom Herzen zur Zunge fließt. Ohne ausreichendes Herz-Qi stockt die Zunge, wiederholt sich und hat Schwierigkeiten, Worte zu formen.

Herzgeräusche, Herzjagen oder ein sehr hoher oder sehr niedriger Blutdruck beeinflussen die Art, wie jemand spricht. Die Chinesen behandeln Sprachstörungen daher, indem sie die Herzenergie harmonisieren.

Die Zunge stellt auch eine der direktesten Möglichkeiten dar, eine Diagnose für das Herz zu stellen. Eine tiefrote oder purpurfarbene Zunge zeigt exzessives Herz-Qi an; das Herz ist überarbeitet und ringt um mehr Sauerstoff. Wahrscheinlich liegt eine Arteriosklerose vor. Solche Menschen stehen unter starkem Druck, sind sehr aggressiv und neigen zu gewalttätigen Wutausbrüchen. Bei einer blassen oder weißlich-roten Zunge ist nicht genug Herz-Qi da. Das Herz ist schwach und lethargisch. Möglicherweise liegt eine Anämie vor. (Eine belegte oder weißliche Zunge weist auf Verdauungsprobleme hin, insbesondere eine Stagnation im gesamten Verdauungstrakt. Der Körper versucht, Schlacken auf jede mögliche Weise zu beseitigen, auch durch den Mund; dies führt zu einem starken Zungenbelag.)

Von den Getreiden geben Mais und Hirse dem Herzen am meisten Qi. Die Geschmacksrichtungen, die es am meisten nähren, sind die bittere und die leicht verbrannte.

Das Herz wird mit Freude assoziiert, die nicht so sehr als ein Gefühl, sondern vielmehr als Zustand innerer Ruhe betrachtet wird. Für den Chinesen entsteht Freude von innen, wenn wir das tun, was wir lieben. Dann sind wir mit unserer eigenen Natur im Einklang, unserem wahren inneren Wesen. Freude ist daher eine Art Kompaß, ein Führer zum Wesen unserer Seele.

Diese Tatsache ist Ursprung von Wendungen wie »seinem Herzen folgen« oder »seiner Begeisterung folgen«; der zweite Ausdruck wurde von dem Mythenforscher Joseph Campbell in die Sprache eingeführt, um den wahren Weg der Seele zu beschreiben.

Bei exzessivem Herz-Qi neigen die Gefühle zur Hysterie. Herz und Atem sind die offensichtlichsten Rhythmen des Körpers. Beide sind weitgehend unwillkürlich (obwohl der Atem leicht durch den Willen beeinflußbar ist), und beide spiegeln unsere aktuelle Befindlichkeit. Menschen mit leicht erregbarem Herzen reagieren auf Veränderungen in ihrer Umgebung oft sehr emotional. Sie sehen schnell die Dinge nicht mehr im richtigen Licht und betrachten das Leben als eine Abfolge von Extremen, von Erfolgen und Krisen.

Das Herz wird in der chinesischen Medizin mit dem Lachen assoziiert. Lachen macht das Herz leichter und heilt es, genauso wie das Singen die Milz heilt.

Die dem Herzen zugeordnete Farbe ist Rot. Eine sehr rote Gesichtsfarbe weist auf ein geschwollenes und überlastetes Herz hin, vor allem wenn die Kapillaren auf der Hautoberfläche sichtbar sind. Rote Kleidungsstücke – eine rote Krawatte oder ein roter Rock – regen die Herzenergie und alle mit ihr assoziierten Charakteristika an. Sie übermitteln Leidenschaft, Initiative, Führungswillen, Aggression.

Der Gelbe Kaiser sagt, daß das Herz den Geist kontrolliert, den Teil von uns, der für seine Überzeugungen kämpft. Im Osten und im Westen wurde das Herz lange mit Mut gleichgesetzt. Das französische Wort für Mut, *courage,* ist von dem Wort für Herz, *cœur,* abgeleitet, und einen mutigen Menschen nennen wir auch »beherzt«.

Das System der fünf Elemente zeigt, daß Freude durch Angst eingeschränkt bzw. kontrolliert wird, das dem Wasserelement zugeordnete Gefühl. Je mehr die Angst uns beherrscht, desto geringer ist die Chance, daß wir unserer eigenen inneren Natur folgen. So hält die Angst uns davon ab, Freude zu erleben.

Angst bzw. Streß (ein anderes Wort für Angst) verursacht Herzkrankheiten. Angst verändert die Herzfrequenz und die Atmung, erhöht den Cholesterinspiegel und führt zu einem Hormonungleichgewicht. Angst kann das Herz zerstören. Herzkranke sollten unbedingt für weniger Streß und Angst in ihrem Leben sorgen, entweder indem sie die stressigen Situationen beenden oder indem sie mutiger handeln, oder beides. Gleichzeitig sollte mehr Wert auf das gelegt werden, was wirklich Freude macht. Wenn wir Freude, Lachen und Spontaneität – die alle das Gegenteil von Angst sind – fördern, stärken wir das Herz-Qi und damit das Herz. Das Herz wird mit dem Beginn eines Abenteuers assoziiert (»sich ein Herz fassen«) – und dem Aufbruch zu einer Reise.

Gehen Sie deshalb die Dinge an, die Sie aus dem einen oder anderen Grund immer wieder aufgeschoben haben. Zu den Kennzeichen eines starken und gesunden Herzens gehört, Dinge in Angriff zu nehmen, etwas zu initiieren, Mut zu zeigen.

Meiden Sie fett- und cholesterinreiche Nahrungsmittel, besonders rotes Fleisch, alle Molkereiprodukte, Eier und Geflügel. Öl – vor allem Öl, das aus gesättigten Fettsäuren besteht, wie Palmkernöl, Kokosöl und Erdnußöl – sollte nur in kleinen Mengen verwendet werden.

Der Konsum von Alkohol, der den Herzmuskel schwächt, sollte eingeschränkt werden oder ganz aufgegeben werden.

Das Herz ist ein Geschöpf, das eine innere, unbekannte Größe besitzt.   *Thomas Thomson*

Nahrungsmittel wie Kaffee, Schokolade, Colagetränke (die Koffein enthalten), Spirituosen, Bier und Wein regen das Herz an. Ihr anhaltender Konsum schwächt es langfristig jedoch. Dies, so die Chinesen, entspricht auch dem Gesetz von Yin und Yang. Dinge, die ein Organ (oder den ganzen Körper) anregen und übermäßig stimulieren, erschöpfen es nach einiger Zeit. Das Schlüsselwort heißt »Mäßigung«.

Die folgenden Nahrungsmittel werden in der chinesischen Medizin verwendet, um das Herz zu stärken:

- *Getreide:* Mais, glutenhaltige Hirse; Amarant
- *Gemüse:* Spargel, Rosenkohl, Schnittlauch, Löwenzahn, Winterendivien, Lauch
- *Hülsenfrüchte:* Azukibohnen, rote Linsen, Mungbohnen
- *Obst:* Aprikosen, Himbeeren, Dattelpflaumen, Erdbeeren, Wassermelonen
- *Fisch:* Krabben (kleine Mengen)
- *Heilpflanzen:* Heilpflanzen und Gewürze sollten generell mild sein. Alle scharfen Kräuter regen das Herz zu sehr an und belasten es. Günstige Heilpflanzen für das Herz sind unter anderem Zimt (erwärmt und verbessert den Kreislauf), Nelken (wärmend), Koriander, Ingwer (wird im allgemeinen für den Darm benutzt, verbessert aber auch den Kreislauf), geschnittener und gedämpfter oder gekochter Daikonrettich (löst Fettablagerungen im ganzen Körper auf und verbessert den Kreislauf).

Zur Verbesserung der Herzgesundheit wird auch körperliche Bewegung empfohlen. Spazierengehen, Tai-Chi und Tanzen gehören zu den besten Übungen, denn sie sind leicht, führen dem Körper viel Sauerstoff zu und belasten das Herz nicht übermäßig.

Heilend für das Herz sind auch Vollkorngetreide, die wasserlösliche Ballaststoffe enthalten; sie binden das Cholesterin und sorgen dafür, daß es aus dem Körper ausgeschieden wird. Obwohl Haferkleie am bekanntesten ist, wirkt Vollreis bei der Senkung des Cholesterinspiegels noch besser.

Ballaststoffe verbessern auch den Stuhlgang, über den das

Cholesterin ebenfalls sehr effizient aus dem Körper entfernt wird. (Bis zu 100 mg mit der Nahrung aufgenommenes Cholesterin werden bei einer »Sitzung« ausgeschieden.)

Verwenden Sie kleine Mengen mehrfach ungesättigter Öle, etwa Sesam-, Mais- und Distelöl. Auch Olivenöl ist zu empfehlen; es ist zwar ein einfach gesättigtes Öl, bei der Senkung des Cholesterinspiegels aber sehr wirksam.

Ein sehr hoher Verbrauch von mehrfach ungesättigten Ölen ist mit der Entstehung von Krebs in Verbindung gebracht worden. Deshalb ist bei allen Ölen Mäßigung ratsam.

Lachs, Kabeljau, Schellfisch und andere Kaltwasserfische enthalten mehrfach ungesättigte Öle, die Untersuchungen zufolge den Cholesterinspiegel senken.

Vitamin E ist ein Antioxidans, das heißt, es verhindert den Zerfall von Geweben, zu dem es kommen kann, wenn Fettsäuren im Körper ranzig werden. Vitamin E ist in Vollkorngetreide, Blattgemüse und Meeresgemüse enthalten.

Schränken Sie den Verzehr von rotem Fleisch, Molkereiprodukten, Eiern, der Haut von Geflügel (sie ist besonders fettreich), Kokosnüssen, Avocados und Oliven ein – sie enthalten alle sehr viel Fett.

Reduzieren Sie den Cholesterinspiegel auf Werte unter 160 mg/dl; so werden die Cholesterinablagerungen in Arterien und Geweben allmählich abgetragen und aus dem Körper entfernt.

Ayurvedische Heiler sagen, daß das Herz am meisten von Vata-Dosha beeinflußt wird, der Kraft der kinetischen Energie. Nahrungsmittel, die das Vata-Dosha harmonisieren, sind etwa:

- *Getreide:* Reis, Weizen, Hafer
- *Gemüse:* alle gekochten Gemüse, besonders Spargel, rote

Bete, Karotten, Gurke, Zwiebeln, Okra, Knoblauch, Kartoffeln, Zucchini
- *Hülsenfrüchte:* Mungbohnen, Tofu, schwarze und rote Linsen
- *Obst:* Aprikosen, Beeren, Kirschen, Feigen, Grapefruits, Orangen, Pflaumen
- *Geschmacksrichtungen:* Scharf vermehrt Vata und Pitta; ist wärmend, leicht und trocken. Bitter vermehrt Vata, belebt und regt den Appetit an.

Die Wissenschaft versucht weiterhin, die Gesundheit des Herzens durch Medikamente und Operationen zu verbessern, aber die beste Medizin bleiben die Ernährung, Heilpflanzen, körperliche Bewegung und Freude. Essen Sie daher etwas Gutes, und lächeln Sie. Es ist vielleicht der erste Schritt zu einem gesunden Herzen.

Heilpflanzen für das Herz:

- *Traubige Silberkerze* (Cimicifuga racemosa): bei Angina
- *Kaktus:* bei Angina mit unregelmäßigem Herzschlag
- *Alfalfa:* vermindert Cholesterin
- *Weißdornbeeren:* bei Herzbeschwerden, hohem Blutdruck.

15. Die Lunge

> Wenn wir uns angewöhnen würden, die Luft
> sauberzuhalten und nur frische Luft einzuat-
> men, könnten wir uns viele schreckliche Krank-
> heiten ersparen.   *Mahatma Gandhi*

Ost ist Ost und West ist West, und nie werden die beiden zusammenkommen«, sagte Kipling. In letzter Zeit jedoch nähern sie sich einander an. Es kommt sogar zu magischen Augenblicken, in denen die beiden Weltanschauungen sich zu verstehen und zu verbinden scheinen, so als würde plötzlich eine Brücke die Kluft überspannen. Eine Reise in die Welt der Lunge illustriert dies.

Für viele von uns ist die Lunge ein mit Luft gefüllter Ballon. Wir wissen, daß der Körper Sauerstoff braucht, aber wissen wir auch, warum? Die einfachste Antwort lautet: wegen der Energie. Wir brauchen Sauerstoff, damit der Blutzucker als Antriebsstoff verbrannt werden kann. Ohne Sauerstoff bekommen die Zellen keine Energie und gehen zugrunde.

Im Westen meinen wir, nur Nahrung sei Energie; an den Sauerstoff denken wir nicht. Aber ohne Sauerstoff wäre die Nahrung als Antriebsstoff nutzlos. Sie würde nicht reagieren. Der Sauerstoff macht sie lebendig; er macht die aus der Nahrung stammenden Brennstoffe reaktionsfähig, so daß sie den Körper am Leben erhalten. Zur Energieerzeugung sind sowohl Nahrung als auch Sauerstoff notwendig.

Wir halten die Nahrung für das Wichtigste, aber Sauerstoff
brauchen wir sehr viel mehr – und sehr viel schneller. Es gibt
Leute, die 60 Tage Fasten ohne gesundheitliche Schäden
überlebt haben. Aber wenn wir plötzlich den Atem anhalten, verlangt der Körper schon nach weniger als 60 Sekunden, daß wir wieder mit dem Atmen anfangen. Das Gehirn
kann ungefähr vier Minuten ohne Sauerstoff bleiben, ohne
Schaden zu nehmen; für Glukose bzw. Blutzucker gilt eine
Zeitspanne von 15 Minuten. Ohne Sauerstoff sterben in kurzer Zeit die Zellen, und die Organe stellen ihre Tätigkeit ein.
In der Bedürfnishierarchie steht der Sauerstoff also an erster
Stelle. Der Grund ist einfach: Sauerstoff ist Energie, und
Energie ist Leben.

Die meisten Muskeln des Atemtrakts sind mit den Hals- und Lendenwirbeln verbunden. Die Atmung beeinflußt also Stabilität und
Haltung der Wirbelsäule, während umgekehrt die Haltung der
Wirbelsäule die Qualität und die Geschwindigkeit der Atmung beeinflußt. Eine gute Atmung bedeutet daher auch eine gute Haltung,
genauso wie eine gute Haltung eine gute Atmung bedeutet.

Moshe Feldenkrais

Im Osten wurde diese Einsicht in einen Bereich erhoben, in
dem Wissenschaft und Religion eins sind. Energie wird religiös verstanden. In Indien wird sie als Prana bezeichnet, als
Lebenskraft. Swami Rama, der mit Dr. Rudolph Ballentine
und Dr. Alan Hymes das Buch *Science of Breath* verfaßt hat,
meint, das Wort *prana* sei aus den Silben *pra* für »erste Einheit« und *na* für »Energie« abgeleitet. Prana ist die ursprüngliche kosmische Energie, die alles andere hervorgebracht hat.

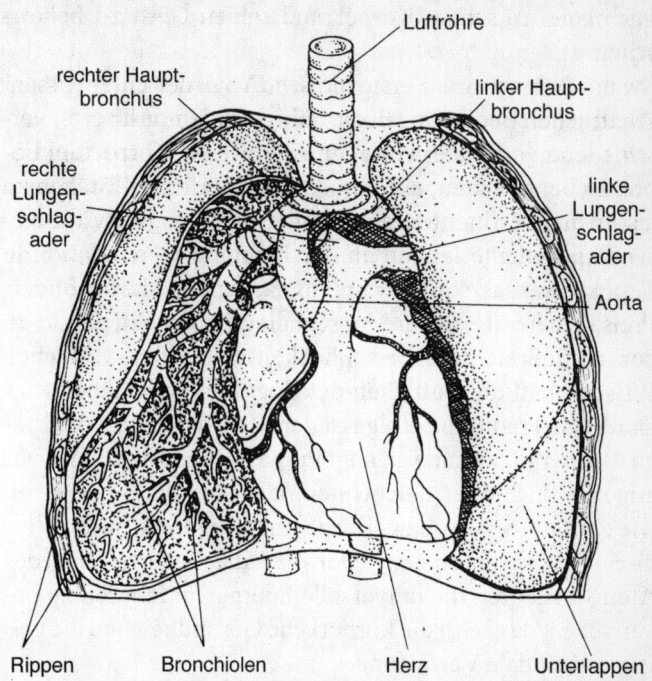

Luftröhre

rechter Haupt-
bronchus

linker Haupt-
bronchus

rechte
Lungen-
schlag-
ader

linke
Lungen-
schlag-
ader

Aorta

Rippen   Bronchiolen   Herz   Unterlappen

Abb. 12: Die Lunge – Das wichtigste Atmungsorgan des Körpers, die Lunge, arbeitet eng mit Herz und Blut zusammen, um Energie in Form von Sauerstoff aufzunehmen und Schlacken in Form von Kohlendioxid aus dem Körper zu entfernen.

»Alle Formen dieses Universums werden durch die Prana-Energie erhalten«, sagt Swami Rama. Diese Energie steht jedem zur Verfügung. Und sie kann zum Zweck der spirituellen Entwicklung verstanden und beherrscht werden. »Wer gelernt hat, den Prana zu beherrschen, hat gelernt, alle Energien im Universum zu beherrschen – die materiellen und die immateriellen«, schreibt Swami Rama. »Er hat auch gelernt, seinen Körper und seinen Geist zu beherrschen.«

Swami Rama war der erste indische Yogi, der unter wissenschaftlichen Bedingungen die Fähigkeit demonstrierte, verschiedene, normalerweise unwillkürliche Körperfunktionen zu beherrschen, unter anderem das Herz stillstehen zu lassen und bestimmte Gehirnwellen zu erzeugen. Viele dieser Experimente fanden an der Menninger Foundation in Topeka, Kansas, statt. Swami Rama, der den Martin-Buber-Preis für Dienste an der Menschheit erhalten hat, gehört zu den einflußreichsten Persönlichkeiten, die der westlichen Wissenschaft die Gültigkeit des Yoga bewiesen haben.

Der Yoga-Tradition zufolge ist der Atem der Träger des Prana. Bei der Einatmung gelangt Prana in den Körper. Wie wir atmen – flach oder tief, schnell oder langsam – bestimmt, wie er den Körper – bzw. Körper und Geist – beeinflußt. Indische Yogis lehren seit jeher, daß die Beherrschung des Atems bedeutet, die universelle Energie im Inneren zu beherrschen, das heißt die körperliche Gesundheit und die geistig-emotionale Verfassung.

Untersuchungen haben gezeigt, daß Menschen, die flach und schnell atmen, zu Nervosität und Emotionalität neigen; wer rhythmisch und tief atmet – in den Bauch hinein –, ist emotional ausgeglichener und zentrierter und läßt sich von Veränderungen in seiner Umgebung weniger beeinflussen.

»Alle Atemübungen – fortgeschrittene und elementare – befähigen den Schüler, seinen Geist durch das Verständnis des Prana zu kontrollieren«, sagt Swami Rama.

Zu den einzigartigen Eigenschaften der Atmung gehört, daß sie ein unwillkürlicher und ein willkürlicher Vorgang sein kann. Im allgemeinen wird sie vom Atemzentrum im Gehirn gesteuert, kann aber nach Belieben unter bewußte Kontrolle gebracht werden. Der Yoga-Tradition zufolge ist der Atem das Tor zu tieferen körperlichen und psychischen Bereichen unseres Wesens. Er hat deshalb solchen Einfluß, weil das Nervensystem in beide Richtungen wirkt: Wenn wir unbewußt atmen, steuert unsere geistige Verfassung unsere Atmung, was die jeweiligen Einstellungen und Überzeugungen verstärkt. Wenn wir unseren Atem zu kontrollieren beginnen, indem wir ihn tiefer und rhythmischer machen, formt dies unsere Einstellung um und stärkt unsere Gesundheit. So ist unser Atem ein Tor zu den unwillkürlichen Systemen des Körpers und zu den Tiefen unseres Wesens.

Das ist jedoch nur der Anfang. Yogische Atemtechniken sollen nicht nur verschiedene Körperbereiche beeinflussen, sondern auch Bewußtseinsebenen wecken, das heißt die Seele erleuchten. Deshalb ist der Atem nicht nur ein Tor zu unserem inneren Wesen, sondern auch zum Göttlichen in uns. Im Orient ist die Wissenschaft vom Atem im Grunde ein religiöser Weg. »Der menschliche Körper wird von demselben Prana erhalten, der das Universum erhält«, sagte Swami Rama. 10- bis 14mal pro Minute dringt er in uns ein.

Für einen westlichen Menschen, der durchschnittlich 20 000 mal am Tag atmet und an den einzelnen Atemzug vielleicht keinen einzigen Gedanken verschwendet, sind solche Spekulationen über Sauerstoff, Lebensenergie und das Göttliche sicher der deutlichste Beweis dafür, »daß Ost und West nie zusammenkommen werden«.

Trotzdem umarmen in ebendiesem Augenblick Millionen winziger Zellen tief in unserem Inneren genauso viele winzige Sauerstoffatome, von denen jedes einzelne uns das Geschenk des Lebens macht.

Atmungsmechanik

Die Lunge ist das wichtigste Atmungsorgan. Sie versorgt den Körper mit Sauerstoff, der für die Erzeugung von Energie unentbehrlich ist, und entfernt das Kohlendioxid aus ihm. Wir haben zwei Lungenflügel, einen auf jeder Seite des Brustkorbs; zusammen wiegen sie etwa 2 1/2 Pfund und erstrecken sich von der unteren Rippe bis zum Schlüsselbein. In der Kindheit sind sie rosafarben, aber bei den meisten Erwachsenen werden sie grau. Wer raucht oder stark verschmutzter Luft ausgesetzt ist, hat oft eine schwarze Lunge.

Jeder Lungenflügel ist von zwei schützenden Gewebeschichten umgeben, die zusammen das Brustfell bilden und der Lunge erlauben, sich in der Brusthöhle auszudehnen und zusammenzuziehen.

Wer tiefer atmet, lebt intensiver.   *Elizabeth Barrett Browning*

Das Atmungssystem beginnt in Mund und Nase, wo wir die Luft ein- bzw. ausatmen. Von dort gelangt sie in die Luftröhre; diese teilt sich in zwei kleinere Äste auf, die Bronchien, die in die Lungenflügel führen. Dort verzweigen die Bronchien sich weiter in viele kleine Ästchen, die sogenannten Bronchiolen, die zu den winzigen, traubenähnlichen Lungenbläschen führen, die als Alveolen bezeichnet werden.

Die Luft, die wir einatmen, besteht zum größten Teil aus Stickstoff (etwa 78%); den Rest bilden Sauerstoff (21%) und winzige Mengen Kohlendioxid (CO_2), Edelgase und Wasserdampf. In den Alveolen trennt der Sauerstoff sich von den übrigen Gasen, diffundiert durch die Wände dieser winzigen Bläschen in die sie umhüllenden Kapillaren und gelangt so ins Blut. Gleichzeitig dringt das Kohlendioxid aus dem Blut in die Alveolen ein und wird mit der Ausatmung aus dem Körper herausbefördert.

Sobald der Sauerstoff im Blut ist, verbindet er sich mit Hämoglobin, dem eisenreichen Bestandteil der roten Blutkörperchen. Das Blut wird dann in die linke Herzkammer und anschließend in die Organe des ganzen Körpers gepumpt.

Das sauerstoffreiche Blut gibt auf seinem Weg durch den Körper irgendwann seinen Sauerstoff ab und nimmt die Kohlendioxidschlacken aus den Zellen auf. Es fließt zur rechten Herzkammer zurück, die das kohlendioxidhaltige Blut in die Lunge und in die winzigen Alveolen pumpt.

Dort dringt das Kohlendioxid durch die Kapillarwände in die Alveolen ein, die es beim Ausatmen nach außen befördern. Im Austausch gegen das Kohlendioxid nimmt das Blut Sauerstoff auf.

Der Atemvorgang setzt die Zusammenarbeit der Brustkorbmuskeln und des Zwerchfells voraus, eines gewölbten Muskelsystems zwischen Brust- und Bauchraum. Das Zwerchfell zieht nach unten, während die Muskeln im Brustkorb sich dehnen. Dadurch müssen auch die Lungenflügel sich dehnen und öffnen. Wenn wir normal atmen, bewegt das Zwerchfell sich ungefähr 1,5 cm nach unten, was die Lunge nur minimal weitet. Wenn wir tief atmen, bewegt das Zwerchfell sich runde 7 cm nach unten.

Die Art, wie wir den Atem wahrnehmen, ist eigentlich eine Illusion. Es scheint, als würden wir die Luft anziehen und einsaugen, aber in Wirklichkeit wird die Luft in uns hineingepreßt. Das funktioniert so: Über Nase, Mund, Luftröhre und Bronchien ist die Lunge in Kontakt mit der Luft außerhalb des Körpers. Solange der Druck in der Lunge genauso hoch ist wie der Druck außerhalb von ihr, findet zwischen Lunge und äußerer Atmosphäre kein Austausch statt. Es ist, wie wenn Sie die Handflächen mit gleich viel Druck gegeneinanderpressen; die Hände bewegen sich nicht von der Stelle.

Den Philosophen der Naturheilkunde zufolge hat der Atem nichts mit der Lunge als solcher oder mit der Luft, die von ihr bewegt wird, zu tun, sondern er ist eine göttliche Emanation der Potentialität, die die Essenz jeder menschlichen Fähigkeit in sich trägt und sie bei ihrer Reise durch den Körper in den verschiedenen Organen äußert.   *Hakim G. M. Chishti*

Wenn wir die Lunge dehnen, werden die bereits in ihr vorhandenen Luftmoleküle über einen größeren Bereich verteilt.

Dadurch fällt der relative Druck in der Lunge. Außerhalb des Körpers sind die Luftmoleküle sehr viel dichter zusammengepackt als jetzt in der Lunge. Der relative Luftdruck ist außerhalb der Lunge größer als in ihr, wodurch die Hochdruckluft durch Nase (oder Mund) in den Unterdruckbereich eindringt.

Um das Bild von den gegeneinandergepreßten Handflächen aufzugreifen: Es ist, als würde der von einer Hand ausgeübte Druck plötzlich geringer; die andere Hand schießt vor.

Bei der Ausatmung findet der umgekehrte Vorgang statt: Das Zwerchfell hebt sich, der Brustkorb sinkt in sich zusammen und übt so einen Druck auf die Lunge aus, der die Luft aus uns herauspreßt.

Die Menge der eingeatmeten Luft hängt vom Sauerstoffbedarf des Körpers ab. In Ruhe atmet ein Erwachsener 10- bis 14mal pro Minute ein und nimmt dabei bis zu 6 Liter Luft auf. Jeder Atemzug dauert 4 bis 6 Sekunden. Bei körperlicher Belastung steigen die Anzahl und Tiefe der Atemzüge, und es können bis zu 75 Liter Luft pro Minute aufgenommen werden. Ein Erwachsener atmet durchschnittlich 12 000 Liter Luft am Tag ein.

Unter Umständen kann das Gehirn eine Veränderung der Atmung veranlassen:

- Eine höhere Kohlendioxidkonzentration im Blut beschleunigt die Atemfrequenz, ebenso eine niedrigere Sauerstoffkonzentration, etwa bei der Bewegung in großer Höhe.
- Eine höhere Körpertemperatur, etwa Fieber, beschleunigt die Atemfrequenz; eine niedrigere Temperatur verlangsamt sie. Hoher Blutdruck beschleunigt die Atemfrequenz, niedriger Blutdruck verlangsamt sie.
- Körperliche Bewegung erhöht die Atemfrequenz, damit der Sauerstoffbedarf des Körpers gedeckt wird; wenn wir ausruhen oder schlafen, ist die Atemfrequenz niedriger.

Wir können unseren Atem jederzeit willentlich beeinflussen und ihn tiefer oder flacher machen. Wenn wir jedoch mehr Sauerstoff in den Körper hineinpressen, ohne daß ein entsprechender Bedarf besteht (ein Zustand, der als Hyperventilation bezeichnet wird), kompensiert das Gehirn den zusätzlichen Sauerstoff, indem es die Atmung verlangsamt oder für 40 oder 60 Sekunden anhält, damit das Sauerstoff-Kohlendioxid-Gleichgewicht im Blut wiederhergestellt wird.

Wir glauben oft, die Atmung beschränke sich auf das Ein-

und Ausatmen, aber auch die Verbrennung des Brennstoffs gehört zu ihr und ist ja eigentlich der Grund, aus dem wir überhaupt atmen. Sobald der Sauerstoff die Zellen erreicht, verbindet er sich mit dem Blutzucker bzw. der Glukose und löst in den Zellen winzige Verbrennungsvorgänge aus. Dadurch wird Energie freigesetzt, mit der die Zellen das Leben weiterführen. Wir könnten uns fragen, warum wir bei diesem Vorgang nicht verbrennen oder warum wir keinen Rauch ausatmen; das liegt kurz gesagt daran, daß die Verbrennung im Inneren langsam und in kleinen Portionen vonstatten geht.

Dr. Alan Hymes, der Koautor von *Science of Breath*, meint: »Man kann sich vorstellen, daß alle lebenden Organismen ihren Energiebedarf aus einem langsam brennenden Ofen decken. Er gibt Energie ab, weil er ständig mit Brennstoff beliefert wird und ihn langsam mit Sauerstoff verbindet.«

Hymes weist darauf hin, daß bei schnellen Verbrennungsvorgängen neben Kohlendioxid und Wasserdampf starke Hitze und Licht abgegeben werden. Ihre Menge hängt von der Brenngeschwindigkeit ab. Ein Feuer verbrennt den Brennstoff so schnell, daß sichtbares Licht und spürbare Hitze abgestrahlt werden; eine Explosion zehrt den Brennstoff noch schneller auf und gibt noch mehr Licht und Wärme ab.

Wenn jedoch der Brennstoff sehr langsam verbrennt, ist unter Umständen gar kein Licht sichtbar, sagt Hymes. »Biologische Systeme (d. h. alle lebenden Organismen) verbrennen den Brennstoff extrem langsam.«

Die Verbindung von Blutzucker und Sauerstoff oxidiert aufgrund einer sehr komplexen Kettenreaktion in einem bestimmten Bereich der Zellen, der sogenannten Mitochondrien. Von dort wird die Energie in einem Molekül gespeichert, das Adenosintriphosphat (ATP) heißt und sich in lebenden Systemen in der ganzen Natur findet. Wenn Energie benötigt wird, stellt ATP sie der Zelle zur Verfügung.

Wie bei anderen Verbrennungsvorgängen werden Kohlendioxid und Wärme abgegeben. Die Wärme trägt zur normalen Körpertemperatur von 37 °C bei. Das Kohlendioxid wird im Austausch gegen Sauerstoff an das Blut abgegeben.

Dies bringt uns wieder zu dem Grund zurück, aus dem wir atmen: die Energie. Lunge und Verdauungstrakt (der die Kohlenhydrate stellt) versorgen den Körper mit dem Rohmaterial der Verbrennung, durch die Energie gewonnen wird. Mit dieser Energie können die Zellen ihre Arbeit tun, das heißt den Körper am Leben halten.

Lungenkrankheiten

Zu Asthma kommt es, wenn die die Bronchien umhüllenden Muskeln sich zusammenziehen, die Innenauskleidung der Bronchien sich aufbläht oder die Schleimdrüsen in den Bronchialwänden sehr viel Schleim absondern. Dadurch kann die Luft nicht mehr ungehindert in die Lunge hinein- bzw. aus ihr herausströmen. Ein Asthmaanfall wird oft durch die allergische Reaktion auf Pollen, Pilze, Tierhaare und andere Substanzen ausgelöst. Meist wird er mit Medikamenten behandelt, die Epinephrin, Ephedrin oder Atropin enthalten; sie veranlassen das autonome Nervensystem dazu, die Muskeln in den Bronchien zu erweitern, damit die Luftwege frei werden. Wie bei allen Arzneimitteln sind Nebenwirkungen nicht auszuschließen.

Infektionskrankheiten der Lunge sind etwa:

- *Bronchitis:* Die Bronchien schwellen durch ansteckende Organismen (Bakterien) oder chemische Stoffe an.
- *Krupp:* Tritt im allgemeinen bei Kindern auf und wird durch ansteckende Organismen verursacht. Die Behandlung erfolgt im allgemeinen mit Antibiotika.
- *Lungenentzündung:* Entzündung der Lunge einschließlich der Bronchien, der Bronchiolen und der Alveolen. Zahlreiche Stoffe können die Entzündung auslösen, etwa Bakterien, Viren und Pilze. Behandelt wird mit Antibiotika.

An Lungenkrebs sterben in Europa und in den USA mehr Männer als an jeder anderen Krankheit. Verursacht wird er vor allem durch Rauchen. Erstaunlicherweise nimmt die Zahl der Lungenkrebskranken weiter zu, obwohl heute weniger Leute rauchen als vor zehn Jahren. Auch Passivrauchen, das heißt das Inhalieren des Zigarettenrauchs von jemand anderem, verursacht Lungenkrebs. Eine weitere Ursache ist eine – besonders durch Autoabgase – stark verschmutzte Luft.

Zu einem Emphysem kommt es, wenn die Lungenbläschen zugrunde gehen und so die Fläche, auf der Sauerstoff ausgetauscht werden kann, sich verringert. Emphysempatienten scheinen immer um Atem zu ringen, denn sie müssen öfter atmen, um den Sauerstoffbedarf des Körpers zu decken. Ein Emphysem kann durch chronisches Asthma, Bronchitis oder Rauchen verursacht werden.

Die Lebenskraft einatmen

Im System der fünf Elemente bilden Lunge und Dickdarm das Metallelement. Sie werden mit dem Herbst von Ende September bis zum 21. Dezember assoziiert; in dieser Jahreszeit erhält die Lunge die optimale Lebenskraft und kann von vielen Krankheiten geheilt werden; es kann aber auch sein, daß Lungenkrankheiten zum Vorschein kommen, vor allem, wenn das Organ in der Vergangenheit stark belastet wurde. Im Tageslauf erhält die Lunge zwischen 3 und 5 Uhr das meiste Qi. Schlaflosigkeit zu dieser Zeit ist oft ein Symptom für eine Lungendisharmonie.

Wie die ganze östliche Medizin geht auch die chinesische Heilkunst davon aus, daß die Lunge die Lebenskraft bzw. das Qi aufnimmt. Rhythmus und Tiefe der Atmung formen das Qi. Sie bestimmen seine Qualität und das Verhalten, die wiederum den Körper beeinflussen. Wenn der Atem nervös, flach und schnell ist, bewegt eine ähnliche Energie sich wie ein zielloser elektrischer Strom durch den ganzen Körper. Die von dieser Schwingung geformte Persönlichkeit ist ebenfalls flach, nervös und schwach – oder fühlt sich zumindest so.

Wenn dagegen der Atem tief, rhythmisch und kräftig ist, hat das sich durch den Körper bewegende Qi dieselbe Qualität. Das Leben eines solchen Menschen wird reich, intensiv und geordnet sein; er wird sich sicherer und gelassener fühlen.

Im Schema der fünf Elemente gibt die Lunge das Qi an Nieren und Blase weiter und kontrolliert das Qi in der Leber; sie bekommt ihrerseits Qi von Milz und Magen und wird von Herz und Dünndarm kontrolliert. Obwohl zur Heilung all diese Verbindungen wichtig sind, steht die Beziehung zwischen Herz und Lunge im Vordergrund.

Das Herz wird dem Feuerelement zugeordnet. Ein harmonisches Herz wird mit Freude assoziiert, ein disharmonisches Feuerelement mit Hysterie. Wenn das Herz disharmonisch ist, übt das Feuerelement eine zu starke Kontrolle über das Metallelement aus. Wenn unsere Gefühle außer Kontrolle geraten, zum Beispiel bei einem hysterischen Anfall, reagiert die Lunge mit einer wilden, unregelmäßigen Atmung: Das Herz kontrolliert die Lunge. Wenn diese nun Qi aufnimmt, schickt sie es in wilden und chaotischen Wellen durch den Körper. Durch die Kontrolle über die Lunge und das von ihr aufgenommene Qi beeinflußt die Herzdisharmonie also jedes System im Körper.

Unmittelbar davon betroffen sind die Nieren. Das disharmonische, unstete Qi, das die Lunge an die Nieren – die dem Wasserelement zugeordnet werden – abgibt, führt zu Angst und einem Verlust des Willens. Chinesische Lehrer meinen daher, daß wir Geist und Herz (unsere emotionale Natur) beherrschen können, wenn wir in allen Situationen die Kontrolle über unsere Atmung behalten. Wenn wir emotional erregt, wütend oder ängstlich sind, sollten wir tief und rhythmisch atmen. Der Atem fungiert im emotionalen und psychischen Bereich als Zügel, sagen die Weisen, ähnlich wie ein Strick bei einem Tier.

Die Nieren sorgen dafür, daß der Atem tief in den Körper hineingezogen wird. Schwache Nieren werden mit chronischem Streß, Nervosität und einem flachen Atem assoziiert. Wenn wir die Nieren gut versorgen, vertiefen wir die Atmung und verbessern die Gesundheit der Lunge.

Lunge und Dickdarm werden mit Trauer und Kummer assoziiert. Menschen, die an diesen Gefühlen festhalten, leiden oft an Lungendisharmonien. Das Festhalten schwächt die Lungenenergie. Umgekehrt hat eine schwache Lunge die Tendenz, an Trauer und Kummer festzuhalten. Menschen mit starker Lunge lassen die Vergangenheit los und behalten eine ausgeglichene gefühlsmäßige Einstellung.

Die Chinesen meinen, daß die Lunge das Animalische im Menschen kontrolliert. Dies zeigt sich am besten an der Beziehung von Lunge und Leber. Die Leber, die dem Holzelement zugerechnet wird, steuert die Wut. Wenn der Wut erlaubt wird, ihren Lauf zu nehmen, wird sie mißbräuchlich und gewalttätig – mit anderen Worten animalisch. Trauer herrscht über die Wut. Ein Kontrollverlust wird betrauert. Wenn die Lunge stark genug ist, hält die Trauer die Wut in Schach, bevor sie ausbricht, und fungiert so als Beherrscher der animalischen Natur. Wenn jedoch die Lunge schwach und die Leber sehr stark ist, trägt die niedere Natur den Sieg davon, und die Wut ist grenzenlos.

Wir müssen begreifen, daß wir mit einem Arzneimittel die ganze Welt verabreichen, das heißt alle Vorzüge von Himmel und Erde, Luft und Wasser. Wenn eine Krankheit im Körper ist, müssen alle gesunden Organe gegen sie kämpfen, nicht nur eins. Denn eine Krankheit kann sie alle töten. *Paracelsus*

Die Lunge wird mit Schleim assoziiert, und Lungendisharmonien führen im allgemeinen zu einer vermehrten Schleimproduktion. Die Lunge nährt Haut und Haare; sie gibt ihnen Glanz. Ein gesundes Lungen-Qi erkennt man an einer gesunden, leicht rosigen Haut, während eine schwache Lunge sich an einer blassen Gesichtsfarbe zeigt. Die Wangen sind oft eingefallen und hohl. Solche Menschen scheinen Trauer oder Kummer auszustrahlen; es ist, als würden sie eine schwere emotionale Last tragen.

Der Lungenmeridian verläuft von einem Punkt auf dem Brustkorb, etwa 5 cm über der Brustwarze, über die Innenseite von Arm und Handgelenk und den großen Muskel des Daumens bis zur Daumenspitze.

Zuviel Kälte schadet der Lunge. Deshalb muß die Brust im Winter gut geschützt werden.

Die Chinesen heilen die Lunge teilweise durch die Behandlung des Dickdarms. Dickdarmbeschwerden wirken sich auch auf die Lunge aus. Wenn die Lunge durch Schadstoffe oder übermäßiges Lungen-Qi irritiert ist, sondert sie vermehrt Schleim ab. Gifte, die vom Verdauungstrakt nicht ausgeschieden wurden, bleiben im Blut und dringen in die Lunge ein. Eine schlechte Verdauung bzw. Verstopfung zeigt sich in der Lunge oft als chronische Schleimabsonderung und kann auch zu Asthma beitragen. Bei Lungenbeschwerden ist im allgemeinen das Metallelement gestört, und beide ihm zugeordnete Organe müssen behandelt werden. (Siehe das Kapitel über den Dickdarm.)

Wie oben beschrieben, besteht die Lunge aus einem dichten Netzwerk von Kapillaren, die oft kleiner als die roten Blutkörperchen sind. Letzere können in die Kapillaren eindringen, weil sie sich krümmen und in der Mitte zusammenfalten. Bei einer fettreichen Ernährung jedoch durchsetzen Fettpartikel (sogenannte Chylomicra) das Blut und hängen sich an die roten Blutkörperchen, die dadurch wie Münzen in einer Rolle aneinanderkleben. Diese verklebten Gebilde verhindern, daß einzelne Zellen Sauerstoff aufnehmen und weitergeben oder sich falten und die winzigen Kapillaren passieren können. Damit gelangt weniger Sauerstoff ins Blut, und in der Lunge sammelt sich Cholesterin an – es entsteht eine Arteriosklerose.

Viele Lungenbeschwerden vergehen schnell, wenn Molkereiprodukte, Eier und fettreiches Fleisch aus der Ernährung gestrichen werden.

Die Milz bzw. das Erdelement versorgt das Metallelement – die Lunge – mit Qi. Zuviel Zucker schwächt die Milz und vermindert so den Qi-Fluß zur Lunge. Bei Lungenstörungen sollten raffinierter Zucker sowie gewürzte und säurehaltige Nahrungsmittel vermieden werden, bis die Symptome abklingen. Chinesische Heiler empfehlen auch lautes Singen, um Milz und Lunge zu kräftigen. (Siehe das Kapitel über die Milz.)

Von den Getreiden hat Reis die stärkste Heilwirkung auf die Lunge. Die Geschmacksrichtung, die das Lungen-Qi anregt, ist die scharfe. Blattgemüse haben im allgemeinen ebenfalls eine heilende Wirkung.

Die folgenden Nahrungsmittel und Heilkräuter gelten als heilend für das Metallelement:

- *Getreide:* Vollreis (auch süßer Vollreis)
- *Gemüse:* Senfblätter, Rübenblätter, Sellerie, Daikaonrettich, Karotten, Lotuswurzel, Zwiebel, weiße Rüben, Brunnenkresse, Kohl, Blumenkohl, Chinakohl, Gurken
- *Tierische Nahrungsmittel:* Kabeljau, Schellfisch, Flunder, Heilbutt
- *Heilpflanzen:* Ingwer, Knoblauch, Meerrettich, Dill, Zimt, Koriander, Süßholz, Fenchel, Muskat, Basilikum, schwarzer Pfeffer, Lorbeerblätter und Kardamom
- *Obst:* Birnen, Mandarinen

Wer die Lunge direkt körperlich anregen will, kann Akupunkturpunkt Lunge 1 kreisförmig drücken. Er liegt ca. 2 cm unterhalb des Schlüsselbeinvorsprungs vorne auf der Brust, etwa 5 cm über dem Brustbein. Der Punkt Lunge 1 wird zur

Heilung verschiedener Lungenleiden benutzt, einschließlich Erkältungen, Husten und Asthma.
Ayurvedische Heiler sagen, daß die Lunge am meisten von Vata-Dosha beeinflußt wird, das durch die folgenden Nahrungsmittel und Heilpflanzen gestärkt wird:

- *Getreide:* Hafer, Reis, Weizen
- *Gemüse:* gekochtes Blattgemüse, Spargel, rote Bete, Karotten, Gurken, grüne Bohnen, Okra, Zwiebel, Rettich
- *Obst:* Aprikosen, Avocados, Kirschen, Beeren, Grapefruits, Pflaumen, Zitronen
- *Heilpflanzen:* Knoblauch, Ingwer

Naturheilkundler sagen, daß chronische Lungenbeschwerden, etwa Asthma, sehr häufig mit einer Hypoglykämie zusammenhängen, das heißt einem niedrigen Blutzuckerspiegel und verschiedenen Nahrungsmittelallergien. Asthmatiker neigen dazu, sehr viele Süßigkeiten und Molkereiprodukte zu sich zu nehmen, und essen oft generell zuviel. Sie haben häufig Übergewicht oder im Verhältnis zu ihren Muskeln zuviel Fett. Möglicherweise haben sie eine Allergie gegen Milch, Weizen und/oder chemische Gifte im Haushalt, etwa durch Teppichböden, Farben oder Dichtungsmittel.
Empfohlen werden Vollkorngetreide, viele Gemüsesorten – besonders Karotten, gelber Kürbis, Brokkoli und Blattgemüse –, Obst, vor allem in gedünsteter Form, und Meeresgemüse, besonders Kelp. Ergänzungsgaben:

- flüssiges Chlorophyll, um Lunge und Immunsystem zu stärken
- Kalzium- und Magnesium, für das Immunsystem
- Zink, für das Immunsystem

- B-Komplex, für das Immunsystem
- Vitamin A, für das Immunsystem
- Heilpflanzen: Knoblauchtabletten, Süßholzwurzel, Huflattich

Heilpflanzen für die Lunge:

- *Oregano* und *Majoran:* um das Schwitzen zu fördern, und zur Behandlung von Erkältungen, Grippe und Fieber. Bereiten Sie Bäder und Inhalationen mit ihnen, um Lunge und Bronchien frei zu machen.
- *Schilfgras:* bei Entzündungen der Lunge mit akuten Symptomen wie gelbem Schleim, Husten, Auswurf, Gastritis, Aufstoßen und Erbrechen.
- *Eukalyptus:* zur Behandlung von Husten, Erkältungen, Grippe, Krupp, Lungenentzündung und Asthma. Vermischen Sie ihn mit Oliven- und Sesamöl, und reiben Sie damit den Brustkorb ein, oder stellen Sie aus den Blättern einen Tee her.

16. Die Haut

> Gesundheit ist ein vorübergehender, dynamischer
> Gleichgewichtszustand, der ab und zu zusammen-
> brechen muß, um sich umzustrukturieren, wenn die
> Umstände sich ändern.
>
> *Andrew Weil*

Das vielleicht berühmteste Hautproblem hatte Hiob, der von Kopf bis Fuß mit Entzündungen und Geschwüren bedeckt war, wahrscheinlich ein generelles Ekzem. Andere mögen ähnlich geplagt worden sein, aber jeder, der an Akne gelitten hat, kennt den existentiellen Schmerz hinter der Klage Hiobs: »Mein Fleisch ist um und um eine Beute von Würmern und faulig; meine Haut ist verschrumpft und voller Eiter.«

Obwohl manche Hautstörungen tatsächlich lebensbedrohlich sein können, kratzen die meisten lediglich das Ego an. Auch gelegentliche Hautunreinheiten oder Akneausbrüche verlangen einen unverhältnismäßig hohen emotionellen Tribut, was beweist, wie wichtig die Haut für unser Leben ist.

Das größte Organ

Die Haut ist das größte Organ des Körpers und hat zahlreiche wichtige Funktionen; so nimmt sie Sauerstoff auf und scheidet Kohlendioxid und andere Schlacken aus. Sie bildet einen Schutzschild gegen Schadstoffe, die den Körper von außen bedrohen, und trägt zu einer gleichmäßigen Körpertemperatur bei. Die Haut erneuert und regeneriert sich ständig. Sie reagiert fast augenblicklich auf plötzliche Gefühlsänderungen und spielt auch bei der sexuellen Anziehung eine wichtige Rolle.

Die Haut besteht aus zwei Schichten: der nach außen weisenden Epidermis und der darunter liegenden Lederhaut (Dermis), zu der noch ein tieferliegendes Gewebe gehört, das manche als dritte Schicht betrachten. Die Epidermis, die oberste Schicht, ist mit einer dünnen Lage toter Zellen bedeckt, die ständig nach außen abgeschilfert werden und die sogenannte Hornschicht bilden. Wenn die toten Zellen nicht entfernt werden, beeinträchtigen sie die Fähigkeit der Haut, zu atmen und Abbauprodukte abzugeben.

Auf der Oberfläche der Haut befindet sich ein säurehaltiger Fettüberzug, der sogenannte »Säureschutzmantel«, der die Haut gegen bestimmte Bakterien schützt. Der Säuregrad ist unterschiedlich, liegt aber im allgemeinen bei einem pH-Wert von ungefähr 5.*

Unter der Epidermis liegt die Dermis, eine komplexe Schicht aus Schweiß- und Fettdrüsen, Haarfollikeln, Blutgefäßen, Nerven und Muskelgewebe, die durch ein festes Bindegewebe zusammengehalten werden – das in Fasern verlaufende Kollagen. Die Gesundheit des Kollagens bestimmt, wie rissig und faltig die Haut ist, das heißt ihre Oberflächenstruktur. Gesundes Kollagen wird oft als »lösliches Kolla-

---

* In pH, der Abkürzung für *potentia hydrogenii*, »Stärke des Wasserstoffs«, wird der saure oder basische Charakter einer Lösung gemessen. Ein pH-Wert von 7 gilt als ausgeglichen; Lösungen mit einem pH-Wert über 7 werden als basisch, Lösungen mit einem pH-Wert unter 7 als sauer bezeichnet.

gen« bezeichnet, weil es Feuchtigkeit aufnehmen und halten kann.

Unter dem Kollagen liegt eine Schicht aus Fett und Muskeln, die ebenfalls den Zustand der Haut mitbestimmt und dem Schutz gegen mechanische Einwirkungen (Druck, Stoß) und der Wärmeisolation dient.

Die Haut altert, wenn das Kollagen hart wird und eine Vernetzung mit benachbarten Kollagenfasern stattfindet. Es kann dann keine Feuchtigkeit mehr halten und sich ausdehnen. Statt dessen fällt es in sich zusammen, verbindet sich mit anderen Kollagenfasern und bildet unter der Hautoberfläche eine Art Fischnetz, das nach außen als Falten erscheint.

Ursache der Vernetzung ist ein Vorgang, der Oxidation bzw. »Bildung freier Radikale« genannt wird. Die das Gewebe bildenden Atome beginnen zu zerfallen und verlieren Elektronen. Das Atom versucht dann, sein elektrisches Gleichgewicht wiederherzustellen, indem es benachbarten Atomen ein oder mehr Elektronen »stiehlt«. Dies führt zu einer Kettenreaktion, bei der Atome ihre Struktur verändern und Verbindungen eingehen, die ansonsten nicht vorkommen. Am Ende entsteht ein Chaos vernetzter Kollagenfasern, das sich auf der Hautoberfläche als Falten zeigt.

Untersuchungen haben ergeben, daß bestimmte Nährstoffe die Bildung freier Radikale verhindern. Betakarotinreiche Nahrungsmittel sowie die Vitamine E und C »schenken« gleichgewichtsgestörten Atomen Elektronen und stellen so Gesundheit und Harmonie in den Körpergeweben wieder her. Nahrungsmittel, die reich an Fett, künstlichen Zusätzen und chemischen Schadstoffen sind, fördern dagegen die Bildung der freien Radikale und damit Alters- und Krankheitsprozesse.

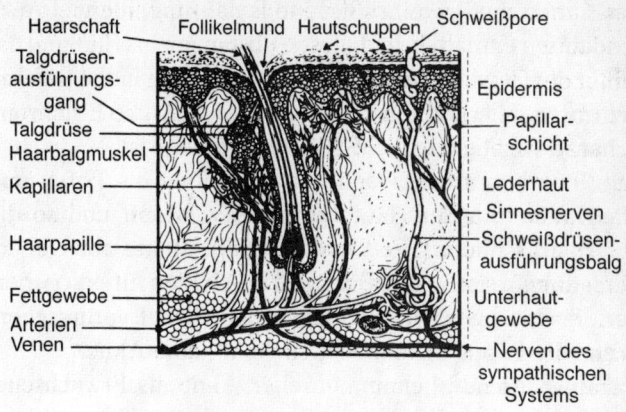

Haarschaft   Follikelmund   Hautschuppen   Schweißpore

Talgdrüsen-
ausführungs-
gang

Talgdrüse
Haarbalgmuskel

Kapillaren

Haarpapille

Fettgewebe

Arterien
Venen

Epidermis

Papillar-
schicht

Lederhaut

Sinnesnerven

Schweißdrüsen-
ausführungsbalg

Unterhaut-
gewebe

Nerven des
sympathischen
Systems

Abb. 13: Querschnitt durch die Haut – Das größte und in gewisser Weise mannigfaltigste Organ, die Haut, nimmt Sauerstoff auf, scheidet Kohlendioxid und andere Abbauprodukte aus, schützt den Körper vor Schadstoffen, trägt zu einer gleichmäßigen Körpertemperatur bei, stellt Vitamin D her und erneuert sich ständig – um nur ein paar ihrer Funktionen zu nennen.

Firmen für Naturkosmetik geben ihren Hautpflegeprodukten – Reinigungs- und Feuchtigkeitscremes sowie Gesichtswässern – viele dieser Nährstoffe bei, sogenannte Antioxidantien. Von Hautspezialisten wissen wir, daß diese Produkte je nach der Molekülgröße, der Hauttemperatur und anderen Faktoren unterschiedlich tief in die Haut eindringen.

Die Wissenschaft hat festgestellt, daß diese Nährstoffe die Bildung der freien Radikale tatsächlich unterbinden, egal ob sie mit der Nahrung aufgenommen oder direkt auf die Haut aufgetragen werden. Die Forscher weisen jedoch auch darauf hin, daß jemand, der sich wirklich gut um seine Haut kümmern und den Alterungsprozeß verlangsamen will, auf

das achten muß, was er ißt. Eine Ernährung, die viel Antioxidantien enthält, bringt diese Substanzen ins Blut und damit in die Gewebe des ganzen Körpers, auch in die tieferen
Schichten der Haut. Fachleute meinen, daß die Ernährung
genauso wichtig wie die richtige Hautpflege ist.

Zu Akne kommt es, wenn Fett bzw. Talg die Poren und
Haarfollikel an der Hautoberfläche verstopft und so die
Haut daran hindert, Fett und Abbauprodukte abzugeben.
Sie sammeln sich in den Poren an und bilden Infektionsher-
de, die Rötungen, Schwellungen und Pickel verursachen.
Wenn die Poren frei bleiben, entsteht keine Akne.

Heranwachsende bekommen eher Akne als Erwachsene,
weil bei ihnen die Produktion des männlichen Hormons Androgen rapide ansteigt; es wird von beiden Geschlechtern
produziert, vor allem aber von Männern. Androgen veranlaßt den Körper zu einer vermehrten Talgproduktion, wodurch die Menge der verstopften Poren und Hautunreinheiten zunimmt.

Hautpflege

Hautpflegespezialisten vertreten die Meinung, daß vor der
Verwendung spezieller Produkte gegen alternde oder unrei-
ne Haut drei Pflegeschritte befolgt werden sollten. Erstens:
die Haut richtig reinigen. Oft wird normale Seife benutzt;
Hautpflegeexperten raten davon ab, denn Seife hat einen
hohen pH-Wert, der die Haut austrocknet und ihre Lebenserwartung verringert.

Gesunde Hautreinigungsprodukte sollten aus pflanzlichen
Ölen bestehen, einen neutralen pH-Wert haben und keine
tierischen Fette oder mineralischen Öle enthalten. Günstige

pflanzliche Öle sind etwa Kokosnuß-, Sesam- und Palm-kernöl; sie besitzen einen relativ niedrigen oder neutralen pH-Wert. Stearinsäure, die in einigen natürlichen Pflege-produkten verwendet wird, um der Haut eine perlmutt-artige Festigkeit zu geben, ist eine aus pflanzlichen Ölen gewonnene Fettsäure. Diese Reinigungsmittel lösen den Talg auf, während das Wasser den Schmutz löst und weg-spült.

Zur Hautreinigung werden zunehmend auch Meeresalgen verwendet. Ihr hoher Mineralstoffgehalt regt die Durchblu-tung an, unterstützt die Ausscheidung eingelagerter Schad-stoffe und macht die Haut geschmeidig. Algen geben der Haut Mineralstoffe zurück und stärken so ihre Immun- und Heilfunktion.

Der zweite Schritt einer gründlichen Hautreinigung besteht, besonders bei leicht fettiger Haut, in der regelmäßigen Anwendung eines Peelings, dessen Ausgangsbasis unter-schiedlich grob sein kann. Die Palette reicht von mildem Hafermehl oder gemahlenen Mandeln bis zu Kieselerde (feingemahlenem Sand) oder zerriebenen Mandel- oder Walnußschalen.

Untersuchungen haben gezeigt, daß die Haut von Männern weniger zu Unreinheiten neigt als die von Frauen. Die Wis-senschaftler meinen, daß dies am täglichen Rasieren liegt, das die oberste Schicht, die toten Zellen, abträgt, so daß die Haut atmen und Abfallstoffe ausscheiden kann. Es gilt zwar als männlich, sich nach dem Rasieren Alkohol ins Gesicht zu tupfen, aber Alkohol trocknet die Haut aus und schadet so dem löslichen Kollagen darunter.

Hamamelis taucht in vielen natürlichen Hautpflegeproduk-ten auf, besonders in Gesichtswässern. Es wirkt stark ad-stringierend, kann aber die Haut austrocknen, wenn es im

Übermaß verwendet wird. Die meisten Firmen für Naturkosmetik benutzen nur kleine Mengen Hamamelis und
kombinieren es mit feuchtigkeitsspendenden Ingredienzien
– Vitamin E, Geranie oder Honig –, die den Austrocknungs-
effekt aufheben. Auch Zitrone, Efeu, Salbei, Brennessel und
Klettenwurzeln werden in Gesichtswässern verwendet.

Der dritte Schritt besteht im Auftragen einer Feuchtigkeits-
creme. Sie zieht Feuchtigkeit an und hält sie auf der Hautoberfläche fest; dadurch wird die Haut weicher, sie trocknet
nicht aus und wird nicht rissig, was den Alterungsprozeß
verlangsamt.

Wirksame und weitverbreitete Feuchtigkeitsspender sind
unter anderem Jojobaöl, die Vitamine A und E, Sorbit (aus
Pflanzen gewonnen), Honig, Aloe vera und Iris.

Aloe vera gehört zu den Pflanzen, die von der Natur dazu
ausersehen scheinen, die menschliche Haut zu heilen. Sie
wird seit alters benutzt, um von trockener Haut, Verbren-
nungen und Insektenstichen bis zu Hautreizungen, Akne,
Schnittverletzungen und Abschürfungen alles mögliche zu
behandeln. Die Mythen und Sagen, die sich um Aloe vera
wie um viele der in diesem Kapitel erwähnten Heilpflanzen
ranken, gehen bis auf das alte Ägypten zurück; um alle Eigenschaften der »echten Aloe« zu erkunden, ist noch viel
Forschungsarbeit erforderlich.

Auch Iris besitzt bemerkenswerte feuchtigkeitsregulierende
Eigenschaften. Obwohl die Pflanze in einem heißen, trocke-
nen Klima wächst, ist sie selbst feucht und sogar wasserhal-
tig. Des Rätsels Lösung liegt in der Fähigkeit des Wurzel-
stocks, Wasser zu speichern und es so abzugeben, daß die
jeweilige Wetterlage ausgeglichen wird.

Feuchtigkeitscremes mit mineralischen Ölen sollten vermieden werden. Mineralische Öle, die in vielen im Supermarkt

käuflichen Hautpflegeprodukten enthalten sind, sind Petro-
chemikalien, die die Haut austrocknen, die Poren verstopfen und sie daran hindern, zu atmen und Abbauprodukte
auszuscheiden.

Das Placebo ist der Arzt, der im Körper wohnt.

Norman Cousins

Hautkrebs

Die Zahl der Hautkrebserkrankungen ist in den letzten Jahren erheblich angestiegen. Einer Studie zufolge, die 1989 in
der Zeitschrift der amerikanischen Ärztekammer erschien,
nimmt Hautkrebs inzwischen die Ausmaße einer Epidemie
an. Seit den 60er Jahren sind bösartige Melanome bei Männern 3,5mal und bei Frauen 4,6mal häufiger geworden.
Die Wissenschaftler sagen uns, daß die meisten Hautkrebs-
fälle durch ultraviolettes Sonnenlicht verursacht werden.
Die auf uns alle herunterprasselnde ultraviolette Strahlung
nimmt derzeit dramatisch zu, weil die Ozonschicht jedes
Jahr dünner wird. Die Ozonschicht ist eine dünne Schutzschicht aus Ozongas in der oberen Erdatmosphäre. Sie ist
vor über 3 Milliarden Jahren durch die Tätigkeit von Algen
entstanden, die Kohlendioxid aufnehmen und Sauerstoff
abgeben konnten und so die Erdatmosphäre mit Sauerstoff
anreicherten. Der Sauerstoff wanderte allmählich in die
Stratosphäre; es kam zu chemischen Reaktionen mit dem
UV-Licht der Sonne, in deren Verlauf das Ozonmolekül entstand, das aus drei Sauerstoffatomen besteht.
Die Ozonschicht ermöglichte die Entwicklung des Lebens

auf der Erde. Ohne sie wären die ersten Meerestiere, die an den Strand krochen, an Hautkrebs gestorben – eine Tatsache, mit der wir uns heute wieder beschäftigen müssen.

Aufgrund der dünneren Ozonschicht gelangt mehr ultraviolette Strahlung auf die Haut. Sie ist für Menschen, Tiere und Meereslebewesen ausgesprochen schädlich. Es wird daher erwartet, daß die Hautkrebsrate weiterhin rapide ansteigt. Das UV-Licht verursacht auch grauen Star und schadet dem Immunsystem generell, so daß auch andere Krebsarten wahrscheinlicher werden. Dr. Darrell Spencer Rigel von der Universität New York, der die Auswirkungen der ultravioletten Strahlung auf die Haut untersucht hat, berichtete vor kurzem, es sei besonders wichtig, Kinder und junge Menschen unter 20 vor einem Sonnenbrand zu schützen.

Junge Menschen sind für Zellveränderungen aufgrund einer zu langen Einwirkung von UV-Strahlen sehr viel empfindlicher. »Unsere Untersuchungen haben gezeigt, daß die 20-Jahres-Grenze entscheidend ist«, sagte Rigel. »Eine ungefährliche Sonnenbräune gibt es nicht, und ein Sonnenbrand ist nie gut. Aber unter 20 ist er sehr viel schlimmer.«

Die folgenden Risikofaktoren erhöhen laut Rigel die Wahrscheinlichkeit von Hautkrebs:

- blonde oder rote Haare
- viele Sommersprossen auf dem oberen Rücken
- die Tendenz, nach einem Sonnenbad einen roten, unebenen Ausschlag zu bekommen (Aktionodermatitis)
- drei oder mehr Sonnenbrände mit Blasenbildung vor dem Alter von 20 Jahren
- ein oder mehr Verwandte mit einem bösartigen Melanom

Empfehlungen zum Schutz vor Hautkrebs:

– Schützen Sie Kinder durch eine Kopfbedeckung, schützende Kleidung, einen großen Sonnenschirm und Sonnenschutzcreme vor zu starker Sonneneinstrahlung. Auch Erwachsene sollten etwas benutzen, was die Sonne abhält, vor allem wenn sie sich längere Zeit in ihr aufhalten wollen.

– Vermeiden Sie kommerzielle Hautlotionen oder Feuchtigkeitscremes, besonders solche, die mineralische Öle enthalten; sie trocknen die Haut aus, verstopfen die Poren und heizen die Haut in der Sonne oder bei indirektem Licht auf. In einer solchen Hitze wird die Haut regelrecht »gekocht«, was Zellveränderungen und möglicherweise Hautkrankheiten verursacht.

– Benutzen Sie Reinigungsprodukte auf pflanzlicher Basis, die weder die Haut austrocknen noch die Poren verstopfen. Seife ist sehr basisch; sie trocknet die Haut aus und läßt sie schneller altern. Bei milden Reinigungsprodukten bleibt die Haut feucht; die Poren bleiben offen, so daß Fett und Blut ungehindert weitertransportiert werden können.

– Essen Sie Nahrungsmittel, die viel Antioxidantien enthalten: Beta-Karotin sowie die Vitamine E und C. Entsprechende Gemüsearten sind: Karotten, Kürbis, Brokkoli und Grünkohl. Vitamin E ist in Vollkorngetreide und Meeresfrüchten reichlich vorhanden. Vitamin C findet sich in Blattgemüse und Obst. Diese Nahrungsmittel verhindern die Bildung freier Radikale (die Ursache der meisten Krebsarten, auch Hautkrebs, und der Alterungsprozesse) und fördern die Gesundheit von Geweben im ganzen Körper.

– Schränken Sie den Fettkonsum ein. Fett sorgt für die vermehrte Bildung von freien Radikalen im Körper, auch in der Haut, was die Wahrscheinlichkeit für Krebs oder andere Krankheiten erhöht.

– Essen Sie Nahrungsmittel, die am Anfang der Nahrungsmittelkette stehen und viele Nährwerte haben, etwa Vollkorngetreide, Gemüse, Hülsenfrüchte, Meerespflanzen und Fisch; diese Nährstoffe stärken das Immunsystem. Krebs ist auch ein Immuneffekt. Ein gesundes Immunsystem kann Schadstoffe, ob sie nun von der Sonne oder aus der Umwelt kommen, abwehren, wenn wir uns nicht jeden Tag selbst durch das vergiften, was wir essen.

Eine Schwitztherapie fördert die Durchblutung. Sie erhöht die Körpertemperatur, beschleunigt den Stoffwechsel, verbrennt Schadstoffe und lindert Blutstauungen.

Heilpflanzen für die Haut:

– *Sassafrastee:* sehr gut für die meisten Hautausschläge.
– *Ringelblumentee oder -tinktur:* zur äußerlichen Anwendung bei Wunden und chronischen Hautproblemen.

17. Das Gehirn

Das Gehirn ist das Organ der Langlebigkeit.

George Alban Sacher

Das Gehirn ist ein wichtiges und geheimnisvolles Organ an der Grenze zwischen Geist und Materie, ein Universum in einer festgewordenen Schale. Die großen Konstellationen dieses Universums tragen Namen, die den meisten von uns vage vertraut sind: Kleinhirn, Großhirn, Großhirnrinde, Stirnlappen, limbisches System und Hypothalamus. Auch wenn wir die Funktionen dieser Bereiche kennen, löst ihre Leistung doch Verwunderung und Ehrfurcht in uns aus. Das Gehirn ist nicht vergleichbar mit anderen Organen. Es hat etwas, das über Biologie und Wissenschaft hinausgeht. Es ist ein zentrales Organ des Körpers und die Wurzel des Geistes. Es ist der Ort, an dem Sichtbares und Unsichtbares sich begegnen, an dem Fleisch und Blut sich mit Gedanken und Gefühlen, Instinkt und Intellekt vermischen.

Tief in uns vergraben liegen die Geheimnisse unserer Seele, die Erinnerungen an unsere Vergangenheit, die durch den richtigen Auslöser – den Duft, den wir beim Vorbeigehen an einer Bäckerei wahrnehmen, ein Gesicht, auch das eines Fremden, ein Musikstück, ein paar vergilbte Theaterkarten – unerwartet wachgerufen werden.

In unserem reduktionistischen Zeitalter wird das Gehirn gern mit einem Computer verglichen, und der Wert eines

Menschen wird an der Größe seines Gehirns gemessen. Mary Shelley gab in ihrem Buch *Frankenstein oder der moderne Prometheus*, das zuerst 1817 erschien, eine Antwort auf dieses Denken: Die Hauptperson, Dr. Frankenstein, pflanzte das Gehirn eines Toten in den Kopf einer Leiche ein und setzte die Bestie mit einem Blitzstrahl in Bewegung. Frankensteins Geschöpf stellte sich als Monstrum heraus, womit Shelley uns eine Lektion erteilte, die mit jedem Jahrzehnt wichtiger wird: Der Mensch ist mehr als graue Zellen und Elektrizität.

Schädelöffnungen zur Behandlung von Kopfschmerzen und anderen Gebrechen, auch Gehirntumoren, wurden schon vor 6000 Jahren vorgenommen. Führend in der Schädelchirurgie waren die alten Peruaner, die schon in der Steinzeit Hunderte solcher Operationen erfolgreich ausführten. Die Forscher haben bewiesen, daß viele Patienten diese Eingriffe überlebten: Knochengewebe hatte die ursprüngliche Wunde wieder verschlossen. Alte Schädel mit pflaumengroßen Öffnungen und Sägeblattspuren wurden in ganz Europa, Asien und Nordafrika gefunden.

Im Jahr 500 v. Chr. stellte ein in Italien lebender Grieche namens Alkmäon fest, daß die Intelligenz mit dem Gehirn zusammenhängt. Sein berühmterer Zeitgenosse Empedokles bestritt dies und lehrte, die Intelligenz würde sich im Blut befinden. Seine Meinung trug zunächst den Sieg davon; allmählich jedoch wurde der Verstand im Gehirn lokalisiert, das aber bis weit in die Moderne hinein ein unangetastetes Geheimnis blieb.

Zum ersten wirklichen Verständnisdurchbruch kam es 1861, als Dr. Paul Broca eine Autopsie an einem Mann vornahm, der zu Lebzeiten nicht in ganzen Sätzen reden konnte. Broca, ein Franzose, entdeckte, daß ein Bereich der linken Hirn-

hälfte aus runzeligem Narbengewebe bestand. Broca bezeichnete diesen Teil des Gehirns als Sprachzentrum.

Brocas Entdeckung regte weitere Forschungen an, die an
Tieren betrieben wurden. Mit elektrischen Schlägen stimu-
lierten die Wissenschaftler einzelne Gehirnbereiche, was
bestimmte körperliche Reaktionen hervorrief. So entstand
allmählich eine »Landkarte« des Gehirns, die zeigte, wo
viele der spezialisierten Zentren liegen, die intellektuelle
und körperliche Fähigkeiten steuern.

In den 70er und 80er Jahren unseres Jahrhunderts leistete
Dr. Roger Sperry bahnbrechende Arbeit bei der Untersuchung der linken und der rechten Hirnhemisphäre. Sperry
studierte eine Gruppe von Epileptikern, bei denen das Corpus callosum durchtrennt worden war, der »Balken« bzw.
der dicke Strang aus Nervenfasern, der linke und rechte
Hirnhälfte verbindet. Trotz früherer Forschungen waren
viele Wissenschaftler immer noch der Meinung, das Gehirn
sei eine im wesentlichen undifferenzierte Masse, die als
Ganzes für viele spezialisierte Aufgaben zuständig sei. Das
Corpus callosum galt ihnen als nutzloser Nervenstrang.

Sperry entdeckte, daß die linke und die rechte Gehirnhälfte
unterschiedliche Aufgaben wahrnahmen: Die linke Seite ist
auf die Sprache sowie analytisches, folgerichtiges und logisches Denken spezialisiert; die rechte auf räumliche Beziehungen und ganzheitliches, künstlerisches und intuitives
Denken. Das Corpus callosum vermittelt zwischen den
beiden Hälften, wie ein Verkehrspolizist an einer belebten
Kreuzung. Ohne es würden die beiden Hirnhälften das Leben unabhängig voneinander wahrnehmen und der Mensch
selbst sich vorkommen, als hätte er zwei Gehirne.

Heute wissen wir, daß die rechte Hirnhemisphäre die linke
Körperseite steuert, und umgekehrt. Interessanterweise ist

im Westen die linke Gehirnhälfte dominant, und Rechtshändigkeit kommt häufiger vor als Linkshändigkeit. Diese Präferenz zeigt sich auch in der Sprache. Von »links« werden in vielen europäischen Sprachen Ausdrücke wie »linkisch« und »link« abgeleitet, während aus »rechts« auch das »Recht«, »richtig« und »rechtschaffen« wurden.

Immer mehr weist darauf hin, daß Linkshänder nicht so lange leben wie Rechtshänder. Eine Untersuchung, die gemeinsam von Forschern zweier amerikanischer Universitäten durchgeführt wurde, zeigte, daß linkshändige Baseballspieler durchschnittlich neun Monate früher sterben als rechtshändige. Andere Untersuchungen ergaben, daß Linkshänder generell mehr Unfälle und Krankheiten haben und früher sterben als Rechtshänder.

Interessanterweise sind die Intelligenzunterschiede bei Linkshändern höher: Sie sind öfter zurückgeblieben oder hochintelligent als Rechtshänder, die eher im Mittelfeld der Intelligenzskala rangieren. Auch die Kommunikation zwischen den Hirnhälften ist bei Linkshändern möglicherweise intensiver. Es gibt zwar viele Theorien darüber, warum wir als Kultur die Rechtshändigkeit vorziehen und warum die Sterblichkeitsrate differiert, aber die Wissenschaft steht immer noch vor einem Rätsel.

Ende der 70er und Anfang der 80er Jahre erkannten die Forscher auch Unterschiede zwischen den Gehirnen von Männern und Frauen. Die Experten entdeckten, daß das Gehirn von Männern zwar insgesamt größer ist, Frauen aber ein größeres Corpus callosum haben. Dies führte zu der Theorie, daß die Kommunikation zwischen linker und rechter Hirnhemisphäre bei Frauen intensiver ist, ein Merkmal, das erklären könnte, warum Frauen bei verbalen und sprachlichen Tests im allgemeinen besser abschneiden. Die

Wissenschaftler bemerkten auch, daß Frauen ihre Gefühle eher in Worte fassen können, was vielleicht ebenfalls auf das größere Corpus callosum zurückzuführen ist. Männer andererseits schneiden besser bei Tests ab, bei denen räumliche Beziehungen wahrgenommen werden müssen. Die Forscher spekulierten, daß das kleinere Corpus callosum dafür verantwortlich ist, daß das Gehirn von Männern sich stärker spezialisiert, sie sich mehr auf die rechte Hirnhälfte verlassen und Wahrnehmungen und Empfindungen schlechter in Worte fassen können.

Die Wahrscheinlichkeit, daß das menschliche Bewußtsein und unser unendlich komplexes Universum durch die zufällige Interaktion träger Materie entstanden ist, wurde sehr treffend mit der eines Wirbelsturmes verglichen, der über einen Schrottplatz fegt und dabei zufällig eine Boeing 747 entstehen läßt.

Stanislav Grof

Die Experten weisen jedoch auch darauf hin, daß niemand genau weiß, was diese unterschiedlichen Gehirnstrukturen bedeuten, und daß die geschlechtsspezifischen Unterschiede eher durch die Gesellschaft als durch die Biologie bestimmt werden.

In diesem Zusammenhang sollten wir daran denken, daß die meisten von uns sowieso nur einen Bruchteil ihrer Hirnkapazität nutzen, egal welches Geschlecht sie haben. Die Wissenschaftler behaupten sogar, daß die sechs Fähigkeiten oder Hauptfunktionen des Gehirns (siehe nächster Abschnitt) weit über den Gebrauch hinausgehen, den wir uns gegenwärtig von ihnen machen, was den Autor Arthur Koestler zu der Aussage veranlaßte: »Bei der Erschaffung des menschlichen Gehirns ist die Evolution weit über das Ziel hinausgeschossen.«

Insgesamt ist das Gehirn uns weiter eher unbekannt als bekannt. Nehmen wir zum Beispiel das Gedächtnis. Die Wissenschaftler verstehen immer noch nicht, wo im Gehirn sie es lokalisieren sollen – falls es sich dort überhaupt befindet –, und durch welchen Mechanismus wir Informationen willentlich abrufen können. Niemand weiß, welche Basis Gefühle und Gedanken haben, wie wir harmonische Musik von chaotischen Klängen unterscheiden können oder wie künstlerische Fähigkeiten, synchronistische Phänomene und außersinnliche Wahrnehmungen vom Gehirn übermittelt werden und wieso relativ kleine Teile des Gehirns, etwa der Hypothalamus, an so vielen komplexen und differierenden Aufgaben beteiligt sind.

Weise und Propheten bringen überzeugende Argumente für die Einheit von Körper, Seele und Geist vor. Der Körper, sagen sie, ist die körperliche Manifestation von Seele und Geist. Das Menschsein mit all seinen wunderbaren Fähigkeiten wohnt eher im Äther, der den Körper umgibt und durchdringt, als im Organismus selbst. Falls die Wissenschaft diese Einheit von Seele, Körper und Geist je entdecken sollte, dann durch die Erforschung dieses wunderbaren Organs.

Das Mehrzweckorgan

Das Gehirn hat sechs Hauptfunktionen:

1. Es ist die zentrale Schaltstelle des Körpers. Es erhält in Form von Sinnesimpulsen einen beständigen Strom von Informationen aus dem Körper. Es wertet diese Informationen aus und veranlaßt eine koordinierte biologische

Reaktion, indem es verschiedene Funktionen (endokrines System, Muskeln, Herzschlag und Atmung) sowie bewußte und unbewußte Gedankenprozesse aktiviert oder hemmt. Die meisten Funktionen laufen unbewußt ab, das heißt, ohne daß wir sie bemerken.

2. Es ist das Zentrum des Bewußtseins. Edwin B. Steen und Ashley Montagu definieren in *Anatomy and Physiology, Bd. 2*, das Bewußtsein als »Zustand, in dem man sich der Zeit, des Orts und der eigenen Person sowie in größerem oder kleinerem Ausmaß der körperlichen Prozesse gewahr ist«.

3. Es erhält und interpretiert Sinnesimpulse von jedem Punkt des Körpers sowie von den Sinnesorganen, die Informationen von außerhalb des Körpers aufnehmen. Sehen, Hören, Schmecken, Riechen und Berühren gehen von Stellen außerhalb des Gehirns aus, müssen aber von ihm verarbeitet werden, damit wir die entsprechenden Informationen registrieren. (Siehe die Kapitel über die einzelnen Sinnesorgane in Teil III.)

4. Es initiiert willentliche Handlungen. Jede bewußte Handlung wird vom Gehirn initiiert, koordiniert und registriert.

5. Es ist Schalt- und Verarbeitungsstelle für alle Gefühle, Bedürfnisse, Triebe und Instinkte.

6. Es ist der Sitz der intellektuellen Aktivität. Wahrnehmung, Erkenntnis, Urteilskraft, logisches Denken, Gedächtnis und Lernen bilden die Grundlage jeglicher Intelligenz und finden im Gehirn statt.

Das im Schädel gelegene Gehirn ist das wichtigste Organ des zentralen Nervensystems. Seine Ergänzung ist das Rückenmark (siehe das Kapitel über das Nervensystem). Sein Ge-

wicht beträgt bei Erwachsenen zwischen 1 und 2 Kilogramm
und ist unter anderem, wie auch seine Größe, vom Geschlecht abhängig: Das Gehirn eines Mannes ist im Mittel etwas größer als das einer Frau – es wiegt durchschnittlich
1375 Gramm, gegenüber 1245 Gramm bei Frauen. Niemand weiß, was dieser Unterschied bedeutet und ob er
überhaupt etwas bedeutet. Die Größe des Gehirns ist ein In-
dikator für die allgemeine Intelligenz, aber nicht der einzige. Die Forscher weisen darauf hin, daß die größten menschlichen Gehirne sich bei zurückgebliebenen Erwachsenen
finden. Steen und Montagu kommen jedoch auch zu der
Feststellung: »Das Gehirngewicht bedeutender Menschen
liegt oft über dem Durchschnitt.«

Kleinste Funktionseinheit des Gehirns ist das Neuron, eine
winzig kleine Zelle, die einem Tintenfisch mit einem besonders langen Armfortsatz gleicht, der als Axon oder Neurit
bezeichnet wird. Das Axon endet an anderen Neuronen und
ermöglicht so die Weiterleitung von Nervensignalen von einer Zelle zur anderen. Wenn im Zellkörper des Neurons ein
Nervenimpuls erzeugt wird und zum Ende des Axons wandert, führt er zur Abgabe einer chemischen Substanz, eines
sogenannten Neurotransmitters, in den Raum zwischen den
Neuronen; sobald der Neurotransmitter das benachbarte
Neuron berührt, veranlaßt er es dazu, seinerseits einen Impuls durch sein Axon zu schicken, der wiederum die Ausschüttung eines Neurotransmitter anregt. Die Neuronen
geben die Informationen also weiter wie eine Kette von Feu-
erwehrleuten einen Eimer Wasser. Und ähnlich wie bei einer solchen Kette hängt das gesunde Funktionieren des Gehirns davon ab, daß genügend chemische Neurotransmitter
vorhanden sind. Dies kann, wie wir sehen werden, zum
Problem werden, vor allem bei Parkinsonpatienten.

Es gibt verschiedene Neurotransmitter, die im Gehirn jeweils unterschiedliche Reaktionen auslösen. Serotonin sorgt für Wohlbefinden und Entspannung. Es verstärkt unsere Konzentrationsfähigkeit und veranlaßt einen tiefen und erholsamen Schlaf. Dopamin fördert Wachheit und Aggression. Es wird oft vom Gehirn ausgeschüttet, wenn wir vor einer Schwierigkeit stehen und wacher sein müssen. Azetylcholin, ein weiterer Transmitter, unterstützt das Gehirn bei der Aufrechterhaltung einer koordinierten Motorik. Bei einem niedrigen Azetylcholinspiegel kommt es zu ruckartigen, unkoordinierten Bewegungen, die, wenn sie ein akutes Stadium erreichen, zu Lähmungen führen können.

Wie wir später sehen werden, wird das Vorhandensein dieser Neurotransmitter stark durch die Nahrung beeinflußt, die wir zu uns nehmen. Dr. John D. Fernstrom vom Massachussetts Institute of Technology meint: »Es wird immer deutlicher, daß Chemie und Funktionsweise des Gehirns durch eine einzige Mahlzeit beeinflußbar sind.«

Ein Wunder integrierter Schaltung

Trotz der starken Spezialisierung des Gehirns sind alle seine Teile voneinander abhängig. Nervenimpulse schießen in Sekundenbruchteilen durch es hindurch und verbinden und koordinieren relativ entfernt liegende Bereiche, damit der Körper richtig funktionieren kann. Eigentlich ist das Gehirn ein Wunder integrierter Schaltung. Paradox ist auch, daß es stark spezialisiert, aber gleichzeitig sehr generalisiert ist.

Das Gehirn kann, grob gesagt, in drei Bereiche eingeteilt

werden: in den Hirnstamm, das Kleinhirn (die entwicklungs-
geschichtlich ältesten zwei Teile des Gehirns) und das Großhirn (den jüngsten und am höchsten entwickelten Bereich).
Im Großhirn liegen vier Hirnlappen bzw. Bezirke, die unterschiedliche Aufgaben wahrnehmen.

Sie brauchen nur Bettruhe. Wenn wir die Natur lassen, wird sie
sich um alles andere kümmern. Unsere Ungeduld verdirbt alles.
Die meisten Menschen sterben an ihren Behandlungen, nicht an ihren Krankheiten. *Molière*

Der an der Gehirnbasis liegende röhrenähnliche Hirnstamm
verbindet das Rückenmark mit dem Corpus callosum und
dem Großhirn und also die unteren mit den oberen Bereichen des Gehirns. Der Hirnstamm ist für unwillkürliche Bewegungen und die Erhaltung des Gleichgewichts wichtig
und übermittelt sensorische Informationen. Die einzelnen
Funktionen werden in vier Bereichen wahrgenommen: Das
verlängerte Mark (Medulla oblongata) reguliert Herzschlag,
Atmung und Blutdruck. Die oval ausgebuchtete Brücke
(Pons), die das verlängerte Mark mit den oberen Bereichen
des Gehirns verbindet, enthält sensorische und motorische
Nerven, die Bewegungsbefehle und Sinnesinformationen
nach oben und unten weiterleiten. Das Mittelhirn, das zur
Erhaltung des Gleichgewichts beiträgt, ist für viele Reflex-
handlungen zuständig, erhält Nervenimpulse von der Netzhaut und anderen Sinnesorganen und gibt sie an die oberen
Bereiche des Gehirns weiter. Der Hypothalamus ist ein winziges Organ – er wiegt nur vier Gramm, ungefähr drei Tau-
sendstel des gesamten Gehirngewichts –, besitzt aber sehr
wichtige Funktionen. Durch die Aussendung von Nerven-

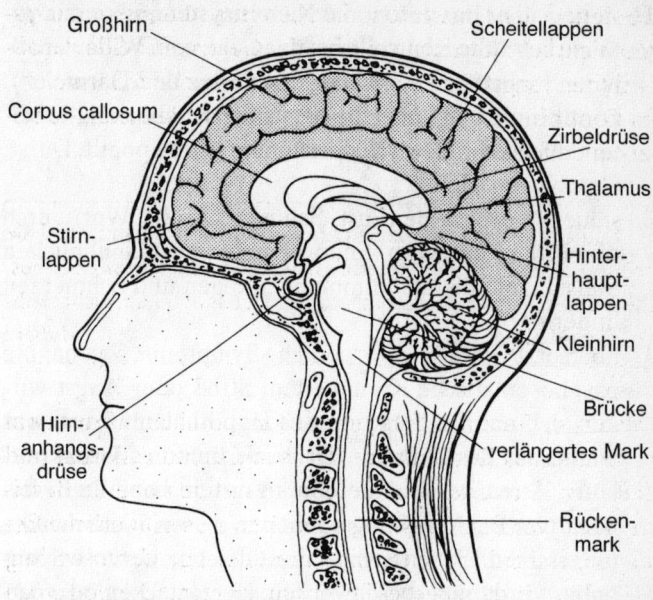

Großhirn

Scheitellappen

Corpus callosum

Zirbeldrüse

Thalamus

Stirn-
lappen

Hinter-
haupt-
lappen

Kleinhirn

Brücke

verlängertes Mark

Hirn-
anhangs-
drüse

Rücken-
mark

Abb. 14: Das Gehirn – Trotz jüngster medizinischer und wissenschaftlicher Fortschritte ist das Gehirn immer noch eher unbekannt als bekannt. Es speichert Erinnerungen, empfängt und bewertet einen beständigen Strom von Sinneseindrücken, fungiert als Zentrum des Bewußtseins, initiiert und koordiniert willentliche Handlungen, ist Schaltstelle für Gefühle, Bedürfnisse, Triebe und Instinkte und Sitz der intellektuellen Aktivität (Wahrnehmung, Erkenntnis, logisches Denken, Lernen). Die Art und die Geschwindigkeit, mit der es all diese Aufgaben vollbringt, lassen jedes vorstellbare Computermodell hinter sich.

impulsen und die Abgabe von Hormonen schickt er – wie ein Eisenbahningenieur, der Züge zu verschiedenen Zielen in Gang setzt –, Signale durch den ganzen Körper, die wiederum auf andere Systeme steuernd einwirken. Der Hypothalamus:

1. steuert über das autonome Nervensystem, über das wir keine bewußte Kontrolle besitzen, die vom Willen unabhängig arbeitenden Organe, etwa Herz und Darm;

2. kontrolliert viele allgemeine, willensunabhängig arbeitende Systeme, etwa Körpertemperatur, Appetit, Durst, Geschlechtstrieb;

3. steuert die Gefühle (Lust, Schmerz, Angst, Wut) durch die Produktion von Endorphinen, morphinähnlichen Substanzen, die die Stimmung anregen und Schmerzen lindern;

4. übersetzt Gefühle in körperliche Symptome, sogenannte psychosomatische Krankheiten. Streß oder Angst wirken sich auf die Funktion des Hypothalamus aus, was wiederum das Nerven-, Drüsen-, Immun-, Herzkreislauf-, Atmungs- und Verdauungssystem beeinflußt. Bei negativer Beeinflussung können in diesen Systemen die unterschiedlichsten Symptome auftreten: nervöse Spannung, Verdauungsbeschwerden, Herzattacken oder Tumoren;

5. koordiniert Nerven- und Drüsensystem durch die Abgabe von Hormonen, die die Produktion anderer Hormone anregen. Das Nervensystem benutzt Hormone, um Blutdruck, Herzschlag und Atmung zu beeinflussen. Dies ist bei negativem Streß (wir treffen im Wald auf einen Bären) und positivem Streß (ein Spiel spielen, sexuelle Erregung) der Fall;

6. steuert den Schlaf. Der Hypothalamus aktiviert die Hirnbereiche, die den Übergang vom Schlaf zum Wachsein induzieren, und hemmt sie, wenn wir müde sind und schlafen müssen.

(Andere im Gehirn befindliche Drüsen – die Zirbel- und die Hirnanhangdrüse – werden im Kapitel über das endokrine System beschrieben.)

Das Kleinhirn, das sich über und hinter dem Hirnstamm befindet, besteht aus zwei Lappen, die von vielen kleinen Falten durchzogen werden. Es ist der älteste, ursprünglichste Teil des Nervensystems, der für viele instinktive und komplexe unwillkürliche Bewegungen zuständig ist.

Zu deren Ausführung verfügt das Kleinhirn über eingebaute Programme, die die verschiedensten Muskeln, Nerven und Knochen koordinieren. Wenn Sie zum Beispiel nur die Hand zum Gesicht heben, müssen über 50 Muskeln koordiniert werden, die in Arm und Hand 30 Knochen in Bewegung setzen. Sie erleben diesen Vorgang als geschmeidig und fließend, aber er erfordert die komplexe Abstimmung von Vorgängen, deren Art und Dauer unterschiedlich sind.

Das Kleinhirn koordiniert auch Haltung, Gleichgewicht und Muskeltonus. Es ist für die gesamte Motorik sehr wichtig, insbesondere die komplexen und schnellen Bewegungen von Sportlern, Schauspielern, Tänzern usw.

Das Großhirn ist das, was man sich gemeinhin vorstellt, wenn man ans Gehirn denkt: ein großes, schwammartiges Gebilde, das wie der Kopf eines Champignons aussieht und von weichen Windungen (Gyri) und Furchen (Sulci) durchzogen wird. Durch sie hat das Gehirn auseinandergefaltet eine Oberfläche von ungefähr 2.500 cm^2. Das Großhirn macht fünf Sechstel des gesamten Gehirns aus. Es ist in der Scheitellinie in zwei Hälften (Hemisphären) getrennt, die in vier weiter unten beschriebene Hirnlappen geteilt sind.

Die als Großhirnrinde bezeichnete Oberfläche ist durchschnittlich 3 mm dick. Sie besteht aus den berühmten

»grauen Zellen«, die oft mit der Intelligenz eines Menschen gleichgesetzt werden; tatsächlich finden viele komplexe intellektuelle Aktivitäten in ihr statt, die sich, nach Funktionen gegliedert, auf die vier Hirnlappen verteilen: den Stirn-, den Scheitel-, den Schläfen- und den Hinterhauptlappen.

Am größten ist der Stirnlappen; er erstreckt sich von der Schädelmitte in Richtung Stirn und füllt den ganzen vorderen Bereich aus. In einem Band, das von der Schädelmitte beidseits nach unten verläuft, befindet sich das motorische Rindenfeld, das für die Kontrolle aller Muskeln im Körper zuständig ist. Es steuert alle Bewegungen vom Mund über Zunge, Gesicht, Augen, Hals, Arme und Finger bis zu den Beinen und Zehen.

In einem kleinen Bezirk in der linken Hirnhemisphäre des Stirnlappens liegt das Sprachbildungszentrum, in dem bestimmte Klänge als Worte erkannt werden. Der Stirnlappen beherbergt auch die Fähigkeit, zu planen und geistige Bilder zu erzeugen.

Unser Körper besteht nicht aus Organsystemen, die von einem autoritären Gehirn gesteuert werden, das von unserem Herzen, unseren Gefühlen und unseren Vorstellungen getrennt ist. Vielmehr sind wir eine komplexe physische Manifestation unserer Gedanken, Eßgewohnheiten, Beziehungen, Eltern, Gruppenzugehörigkeiten, Hoffnungen und Träume.　　　　*Christiane Northrup*

Ein Großteil dessen, was vor dem motorischen Zentrum liegt – dem größten Abschnitt des Gehirns –, ist für die Forscher jedoch immer noch ein Geheimnis. Anthony Smith berichtet in seinem Buch *The Body*, daß, auch wenn große Teile dieses Rindenfeldes von Chirurgen weggeschnitten werden, das Verhalten der Patienten sich hinterher nur geringfügig ändert. Sie reagieren sehr empfindlich auf Kritik, sind antriebsschwach und können sich schlechter konzentrieren als vorher. Ansonsten scheint es ihnen gutzugehen. Wenn jedoch der motorische Kortex angetastet wird, kommt es zu Lähmungen.

Der Scheitellappen liegt hinter dem Stirnlappen. Er ist zuständig für die Körpersensibilität, etwa Berührung, Druck, Temperatur und Körperposition.

Der Schläfenlappen liegt seitlich am Schädel, ungefähr da, wo das Ohr ist. Er kontrolliert das Hörvermögen und stellt fest, woher Klänge kommen. Der linksseitige Schläfenlappen ist zuständig für das linke Ohr, der rechte für das rechte Ohr. Im Schläfenlappen werden auch die Worte formuliert, bevor wir sie aussprechen.

Smith weist darauf hin, daß der am Hören beteiligte Bereich relativ klein ist, weshalb die Wissenschaftler darüber rätseln, welche Aufgaben der restliche Schläfenlappen hat. Manche glauben, daß er mit dem Gedächtnis zu tun hat.

Der in der Großhirnrinde unten gelegene Hinterhauptlappen kontrolliert das Sehvermögen. Entsprechend zum Hörvermögen wird die Sehkraft des rechten Auges vom rechtsseitigen Hinterhauptlappen gesteuert, die des linken Auges vom linksseitigen Bereich. Der Hinterhauptlappen beherbergt auch das Lesezentrum, in dem Worte erkannt und die Informationen dann zwecks Interpretation an den Stirnlappen weitergeleitet werden.

Das limbische System, der stammesgeschichtlich älteste Bereich des Gehirns, liegt wie ein Saum um den Hirnstamm herum und spielt eine wichtige Rolle bei der Steuerung der Emotionen. An Emotionen sind zwei Prozesse beteiligt: erstens ein inneres subjektives Empfinden und zweitens eine Reaktion auf dieses Empfinden, seine Bewertung – ob es uns angenehm oder unangenehm ist – und die Assoziationen, die es auslöst. Beide Prozesse finden im limbischen System statt.

Das limbische System ist auch eng mit dem Geruchssinn verknüpft. Anregende Gerüche lösen sehr viele Assoziationen aus. Der Geruch hängt daher eng mit dem Gedächtnis zusammen. (Siehe das Kapitel *Riechen*.) Nach Verletzungen des limbischen Systems kommt es zu ausgeprägten Gefühlsveränderungen: Angst, Wut, Aggression, Passivität, Schmerz, Lust und der Sexualtrieb nehmen extrem zu oder ab.

Hirnaktivität und Ernährung

Forscher am Massachusetts Institute of Technology (MIT) haben entdeckt, daß Chemie und Funktion des Gehirns stark durch das beeinflußt werden, was wir essen. Dr. Judith Wurtman zufolge, die diese Untersuchungen leitet, bewirken drei Gruppen von Nahrungsmitteln relativ schnelle und beeindruckende Veränderungen der Hirnaktivität:

- Kohlenhydrate (die sich vor allem in Getreide, Gemüse und Zucker befinden) fördern Ruhe und Konzentrationsfähigkeit und vermindern Angst und Streß.
- Proteine (die sich vor allem in tierischen Nahrungsmitteln finden) führen zur vermehrten Ausschüttung der Gehirnchemikalien, die den Körper stimulieren und energetisieren.
- Koffein wirkt ähnlich wie Protein.

Nach dem Verzehr von Getreide, Getreideprodukten und Gemüse nehmen die Blut- und Gehirnwerte einer Aminosäure namens Tryptophan zu, sagt Wurtman. Tryptophan wiederum regt die Produktion des Neurotransmitters Serotonin an, der ein Gefühl der Ruhe erzeugt, Angst und Streß reduziert und die Einschlafneigung fördert.

»Menschen, die beruhigende Nahrungsmittel essen, berichten durchgängig, daß sie sich nach einer Mahlzeit entspannter, konzentrierter, weniger gestreßt und weniger zerstreut fühlen«, sagt Wurtman. »Die subjektive Einschätzung der freiwilligen Versuchspersonen wurde durch Tests bestätigt.«

Der anregende Stoff in Getreide und Zucker ist die Glukose. Die in Kohlenhydraten befindliche Glukose wird im Körper in Blutzucker verwandelt, wenn es zu einer chemischen Reaktion mit Insulin kommt, einem von der Bauchspeicheldrüse bei der Verdauung produzierten Hormon. Auch Fruchtzucker, der Fruktose enthält, wird im Blut nach und nach in Glukose verwandelt. Wurtman zufolge ist der Vorgang jedoch zu langsam, um Gehirnchemie und Stimmung merklich zu verändern.

Andere Forschungen am MIT haben gezeigt, daß Leute mit Übergewicht Zucker zuweilen als Sedativ benutzen, um sich wohl zu fühlen. Wenn die Wirkung des Zuckers abnimmt, kommen Angst oder Unruhe allerdings wieder. Langfristig ist die Verwendung von Zucker – einem im Vergleich zu den langkettigen komplexen Kohlenhydraten, die sich in Vollkorngetreide befinden, einfachen Kohlenhydrat – eher schädlich. Durch Zucker schwankt der Blutzuckerspiegel stark hin und her und ist dann ab und zu auch im Gehirn »im Keller«. Bei einem niedrigen Glukosespiegel wird das Gehirn müde und funktioniert schlechter. Dieser Zustand, der als Hypoglykämie bekannt ist, wird mit einem niedrigen Blutzuckerspiegel, dem Verlangen nach Süßigkeiten, starken Stimmungsschwankungen, Depression und Angst in Verbindung gebracht.

Proteinreiche Nahrungsmittel regen die Produktion der Neurotransmitter Dopamin und Noradrenalin an. Sie veranlassen Menschen dazu, »schneller zu denken, schneller auf Reize zu reagieren und aufmerksamer und motivierter zu sein und mehr geistige Energie zu haben«, sagt Wurtman. »Die Leute trauen sich zu, auch große Probleme bewältigen zu können, weil ihre ›Gehirnpower‹ zugenommen hat.«

Wurtman empfiehlt, fettreiche Proteinquellen zu meiden, weil Fett die Wachsamkeitsreaktion des Proteins herabsetzt und zahlreiche schwere Krankheiten verursacht. »Die proteinhaltigen Nahrungsmittel sollten nur wenig Fett und/oder Kohlenhydrate enthalten, wenn Sie schnell wach, voller Energie und motiviert sein wollen«, sagt sie.

Koffeinhaltige Getränke, etwa Tee und Kaffee, regen die Produktion von Dopamin und Noradrenalin an. Leistungstests mit Freiwilligen haben durchgängig ergeben, daß Reaktionszeit, Reaktionsbereitschaft und geistige Wachheit nach ein oder zwei Tassen Kaffee besser sind. Von mehr als zwei Tassen rät Wurtman jedoch ab.

Erkrankungen des Gehirns

Die Ursachen für eine Erkrankung des Gehirns können in verschiedene Kategorien eingeteilt werden, etwa angeborene Defekte, Verletzungen, Tumoren, Infektionen und eine mangelhafte Durchblutung.

– *Genetische Defekte:* Dazu gehören verschiedene Störungen, die während der Schwangerschaft in Gang gesetzt werden und sich vor oder nach der Geburt zeigen. Das Tay-Sachs-Syndrom ist eine bei Kindern auftretende fortschreitende Krankheit, bei der es zu einer Verschlechterung der Sehkraft bis hin zu Blindheit und geistigem Verfall kommt. Die Patienten sterben nach 2 bis 3 Jahren. Das mit einer geistigen Behinderung und charakteristischen Gesichtszügen verbundene Down-Syndrom (Mongolismus) führt in den Teenagerjahren oder im mittleren Alter zum Tod.

– *Infektionen:* Eine Gehirnentzündung (Enzephalitis) wird im allgemeinen durch Viren ausgelöst, meist Tollwutviren oder Herpes simplex. Eine Gehirnhautentzündung (Meningitis) wird durch Bakterien verursacht.

– *Degenerative Krankheiten:* Bei multipler Sklerose wird das Myelin, eine die Nerven umhüllende Schicht, allmählich zerstört. (Siehe das Kapitel über das Nervensystem.) Bei der Alzheimer-Krankheit kommt es zu einer fortschreitenden Degeneration bzw. einem Schrumpfen von Hirngewebe. Das Gehirn funktioniert immer schlechter, die Körperkontrolle geht allmählich verloren. Die Krankheit ist für über 75 % aller Fälle von Altersschwachsinn verantwortlich. Die genaue Ursache der Krankheit ist noch unbekannt. Möglicherweise ist für den Ausbruch eine Aluminiumvergiftung mitverantwortlich. Eine wirksame Behandlung gibt es bislang nicht.
Bei der Parkinson-Krankheit gehen die in den Basalganglien liegenden motorischen Felder des Gehirns langsam zugrunde. Es kommt zu Muskelzittern, einer starren Haltung und einem unausgeglichenen Gang. Eine wirksame Behandlung ist bislang nicht bekannt.

– *Erkrankungen der Blutgefäße im Gehirn:* Eine fett- und
cholesterinreiche Ernährung verursacht Arteriosklerose,
das heißt Cholesterinablagerungen in den zum Gehirn
führenden Arterien. Deren Durchgänge werden dadurch
enger, so daß die Blut-, Sauerstoff-, und Glukoseversor-
gung des Gehirns abnimmt. Schließlich ist die Zufuhr völlig blockiert; ein Teil des Gehirns erstickt – es kommt zum
Schlaganfall. Je nach der Lage der betroffenen Arterie
und der Funktion des versorgten Gehirnbereichs kann
ein Schlaganfall zum Tod oder zu einer dauernden Behinderung führen. Aufgrund der unzureichenden Blut- und
Sauerstoffversorgung arbeitet das Gehirn jedoch auch
vorher schon schlechter; Vitalität, geistige Regsamkeit
und allgemeines Wohlbefinden nehmen ab. Die vom Blut
geleistete Sauerstoffversorgung des Gehirns wird durch
die fortschreitende Arteriosklerose beeinträchtigt. Durch
eine fett- und cholesterinreiche Ernährung kleben die roten Blutkörperchen aneinander und verhindern einen
ausreichenden Sauerstofftransport. Das Gehirn funktioniert immer schlechter. Schließlich kann eine Arteriosklerose zu Altersschwachsinn führen.

Seit vielen Jahren weist Nathan Pritikin, der Vorkämpfer
für eine fett- und cholesterinarme, aber an komplexen Kohlenhydraten reiche Ernährung darauf hin, daß die Gehirn-
tätigkeit durch den Verzicht auf fett- und cholesterinreiche
Lebensmittel verbessert wird. Er meint, daß das Gehirn eine
optimale Versorgung mit Sauerstoff und Glukose braucht
und daß eine verringerte Zufuhr seine Effizienz beträchtlich
vermindert.
Um dies zu beweisen, legte Pritikin Leuten, die in seine
Klinik, das »Zentrum für Langlebigkeit«, in Kalifornien ka-

men, vor und nach dem Aufenthalt zwei Minuten lang einfache Rechenaufgaben vor. Er stellte fest, daß die Testpersonen nach einem mindestens zweiwöchigen Aufenthalt – bei dem sie fettarm aßen und täglich Sport trieben, was das Gehirn optimal durchblutete – sehr viel besser abschnitten.

Auch wenn wir die Verbindungen jeder erregten Nervenfaser, jedes Axons und jedes Dendriten in allen je vorhandenen Arten von Lebewesen kennen würden, alle Neurotransmitter und die Milliarden unterschiedlicher Vernetzungsmöglichkeiten jedes Gehirns, das je existierte, könnten wir durch die Untersuchung des Gehirns allein trotzdem nicht – nie – wissen, ob dieses Gehirn ein Bewußtsein hat, das dem unseren gleicht. *Julian Jaynes*

»Ein seltsames Organ«

Für die Chinesen gehört das Gehirn zu den »seltsamen« Organen; die anderen sind das Knochenmark, die Gebärmutter, die Blutgefäße, die Knochen und die Gallenblase. Außer für die Gallenblase gibt es für diese »seltsamen« Organe keine eigenen Heilverfahren. Vielmehr wird untersucht, wie andere Organe sie beeinflussen und wo sie auf dem Yin-Yang-Spektrum einzuordnen sind.

Das Gehirn kann als steuerndes Zentrum verstanden werden, aber andere Organe stellen ihm das Rohmaterial, bestimmte Fähigkeiten und sogar Gefühle zur Verfügung. Damit das Gehirn richtig funktionieren kann, muß der Körper gesund und in Harmonie sein. Die östliche Medizin meint, daß es eher auf die generelle körperliche Verfassung reagiert, als daß es sie verursacht.

298   *Teil II: Die Organe*

Ein klares und konzentriertes Denken zum Beispiel, das im Westen als Funktion des Gehirns betrachtet wird, hängt im Osten von einer gesunden Darmtätigkeit ab. Eine Verstopfung blockiert oder verlangsamt das Denken – die Gedanken können nicht mehr frei fließen –, während Durchfall zu einem wirren, zusammenhanglosen oder »abgehobenen« Denken führt. Ein Reizkolon löst extremes Verhalten aus – Stimmungswechsel, schnelle Einsichten und dann wieder blockiertes Denken. Ein gesunder Darm sorgt für einen klaren Kopf.

Das Gehirn ist ein großes Knäuel mit vielen verwickelten Fäden.

Sir Charles Sherrington

Ein gutes Gedächtnis hängt von einer gesunden Lebertätigkeit ab; eine schwache Leber schränkt das Erinnerungsvermögen ein. Diese Zuordnung hängt möglicherweise mit der Aufgabe der Leber zusammen, das Blut zu reinigen und so die Tätigkeit des Immunsystems sicherzustellen. Die Leber muß sich an die Antistoffe für viele tausend Toxine, Bakterien und Viren »erinnern«, die in den Körper eindringen, und sie produzieren. Die Leber wird auch mit den Augen und der Sehkraft in Verbindung gebracht. Das Identifizieren von Gesehenem geschieht durch das Gedächtnis und wird daher durch eine gut arbeitende Leber unterstützt.

»Die Leber hat das Amt eines militärischen Planers inne, der sich durch strategische Vorbereitungen auszeichnet«, sagt der Gelbe Kaiser. Die Fähigkeit des Gehirns, zu planen oder Strategien zu entwerfen, hängt daher von der Leber ab. Menschen, denen das Vorausplanen schwerfällt, haben eine schwache Leber, sagen die Chinesen. Dies hängt wahr-

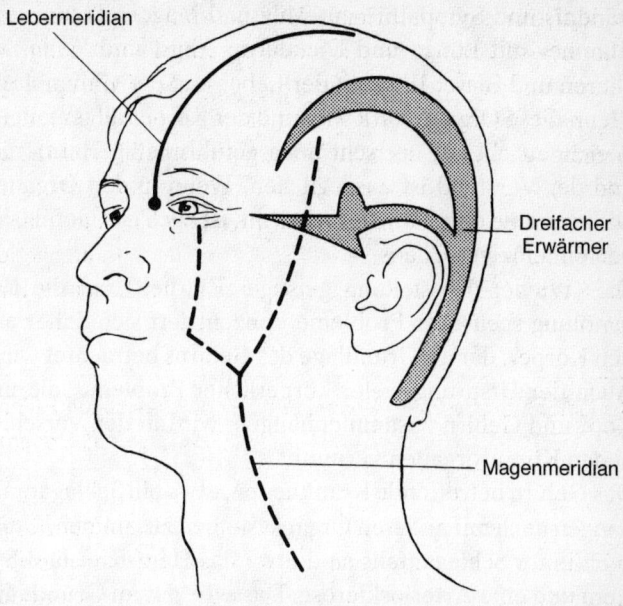

Lebermeridian

Dreifacher Erwärmer

Magenmeridian

Abb. 15: Die Ursachen von Kopfschmerzen im Meridiansystem – Welcher Bereich des Kopfs schmerzt, kann auf den Ursprung der Disharmonie hinweisen. Traditionelle chinesische Heiler stellen eine Kopfschmerzdiagnose, indem sie untersuchen, ob der Schmerz sich am Meridian für den Dreifachen Erwärmer befindet (der bogenförmig hinter den Ohren und dann zu den Schläfen verläuft), am Magenmeridian (der unter den Augen beginnt, zum Kiefer und dann zu Schläfen verläuft) oder am Lebermeridian (der vom Augenwinkel zum Nacken verläuft).

scheinlich damit zusammen, daß in der Leber sehr viel Blut gespeichert ist; es wird als Ressource betrachtet, die vorsichtig behandelt und je nach Bedarf abgegeben werden muß. Wir haben bereits gesehen, daß Gefühle und geistige Verfassungen von bestimmten Organen ausgehen. Freude und Hysterie hängen mit Herz und Dünndarm zusammen; Ver-

ständnis und Sympathie mit Milz und Magen; Trauer und
Kummer mit Lunge und Dickdarm; Angst und Wille mit
Nieren und Blase; Wut mit der Leber und der Gallenblase.
Wenn diese Organe stark sind und der Körper allgemein im
Gleichgewicht ist, herrscht auch gefühlsmäßig Harmonie,
und der Verstand ist ausgeglichen. Wenn in den Organen
Disharmonie oder Aufruhr herrscht, ist auch das Gefühlsle-
ben ein einziges Chaos.

Die (Wieder-)Herstellung geistiger Klarheit und die Behandlung seelischer Probleme konzentriert sich daher auf
den Körper, der als Grundlage des Gehirns betrachtet wird.
Auch der Ursprung vieler körperlicher Probleme, die mit
Kopf und Gehirn zusammenhängen, wird in den verschiedenen Körperorganen vermutet.

Das Gehirn betreffende Krankheiten, etwa ein Schlaganfall,
hängen auch mit anderen Organsystemen zusammen. Ursachen eines Schlaganfalls sind etwa das Herz-Kreislauf-Sy-
stem und eine Arteriosklerose. Dasselbe gilt im Grunde für
einen Herzanfall. Der Ort, an dem die Krankheit sich
schließlich akut manifestiert, hängt von der Art der Yin-
Yang-Disharmonie ab.

Kopf- und Gehirnbereich sind im Verhältnis zum übrigen
Körper eher als Yang einzustufen. Sie befinden sich im oberen Teil des Körpers, der dem Himmel entspricht. Die Füße
dagegen gelten als Yin und entsprechen der Erde.

Zu viele »ausdehnende« Nahrungsmittel, Getränke und
Aktivitäten äußern sich im allgemeinen als Beschwerden im
Kopfbereich, weil ihre Wirkung nach oben und außen geht
und also den Kopf in Mitleidenschaft zieht. Alkohol zum
Beispiel, der sehr »ausdehnend« ist, beeinflußt die Hirntätigkeit sehr stark. Drogen, die noch »ausdehnender« sind –
sie werden manchmal als bewußtseinserweiternd bezeich-

net – beeinflussen das Gehirn noch extremer. Drogen verwirren und verändern die Wahrnehmung. Zucker und Gewürze sind zwar weniger extrem als Alkohol und Drogen, beeinflussen die Hirntätigkeit aber ebenfalls. Zucker erhöht den Serotoninspiegel im Gehirn, was zur Folge hat, daß der Verstand entspannter und konzentrierter ist und man sich insgesamt wohler fühlt.

Für beide Weltanschauungen, die östliche und die westliche, ist das Gehirn immer noch das geheimnisvollste aller Organe. Die Erfahrung sagt uns aber auch, daß es am stärksten vom übrigen Körper abhängig ist. Wenn wir nicht genug geschlafen oder gegessen haben oder uns krank fühlen, funktioniert das Gehirn schlechter. Daher gaben östliche Weise den Rat: Sorgt gut für euren Körper, dann funktioniert auch der Verstand.

Teil III
DIE SINNE

Im Westen halten wir die Sinne für objektive Quellen der Erkenntnis. Unsere Wissenschaften beruhen auf dem, was im Labor *beobachtet* werden kann. Wir benutzen die Sinne, um über das Informationen zu erhalten, was *außerhalb* des Körpers geschieht. Die Augen sehen die Welt; die Ohren hören sie; die Zunge schmeckt sie; die Nase riecht sie; die Haut berührt sie. Wir nehmen diese Informationen und quantifizieren sie – wir zerlegen sie in meßbare Einheiten, in Zentimeter, Gramm, Dezibel oder Atome. Daher betrachten wir die Wirklichkeit als mehr oder wenig beständig. Mit Hilfe der Sinne geben wir die äußere Welt an unser Inneres weiter. Wir glauben, daß ein Chaos entstünde, wenn die Realität nicht objektiv wäre. Wir könnten nicht Auto fahren, ohne uns gegenseitig umzubringen; wir könnten weder kommunizieren noch beobachten, noch die Gesetze befolgen. Die Gesellschaft würde zusammenbrechen.

Im Orient ist es umgekehrt. Die wichtigsten Aspekte der Realität sind innerlich und subjektiv. Natürlich glaubt auch ein orientalischer Heiler, daß die Sinne Informationen aus der äußeren Umgebung vermitteln, aber die Fähigkeit, das wahrzunehmen, was wirklich geschieht, hängt völlig von der inneren Verfassung ab. Wenn zehn Leute dasselbe Ereignis beobachten, berichten sie hinterher über zehn verschiedene Erfahrungen, wie der Film *Rashomon* so eindrucksvoll darstellt. Das, was wir erleben, ist letztendlich eine subjektive Realität, sagen die Menschen im Orient.

Mehr noch, die Sinne transformieren die innere Welt und verändern dadurch unsere Fähigkeit, weitere Informationen wahrzunehmen. Gerüche zum Beispiel können Erinnerungen auslösen und Stimmungen verändern; Farben wekken Sensibilität und Wachheit; Geschmacksrichtungen stärken oder schwächen Organe; Klänge verwandeln uns, wie jeder weiß.

Die Sinne verändern Körper und Geist. Sie spielen mit der Seele. Was wir wahrnehmen, beeinflußt unsere innere Verfassung und verbessert oder verschlechtert dadurch unsere Fähigkeit, dieses Ereignis weiter wahrzunehmen. Wir gehen im Wald oder am Strand spazieren, sind beflügelt und haben wunderbare Eingebungen. Oder wir sind schockiert über schreckliche Gewalt und verfallen in dumpfe Besorgnis. In beiden Fällen wird unsere Empfindungsfähigkeit verändert. Eine bestimmte Musik inspiriert uns, andere Klänge machen uns depressiv oder ängstlich. Wenn wir die Welt spüren, interagieren wir mit ihr und werden dabei selbst verändert.

Orientalische Heiler benutzen diese geheimnisvolle Wahrheit bei ihrer Arbeit. Die Sinne sind Werkzeuge, die vom inneren Selbst verwendet werden können. Was wir spüren, kann unsere Gesundheit stärken oder schwächen. Wie wir sehen werden, haben orientalische und alternative Heiler durchdachte Systeme entwickelt, die ausschließlich auf die Sinne zurückgreifen.

Wir möchten mit diesem Buch Brücken bauen, zwei Weltanschauungen zusammenbringen. Wir möchten die Beiträge von Ost und West verstehen und erkennen. Der gegensätzliche Blick auf das Leben ist Ausdruck von unterschiedlichen

Aspekten der Erfahrung. Wir alle erleben objektive und subjektive Formen der Realität. Die Gegenüberstellung von Ost und West zeigt unterschiedliche Schwerpunkte, die aber beide bereits in uns vorhanden sind. Den Hinweisen auf sie wollen wir bei der folgenden Darstellung der Sinnesorgane nachgehen.

18. Riechen

> Ich möchte die Frage aufwerfen, ob die zwangs-
> läufige Verkümmerung des Geruchssinns infol-
> ge der Abwendung des Menschen von der Erde
> und die durch sie verursachte organische Ver-
> drängung der Riechlust nicht in hohem Maß an
> der Veranlagung des Menschen zu nervösen
> Krankheiten beteiligt ist.   *Sigmund Freud*

Von allen Sinnen ist der Geruchssinn der empfindlichste und vielleicht der älteste. Wir können Tausende von Gerüchen und Düften unterscheiden und uns für den Rest unseres Lebens an sie erinnern. Untersuchungen haben gezeigt, daß Säuglinge ihre Mutter am Geruch erkennen und ebenso Mütter ihre Babys. Vier geruchstragende Moleküle reichen aus, damit wir einen bestimmten Geruch erkennen; trotzdem wissen die Forscher immer noch nicht genau, wie Gerüche unterschieden oder erinnert werden.

Erfahrungen sind weitgehend, wenn nicht generell, mit Gerüchen gekoppelt, auch wenn wir uns ihrer nicht bewußt sind. Daher werden beim »richtigen« Geruch sofort Erinnerungen und mit ihnen zusammenhängende Gefühle wachgerufen. Auf dem Weg zur Arbeit beschäftigen uns unmittelbare Probleme, aber wenn wir dann an einer Bäckerei vorbeikommen, löst der Geruch nach frischem Brot unversehens Kindheitserinnerungen aus.

Gerüche wecken so lebendige Erinnerungen und Gefühle, weil der Geruchssinn direkt mit dem limbischen System im Gehirn verbunden ist, das zu den ältesten Teilen des zentralen Nervensystems gehört. Das limbische System spielt eine zentrale Rolle bei unserer Fähigkeit, Gefühle zu erleben und diese Erfahrungen zu behalten. Es ist so etwas wie ein Warenhaus voll von Erinnerungen und Emotionen, die durch das erneute Auftreten des mit ihnen zusammenhängenden Geruchs wieder ins Bewußtsein treten.

Gerüche können uns auch sexuell erregen und gehören tatsächlich zu den stärksten Aphrodisiaka. Nach einem langen Feldzug schrieb Napoleon an Josephine: »Bin in 3 Tagen zurück. Nicht waschen.«

Nichts ist unbestreitbarer als das Vorhandensein unserer Sinne.

Jean le Rond d'Alembert

Gerüche erregen uns sexuell unter anderem deshalb, weil geruchstragende Moleküle auch Hormone transportieren, die sogenannten Pheromone, die über die Riechnerven empfangen werden. Die Forschung hat gezeigt, daß Pheromone die Geschlechtsorgane beeinflussen. Eine 1971 an Harvard-Studentinnen durchgeführte Untersuchung zeigte, daß die Menstruationszyklen von engen Freundinnen und Zimmergenossinnen sich nach einiger Zeit anglichen. Es ist seit langem bekannt, daß Tiere auf der Basis des Geruchs miteinander kommunizieren, aber die genannte Studie war der erste Beweis dafür, daß auch Menschen sich über den Geruch beeinflussen.

Spätere Forschungen am Monel Chemical Senses Center in Philadelphia ergaben, daß Männer die Fruchtbarkeit ihrer

Sexualpartnerinnen durch die Abgabe von Pheromonen aus
der Achselhöhle mit steuern. (Was die Frage aufwirft, ob die
Deodorantindustrie nicht insgeheim zur wachsenden Un-
fruchtbarkeitsrate beiträgt.) Am Monel Center wird jetzt
untersucht, ob der Geruch eines Menschen sich nicht wie ein
»Fingerabdruck« im Polizei- und Sicherheitswesen verwenden läßt.

Der persönliche Geruch ist zweifellos einer der Aspekte unseres Menschseins, bei dem uns am wenigsten wohl ist, zumindest im Westen. Allein die Parfümindustrie setzt 4 Milliarden Dollar jährlich um. Wir sind Menschen, die gern
neutral oder nach einem in Massen produzierten Duft riechen – ein individueller Duft gilt als »unzivilisiert«.

Die Businesswelt in den USA hat vor kurzem entschieden,
daß wir geruchlich unterversorgt sind, und begonnen, von
Einkaufstaschen bis zu Zeitschriften alles zu parfümieren.
Wenn Sie den *Cosmopolitan* oder den *Esquire* aufschlagen,
steigt Ihnen daher ein mehr oder weniger angenehmer Duft
in die Nase.

Die Fähigkeit, eine Substanz anhand des Geruchs zu identifizieren, bevor wir sie in den Mund stecken, hat der
Menschheit viel Leid und Tod erspart. 80% dessen, was wir
als Geschmack wahrnehmen, ist eigentlich Geruch, obwohl
unseren Riechnerven dafür kaum Anerkennung zuteil wird.
Und wenn wir auf bestimmte Speisen oder Nahrungsmittel
Appetit haben, verlangt uns eigentlich nach dem Geruch.
Dr. Susan Schiffman von der Duke University meint, daß
wir uns nach einer Mahlzeit auch geruchlich »satt essen«
müssen, um wirklich von ihr befriedigt zu sein. Viele Menschen essen laut Schiffman deshalb, weil ihnen der Geruch
gefällt. »Die Nahrung sagt Ihnen nicht, daß Sie aufhören
sollen zu essen; auch wenn Sie Ihren Kalorienbedarf ge-

deckt haben, essen Sie weiter, bis Ihr Verlangen nach Geruch, Geschmack und Beschaffenheit der Nahrung befriedigt ist.«

Schiffman hat mit diesem Grundsatz Übergewichtigen beim Abspecken geholfen. Sie verstärkt den Duft von Nahrungsmittel mit Sprays, was den Geschmack intensiviert und trotz einer kleineren Nahrungsmenge eher zur Sättigung führt. Ein 200 Kilogramm schwerer Mann, der gesagt hatte, er würde lieber sterben, als auf seine Pizza zu verzichten, verlor durch ein spezielles Pizzaspray schließlich 90 Kilogramm. Nahrungsmittelchemiker und Duftexperten weisen darauf hin, daß bei der typischen westlichen Kost Geschmack und Geruch über die Fettmoleküle weitergegeben werden, während in der östlichen Küche Wasser der Trägerstoff für die Düfte ist.

Die Wirksamkeit der Aufnahme therapeutischer Substanzen über die Nase ins Blut ist wahrscheinlich nicht genügend beachtet worden. Pflanzliche Östrogene üben bekanntlich einen starken Einfluß auf das Verhalten von Tieren aus; bei vielen Arten wird der Eisprung durch pflanzliche Östrogene ausgelöst, die im Frühjahr im Weidefutter vorhanden sind, und zwar wahrscheinlich nicht durch Aufnahme durch den Mund, sondern durch die Nase.

Germaine Greer

Dr. Charles Weiner, Nahrungsmittelchemiker und einer der 25 ranghöchsten Duftexperten in den USA, meint, daß die östliche Ernährung den Geschmack ohne schädliche Nebenwirkungen befriedigt. »Die östliche Küche ist sehr aromatisch, löst aber weniger Schuldgefühle aus, weil sie weniger

Fett und Cholesterin enthält.« Weiner sagt, daß solchen Ernährungsformen die Zukunft gehört. »Die langweiligen Speisen von vor 20 Jahren – Fleisch und Kartoffeln – sind out. Die Nachfrage nach aromatischen und gutgewürzten Speisen nimmt stark zu. Vor 20 Jahren hatten wir nicht soviel thailändische, mexikanische und indische Restaurants. Die Kinder des Babybooms wollen naturbelassene und gesunde Nahrungsmittel. Die Nachfrage geht in Richtung auf weniger synthetische Zusätze und weniger Fett, aber mehr Geschmack.« Was eigentlich bedeutet: mehr Geruch.

Dem Geruchssinn auf der Spur

Genauso wie die Ohren Klänge auffangen, zieht die Nase per Einatmung Gerüche an. An der Nasenwurzel direkt unterhalb der Augen liegt ein eng gebündeltes System von spezialisierten Nervenenden, den Geruchsrezeptoren. Die Nerven reichen nach unten in den Nasenkanal. An ihren verdickten Enden befinden sich winzige Härchen, die Zilien. Sie liegen in einer Schleimschicht, die die Duftmoleküle auflöst und so erst den Nerven zugänglich macht.

Die geruchstragenden Moleküle stimulieren die Zilien, die die Informationen an die Nerven und über sie an die Riechkolben weitergeben, größere Geruchsrezeptoren oberhalb der Schleimschicht; über sie gelangen die Informationen an den zum Gehirn führenden Riechnerv. Die Riechzentren im Gehirn liegen im limbischen System, direkt über dem Hirnstamm, und im Stirnlappen. Bislang konnten die Wissenschaftler die Geruchsrezeptoren noch nicht im einzelnen unterscheiden. Daher weiß niemand, wie Gerüche auseinandergehalten werden.

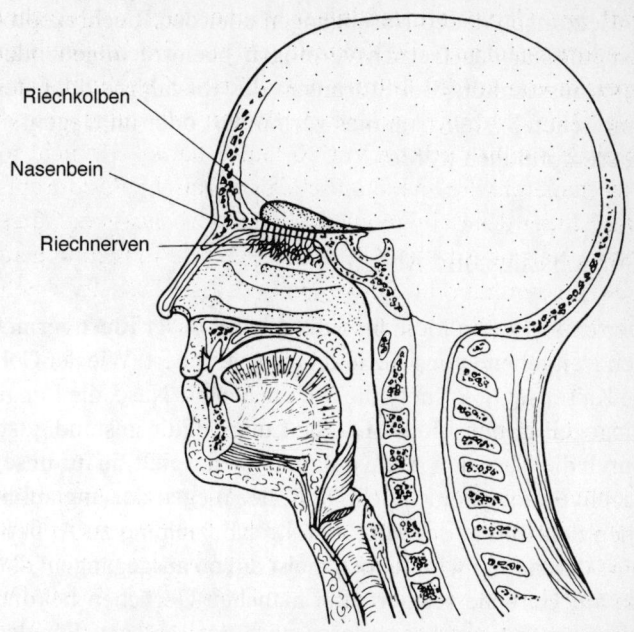

Riechkolben

Nasenbein

Riechnerven

Abb. 16: Der Geruchssinn – Beim Einatmen der Luft durch die Nase setzen besondere Riechnerven, sogenannte Geruchsrezeptoren, einen Prozeß in Gang, durch den wir schließlich eine erstaunliche Anzahl von Gerüchen und Düften unterscheiden können. Bislang konnten die Wissenschaftler die Geruchsrezeptoren noch nicht im einzelnen unterscheiden und fragen sich daher, wie Gerüche auseinandergehalten werden.

Der Geruchssinn ist bei den Menschen sehr unterschiedlich ausgeprägt. Manche haben das Talent für Gerüche, bei anderen ist das Riechvermögen eher abgestumpft. Beides ist keine Störung, sondern eher ein angeborenes Merkmal. Manchmal kommt es jedoch zu einem vorübergehenden oder dauerhaften Verlust des Geruchsvermögens. Schwellungen der Nasenschleimhäute sowie Narbengewebe oder

Verletzungen in den Nasengängen oder den Riechrezepto-
ren können das Geruchsvermögen beeinträchtigen oder
ganz ausschalten. Bei Störungen des Riechhirns oder des
limbischen Systems kann es vermindert oder im Gegenteil
überempfindlich werden.

Geruchssinn und Milz

Der chinesischen Medizin zufolge wird unser Riechvermögen weitgehend von Milz und Lunge gesteuert. Wie der Gelbe Kaiser sagt, »öffnet« die Milz sich in die Nase, die Lunge
hingegen in den Mund. Da die Lunge dafür zuständig ist,
durch die Nase den Atem aufzunehmen, spielt sie für unser
Riechvermögen eine wichtige Rolle. Wegen der unglaubli-
chen Sensibilität der Milz und ihrer Beziehung zu Appetit
und Verdauung wird jedoch meist davon ausgegangen, daß
sie auf Gerüche reagiert: Bei manchen Gerüchen bekommen wir Hunger; bei anderen wird uns schlecht. Für den
Chinesen weist dies auf die Verbindung zwischen dem Geruch und dem Erdelement hin (Milz und Magen).
Wenn der Geruchssinn schwach ausgeprägt ist, empfehlen
die Chinesen daher, das Metall- (Lunge und Dickdarm) und
das Erdelement zu behandeln (siehe die Kapitel über Lunge
und Milz). Im allgemeinen jedoch wird der Verlust des Ge-
ruchssinns als genereller Verlust der Sensibilität betrachtet;
er weist auf mangelnde Durchblutung aufgrund von Fett-
und Cholesterinablagerungen in den Nasendurchgängen
und eine allgemein geschwächte Verfassung hin.
Die Chinesen benutzen den Körpergeruch auch zur Diagnose. Jeder Geruch entspricht einem der fünf Elemente
und zeigt bestimmte Disharmonien an. Die Autoren Kiiko

Matsumoto und Stephen Birch *(Five Elements and Ten Stems)* ordnen wie folgt zu: Ein öliger Geruch »wie verdorbenes Fleisch« weist auf eine Leberdisharmonie hin (das Holzelement); ein versengter, verbrannter Geruch auf das Herz (Feuer); ein süßer Geruch auf die Milz (Erde); ein Geruch wie roher Fisch oder Fett, der »sich in der Nase festsetzt«, auf die Lunge (Metall); ein ranziger oder verdorbener Geruch »wie verwesendes Fleisch« auf die Nieren (Wasser).

»Der Geruch eines Patienten ist wichtig, wenn er auffällig ist«, schreiben Matsumoto und Birch. »Da sich dies sehr schnell zeigt, braucht er nicht zeitaufwendig untersucht zu werden.«

Heilende Düfte

Das Wort impliziert es: Die Aromatherapie heilt mit Düften. Sie stammen von Pflanzen und werden in Form ätherischer Öle benutzt. Jedes Öl besitzt einen ihm eigenen Geruch, der psychische und physische Reaktionen auslöst. Manche Öle regen an, machen wacher oder sensibler; andere entspannen, kühlen und beruhigen. Aromatherapeuten sagen, daß die von den Düften ausgelöste seelische Verfassung körperliche Reaktionen nach sich zieht – Veränderungen von Pulsschlag, Atmung, Schweißabsonderung und Immunreaktion –, die den Körper heilen.

Ätherische Öle wurden schon vor 4000 Jahren von den alten Ägyptern und später von den Griechen und Römern verwendet. Seit kurzem sind sie wieder modern. Elizabeth Taylor und Prinzessin Diana sind zwei ihrer bekanntesten Verfechterinnen.

Das Geheimnis der Aromatherapie liegt in der menschlichen Erfahrung – wie wir Düfte mit bestimmten Erfahrungen verbinden. Ein Wald, eine Wiese, ein Zimmer oder irgendwelche anderen Orte haben einen bestimmten Geruch, der oft unbewußt registriert und so mit einer bestimmten Erfahrung verbunden wird. Wenn wir diesem Geruch wiederbegegnen, erinnern wir uns an die Gefühle, die mit der ursprünglichen Erfahrung zusammenhängen, auch wenn uns ihre Einzelheiten nicht im Gedächtnis geblieben sind. Aromatherapeuten meinen, daß auch die Bedingungen, unter denen eine Pflanze wächst, im Duft enthalten sind. Jede Pflanze gedeiht an bestimmten Orten, hat bestimmte Charakteristika, reagiert auf Sonne, Mond, Erde und Regen unterschiedlich.

Diese Merkmale sind auch in dem ätherischen Öl und dem Duft enthalten.

Die Rosmarinblüte zum Beispiel verbirgt sich unter den Blättern der Pflanze, ist der Erde nah und hüllt den ganzen Strauch in einen starken und anregenden Duft. Die Blüte besitzt eine ganz eigene Ausstrahlung. Wie ein Magnet zieht sie die Sonne an und strahlt dann ihren Duft ab. Das ätherische Öl hat dieselben Qualitäten: Es regt an, kräftigt und macht den gesamten Organismus wach. Es hat auch etwas Erdhaftes, das das Leben anzieht. Deshalb ist es oft in Lotionen, Cremes oder Hautreinigern für den Morgen bzw. den Tag enthalten. Rosmarin besitzt auch eine lange Tradition als reinigende, wärmende und lösende Heilpflanze.

Lavendel ist genau das Gegenteil. Die Blüte strebt von der Pflanze weg, »fast wie eine Wolke oder ein Traum«, sagt Weleda-Präsidentin Christine Murphy; ihre Firma produziert natürliche Kosmetika und heilende Düfte, seit sie von Christines Großvater vor mehr als 60 Jahren mit dem Philosophen Rudolf Steiner zusammen gegründet wurde. »Bei Lavendel fühlen Sie sich entspannt und leicht. Er ist wundervoll nach einem stressigen Tag.«

Wenn von einer fernen Vergangenheit nichts bleibt, wenn die Menschen tot, die Dinge zerbrochen und verstreut sind, leben lange Zeit nur noch – zerbrechlicher, aber lebendiger, immateriell und doch haltbar, beständig und treu – der Geruch und der Geschmack der Dinge weiter, wie irrende Seelen, bereit, uns inmitten der Ruinen zu erinnern, ihre Zeit erwartend und erhoffend; und sie enthalten unweigerlich, in einem winzigen und fast unfaßbaren Tropfen, das unermeßliche Gebäude der Erinnerung.

Marcel Proust

Aromatherapeuten untersuchen, wie eine Pflanzenart sich in der Natur verhält, und leiten daraus die Wirkung ihres ätherischen Öls ab. Nachfolgend eine kurze Liste bekannter und besonders wirksamer ätherischer Öle, die zahlreichen natürlichen Körperpflegeprodukten beigegeben werden:

- *Kiefer:* Strenge Winter, trockene Sommer verändern den Baum kaum; er ist deshalb eins der besten Beispiele, das uns die Natur in puncto Beständigkeit, Stabilität und Ausdauer angesichts von Wechselfällen gibt. Kiefer regt diese Eigenschaften auch in uns an, bringt den Atem ins Gleichgewicht und erfrischt und stimuliert den gesamten Organismus. Die Pflanze wird benutzt, um die Lunge frei zu machen und die Sinnlichkeit zu wecken.
- *Olive:* Der früchtetragende Baum wächst in der starken Sonne des Mittelmeerraums. Olive wärmt und beruhigt, bringt den Kreislauf in Bewegung und hat etwas Feuriges.

- *Arnika:* Die Pflanze wächst hoch in den Bergen, wo die Sonne klar und die Luft sauber ist. Sie wird traditionell bei Prellungen und anderen Verletzungen benutzt; sie fördert die Heilung, wärmt, regt die Durchblutung an und hält die Haut feucht. Sie regt die Sinne an, stellt die Vitalität wieder her und weckt die Lebensgeister.
- *Geranie:* erfrischt, regt Sinnlichkeit und Sexualität an. Hebt die Stimmung und stärkt die Sinne allgemein.
- *Cassia:* Der Baum wächst in Indien und Südostasien. Seine Öle und Düfte sind exotisch, verführerisch, wärmend und entspannend.
- *Eukalyptus:* eine der ältesten traditionellen Heilpflanzen; reinigt und löst die Lunge, wirkt allgemein kühlend. Das ätherische Öl hat dieselben Wirkungen auf die Haut – es reinigt, beruhigt und heilt Hautunreinheiten. Es wirkt zerstreuend und verbessert die Atmung.
- *Koriander:* wärmt, entspannt, desodoriert und lindert.
- *Kamille:* gehört zu den am häufigsten benutzten Heilpflanzen und ätherischen Ölen; lindert, entspannt, erfrischt und beruhigt allgemein.

Andere bekannte ätherische Öle werden aus Comfreywurzel, Roßkastanie, Lattich, Brennessel, Ulme, Mandarine, Erdbeere, Magnolie und Salbei hergestellt. All diese Pflanzen werden schon lange zur Heilung verwendet. Ihre chemischen Verbindungen beeinflussen den Körper direkt, und das aus ihnen gewonnene ätherische Öl sorgt zusätzlich für die entsprechende Atmosphäre.
Ätherische Öle sind es wert, daß man sich mit ihnen beschäftigt und mit ihnen experimentiert – besonders wenn Sie Ihre Stimmung verändern oder Ihre Sinne anregen wollen.

19. Schmecken

> Der Gaumen erwirbt wie das Auge, das Ohr
> oder der Tastsinn durch Übung unterschiedliche
> Grade der Sensibilität, die unglaublich wären,
> würde es sich nicht um sichere Tatsachen han-
> deln. *T. G. Shaw*

Der Geschmack ist vielleicht der Sinn, der uns am unmittelbarsten befriedigt – und der, der uns am meisten
in Schwierigkeiten bringt. Paradoxerweise kann der Geschmack aber auch heilen.

An sich ist der Geschmack der am wenigsten feine unserer
Sinne. Um seine Unterentwicklung zu kompensieren, stützt
er sich stark auf seinen Zwilling, den Geruch. Wie im vorigen Kapitel bereits erwähnt, weisen Duftexperten und Nahrungsmittelchemiker darauf hin, daß rund 80% dessen, was
wir als Geschmack wahrnehmen, eigentlich Geruch ist.
Wenn der Gaumen zufrieden ist, meinen wir, es läge am Geschmack, aber in Wirklichkeit steuert der Geruch den größten Teil der Erfahrung bei.

Menschen kennen die unterschiedlichsten Geschmacksrichtungen – die deutsche und die französische, die indische und
die japanische Küche besitzen ein ganz eigenes geschmack-
liches Spektrum. Dabei können wir mit der Zunge nur vier
Geschmacksrichtungen unterscheiden: süß, salzig, sauer
und bitter. Alle anderen Aromen werden uns über den Duft

vermittelt. Wenn Leute eine Grippe oder eine Erkältung haben, klagen sie oft, sie würden nichts mehr schmecken, aber in Wirklichkeit riechen sie nichts mehr, was die Lust am Essen beträchtlich vermindert.

Ob etwas uns schmeckt, hängt auch von Faktoren ab, die nicht direkt mit dem Geschmack zu tun haben: der Temperatur der Nahrung (heiß, kalt oder warm), ihrer Beschaffenheit (knusprig, weich, cremig) und dem Speichelfluß, der dazu beiträgt, die Nahrung aufzuspalten und sie somit für den Geschmack zugänglicher zu machen.

Auch der Geschmack hat den Menschen viel Leid und Tod erspart. Die Evolution hat uns trainiert, bestimmte Geschmacksrichtungen zu vermeiden, besonders die bittere, denn die meisten Gifte schmecken so. Süße Nahrungsmittel sind uns deshalb die liebsten, weil eine lange Erfahrung uns gelehrt hat, daß sie nahrhaft sind und viele Kohlenhydrate bzw. Energie enthalten. Den salzigen Geschmack mögen wir, weil er für Natrium steht, das für einen ausgeglichenen Säure-Basen-Haushalt wichtig ist. Man weiß, daß Kinder schon Leder gekaut haben, um Natrium zu bekommen.

Unser Appetit auf bestimmte Geschmacksrichtungen oder Speisen spiegelt unter Umständen einen Nährstoffbedarf wider. In einem zweiteiligen Artikel für das *New England Journal of Medicine* wies die Forscherin Dr. Susan Schiffman von der Duke-Universität darauf hin, daß sogar Säuglinge auf bestimmte Nahrungsmittel aufgrund ihres Nährstoffgehalts reagieren. »Es ist klar, daß die Fähigkeit, Kochsalz anhand des Geschmacks zu identifizieren, um einen Salzmangel auszugleichen, angeboren ist«, schrieb sie. »Die Vorliebe für bestimmte Nahrungsmittel, die andere Grundnährstoffe enthalten, auch andere Mineralstoffe, scheint jedoch durch die Assoziation des Geschmacks mit dem Bedarfszustand erlernt zu sein. Wie berichtet wird, gibt es neben dem Verlangen nach Kochsalz in Reaktion auf Nährstoff- und Stoffwechseldisharmonien auch das Verlangen nach Vitamin B$_1$, Kalzium, Kalium und Zucker.

Der Geschmack ist daher mehr als nur eine Laune. Am MIT haben Forscher untersucht, wie die Gehirnchemie sich nach einer Mahlzeit aus Protein bzw. Kohlenhydraten ändert. Sie weisen darauf hin, daß wir oft deshalb Appetit auf eine ganz bestimmte Speise haben, weil sie die Hirnchemie in bestimmter Weise beeinflußt und wir dadurch bestimmte Stimmungsänderungen erreichen wollen.

Wenn uns also das nächste Mal ein »Gelüst« überkommt, könnten wir uns fragen, nach was uns da verlangt. Ist es ein bestimmter Geschmack – süß oder salzig? Eine bestimmte Beschaffenheit – knusprig oder saftig? Die Palette süßer Nahrungsmittel reicht von Kürbis und Obst bis zu Honigkuchen und Schokoladeneis mit Schlagsahne. Proteinhaltig sind Hülsenfrüchte, Fisch oder Fleisch. Kalzium- und mineralstoffreich sind Blattgemüse (Spinat, Grünkohl), Wurzelgemüse oder Milchprodukte. Die gewonnenen Erkenntnisse zeigen, daß wir die Wahl haben. Manche Gewohnheiten sind gesund, andere nicht.

Der Geschmack erfüllt nicht nur bestimmte biologische Bedürfnisse, er ist auch eine erlernte Reaktion auf Nahrung. Eltern programmieren ihre Kinder zu Fettleibigkeit vor, wenn sie ihnen zuviel Süßes vorsetzen, besonders wenn sie damit ein Verhalten belohnen oder wenn das Kind sich depressiv fühlt. Kinder ahmen im übrigen die Ernährungsgewohnheiten ihrer Eltern auch dann nach, wenn diese ihnen schaden. Mexikanische Eltern zum Beispiel essen gern kleine, sehr scharfe Paprikaschoten, die einen Reizstoff namens Capsaicin enthalten. Mexikanische Kinder essen diese Schoten, die sie mit der Familie assoziieren, in großen Mengen und leiden entsprechend. Am Schluß, nach vielen Bauchschmerzen, schmecken sie ihnen sogar, denn sie stellen sich auf das Capsaicin ein.

Ein Geheimnis der Gesundheit liegt darin, daß Nahrungsmittel, die Gesundheit und Wohlbefinden fördern, genauso angenehm und befriedigend sein können wie ungesunde – wenn wir bereit sind, unseren Gaumen umzutrainieren. Wenn ein Kind lernen kann, sich ein Nahrungsmittel schmecken zu lassen, das ihm den Mund verbrennt, müßten Erwachsene in der Lage sein, an Nahrungsmittel Gefallen zu finden, die anfänglich fremd und exotisch sein mögen – vor allem, wenn als Belohnung eine vermehrte Vitalität, eine bessere Gesundheit und ein längeres Leben winken.

Die vier Geschmacksrichtungen des Westens

Zehntausend spezialisierte Rezeptoren, die sogenannten Geschmacksknospen, geben uns die Fähigkeit, die vier Hauptgeschmacksrichtungen zu erkennen: süß, salzig, bitter und sauer. Der größte Teil dieser Geschmacksknospen liegt in der Zunge, aber auch im weichen Gaumen und im Rachen befinden sich welche. Ihre Lebensdauer beträgt 10 bis 12 Tage.

Unter dem Mikroskop sieht die Zungenoberfläche wie ein dicht bestandener Wald aus, der auf Stümpfe heruntergeschnitten wurde. Tausende von eng zusammengedrängten Stümpfen bilden etwas, was dem bloßen Auge als flache, leicht unregelmäßige Oberfläche erscheint. Die Geschmacksknospen liegen eigentlich nicht auf der Zungenoberfläche, wie oft angenommen wird, sondern sind zwischen die Gru-

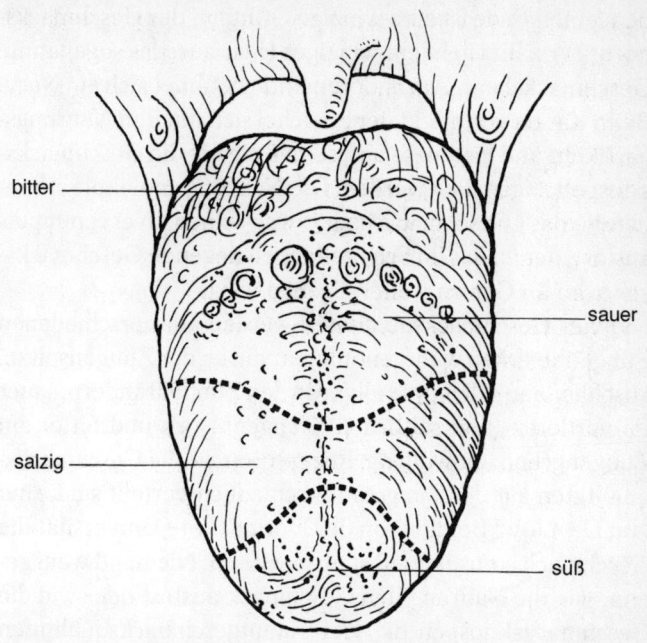

Abb. 17: Die Zunge – Bestimmte Zungenbezirke sind für bestimmte Geschmacksqualitäten zuständig: die Zungenspitze für süß; der anschließende
Zungenrand für salzig; der mittlere (und seitliche) Bereich für sauer und
der Zungengrund für bitter. Obwohl die Rezeptoren für die Geschmacksqualitäten auf der Zunge unterschiedlich verteilt sind, sind die Geschmacksknospen selbst unspezifisch. Die Forscher wissen nicht genau, wie
die Geschmacksknospen die vier Hauptgeschmacksqualitäten erkennen
oder wie Nahrung überhaupt einen Geschmack auslöst.

ben bzw. Poren eingesenkt, die durch diese Stümpfe – die
sogenannten Papillen – gebildet werden. Manche Papillen
sind weit (Pilzpapillen), andere eng (Fadenpapillen); jede ist
von 200 bis 300 Geschmacksknospen umgeben.
Die Geschmacksknospen selbst sehen wie Fässer aus. An

dem einen Ende ist eine winzige Öffnung, der Geschmacks-
porus. Von ihm geht ein winziges Haar aus, das sogenannte
Geschmackshaar. Am anderen Ende befindet sich ein Nerv.
Beim Kauen vermischt der Speichel sich mit den Nahrungs-
partikeln und löst diese auf, so daß sie für die Geschmacksknospen zugänglich werden. Die Nahrungsmoleküle stimulieren das Geschmackshaar, was einen Nervenimpuls
auslöst, der an das im Scheitellappen liegende Geschmacks-
zentrum im Gehirn weitergegeben wird.

Die vier Geschmacksqualitäten werden auf verschiedenen
Zungenbezirken wahrgenommen: süß an der Zungenspitze,
anschließend salzig, vor allem an den Zungenrändern, sauer
im mittleren (und seitlichen) Zungenbezirk und bitter am
Zungengrund. Obwohl die Rezeptoren für die Geschmacksqualitäten auf der Zunge unterschiedlich verteilt sind, sind
laut Dr. Lloyd Beidler von der Florida State Universität die
Geschmacksknospen selbst unspezifisch. Niemand weiß genau, wie die Nahrung den Geschmack auslöst oder wie die
Geschmacksknospen die vier Hauptgeschmacksqualitäten
identifizieren.

Bekannt ist jedoch, daß die Geschmacksrezeptoren sich
schnell an einen Geschmack gewöhnen und wieder neu stimuliert werden müssen, damit die Lust am Essen anhält –
durch Herumbewegen der Nahrung im Mund oder weitere
Zufuhr.

Die fünf Geschmacksrichtungen Chinas

In der chinesischen Medizin werden Aromen genutzt, um
Organe zu heilen und im gesamten Körper die Harmonie
wiederherzustellen. Die im Kontext der fünf Elemente ver-

standenen Geschmacksqualitäten sind: sauer, bitter, süß, scharf (bzw. würzig) und salzig. In Maßen verwendet, können sie die Funktionsweise und die Heilung bestimmter Organe fördern, und ihre richtige Kombination erzeugt Gleichgewicht und Gesundheit. Ist ein Geschmack zu stark, werden bestimmte Organe übererregt, andere dagegen zu sehr kontrolliert und dadurch in ihrer Tätigkeit eingeschränkt. Sehen wir uns die Auswirkungen genauer an. (Siehe auch die Kapitel über die einzelnen Organe und das Kapitel über die chinesische Medizin.)

Sauer: In Maßen heilt der saure Geschmack Leber und Gallenblase (das Holzelement), weil er die Durchblutung der Leber anregt. Er beseitigt eine eventuelle Stagnation und verbessert so das Funktionieren der Leber. Sauer stimuliert also die Blutreinigung und trägt dazu bei, Schadstoffe aus dem Körper zu entfernen. Da Blut und Qi die Leber ungehindert passieren, wird Wut ausgeglichen und vermindert. Zuviel Saures zieht die Leber zusammen und behindert die Beseitigung von Schlacken. Die Leber kann dann das Blut nicht mehr reinigen. Durch eine solche Stagnation können Gefühle, besonders Wut, sich explosiv äußern.

Das Holzelement kontrolliert Milz und Magen (Erde), beeinträchtigt deren Tätigkeit und verursacht in der Milz einen Mangelzustand. Dies führt zu Lungenbeschwerden und Verstopfung. Ein leicht saurer Geschmack ist auch etwas süß. Exzesse verursachen Zusammenziehung.

Bitter: Mäßige Mengen des bitteren Geschmacks stärken Herz und Dünndarm (Feuerelement). Der bittere Geschmack verbessert den Kreislauf, die Assimilation der Nährstoffe und die Verdauung. Er reinigt und regt an. Durch die Verstärkung des Feuerelements macht er uns froher und offener für die Wunder des Lebens. Da das Feuerelement das Erdelement (Milz und Magen) nährt, fördert ein leicht bitterer Geschmack die Verdauung und die Tätigkeit des Lymphsystems (Milz).

Im Übermaß regt der bittere Geschmack Herz und Dünndarm zu sehr an, was zu Herzklopfen, Herzrasen oder einer unregelmäßigen Dünndarmtätigkeit führt. Bei einem zu starken Feuerelement wird das Metallelement (Lunge und Dickdarm) zu schwach und kann nicht mehr ordnungsgemäß funktionieren. Die Folgen sind ein flacher Atem, Kurzatmigkeit und Verstopfung. Herz- und Dickdarmdisharmonien machen anfällig für Hysterie.

Süß: Mäßige Süße stärkt Milz und Magen (das Erdelement). Sie verbessert die Verdauung – daher der Appetit auf Süßes nach einer Mahlzeit – und die Stimmung (sie löst ein Gefühl von Ruhe und Stabilität aus, wie die Erde). Gut gekaute Kohlenhydrate stellen Milz und Magen die ideale Süße zur Verfügung, weil die Nahrung gut mit Speichel durchmischt wird, was ebenfalls die Tätigkeit der Milz verbessert. Die Milz gibt viele Immunzellen weiter. Sie funktioniert am besten, wenn die Nahrung gut gekaut, mit Speichel durchmischt und infolgedessen leicht alkalisch ist. Übermäßige Süße und säurebildende Nahrungsmittel übersäuern den Magen und bringen die Milz aus dem Gleichgewicht. Die Folgen sind Sodbrennen, Blähungen und Magenstörungen. Da die Milz Dickdarm und Lunge nährt, führen Milzdisharmonien zu verschiedenen Darmstörungen. Menschen, die viele Süßigkeiten essen, leiden im allgemeinen an chronischer Verstopfung oder Durchfall.

Das mit dem Erdelement gekoppelte Gefühl ist Sympathie bzw. Verständnis. Exzessive Süße führt zu exzessiver Sympathie, die bis zur Rührseligkeit gehen kann; sie stimuliert das Erdelement zu sehr und schränkt das Wasserelement ein

(Nieren und Blase). Infolgedessen kommt es zu exzessivem Urinieren, Harnweginfektionen und überstarker Angst und Besorgnis.

Sobald ich den Geschmack jener Madeleine wiedererkannt hatte, die meine Tante mir, in Lindenblütentee eingetaucht, zu geben pflegte, ... sah ich, wie in einer Theaterszene, das graue Haus und die Straße vor mir, in der ihr Zimmer gewesen war.

Marcel Proust

Scharf (bzw. würzig): Mäßige Mengen scharfer Geschmacksstoffe, etwa von Ingwer oder milden Gewürzen, verbessern die Funktion von Lunge und Dickdarm. Sie reinigen den Organismus und regen einen gesunden Stuhlgang und die Durchblutung der Lunge an. Kleine Mengen Ingwer oder milde Gewürze tragen auch zur Beseitigung angesammelter Schlacken im Dickdarm zu bei. Der scharfe Geschmack unterstützt den Abbau von Kummer und Traurigkeit (den mit dem Metallelement assoziierten Gefühlen) und hilft, die Vergangenheit loszulassen.

Im Übermaß regt er Darm und Lunge zu sehr an und verursacht Durchfall sowie eine schnelle und flache Atmung. Da das Metallelement das Holzelement kontrolliert (Leber und Gallenblase), zieht die Leber sich zusammen und stagniert, was sich als Tendenz zu Wut äußern kann.

Salzig: Mäßige Mengen Salz stärken Nieren und Blase. Salz regt die Tätigkeit der Nieren an und unterstützt sie bei ihrer Aufgabe, Schlacken aus dem Blut zu entfernen und das Säuren-Basen-Gleichgewicht zu wahren. Meersalz, das Natrium und Spurenelemente enthält, stärkt auch das Immunsystem und macht Milz und Verdauungstrakt alkalisch. Wenn die Nieren gut funktionieren, haben wir Mut und einen starken Willen.

Zuviel Salz dagegen zieht die Nieren zusammen. Ihre Durchblutung ist gestört, was den allgemeinen Blutdruck drastisch erhöhen kann. Menschen mit Nierendisharmonien leiden an überdurchschnittlich viel Streß und Angst und haben keinen starken Willen.

Die sechs Geschmacksrichtungen Indiens

Auch das Ayurveda benutzt den Geschmack, um die drei Doshas – Vata, Pitta und Kapha – zu harmonisieren und zu stärken.

Stoffwechselprozesse regen alle drei Doshas an und machen sie aktiver und vorherrschender. Das Gleichgewicht aller sechs Geschmacksqualitäten kann die Doshas mäßigen und harmonisieren und im Körper Harmonie und Frieden wiederherstellen. Überwiegt eine Geschmacksrichtung, werden ein oder zwei Doshas verstärkt und ein oder zwei andere geschwächt. Eine anhaltende Disharmonie dieser Art kann zu Krankheiten führen.

Denken wir daran, daß alle Geschmacksrichtungen in Maßen vertreten sein sollten. Wenn sie mild sind, heilen sie; wenn sie extrem sind, schwächen sie und schaden der Gesundheit. Die sechs Geschmacksrichtungen sind:

Süß: stärkt Kapha, schwächt Pitta und Vata. Kühlt, entspannt und tröstet. Fördert wegen der Vermehrung von Kapha den Wunsch, bemuttert zu werden und passiv zu sein. Im Extremfall wird süß kontraproduktiv: Es wird überhaupt nichts mehr getan.

Sauer: stärkt Kapha und Pitta, schwächt Vata. Verbessert

die Ausscheidung und regt Appetit und Verdauung an. Exzesse führen zu Stagnation, der Unfähigkeit, etwas zu erledigen, und Eifersucht. Wegen der Tendenz, die Erwartungen hochzuschrauben (Kapha und Pitta), ohne daß Entsprechendes unternommen wird (Vata), führt zuviel Saures oft zu Wut (»sauer sein«).

Salzig: stärkt Kapha und Pitta, schwächt Vata. Verbessert die Ausscheidung, fördert die Reinigung, besonders von Lymphsystem, Nieren und Darm, und regt den Appetit an. Bei Exzessen wird das Denken unbeweglich; die Kreativität geht verloren, man hat Angst vor Veränderung und ißt und trinkt zuviel.

Scharf (zum Beispiel Ingwer, Paprikagewächse und gewürzte Speisen): stärkt Pitta und Vata, schwächt Kapha. Aktiviert sehr stark; ein Stimulanz. Beseitigt daher Schlacken und verbrennt Fett (das, als potentielle Energie, Kapha ist). Exzesse hindern den Körper daran, sich zu entspannen, und regen Gier, Wut und Angst oder nervöse Spannung an.

Bitter: stärkt Vata, schwächt Pitta und Kapha. Kühlt und trocknet aus. Verursacht Zusammenziehung. Reinigt Blut und Gaumen, bringt den Organismus ins Gleichgewicht. Regt den Appetit an. Exzesse wecken unrealistische Erwartungen, regen Arbeitssucht und Aggression an. Unerfüllte Erwartungen lösen Bitterkeit und Kummer aus.

Zusammenziehend: stärkt Vata, schwächt Pitta und Kapha. Zieht die Organe zusammen, vermindert alle Absonderungen (Speichel, Gallensäuren) und die Lebertätigkeit. Exzesse dörren einen Menschen regelrecht aus, machen ihn introvertiert und ängstlich.

Der Geschmack ist ein exotisches Reich, der uns wie alle exotischen Welten zur Selbstzerstörung oder zur Befreiung führen kann.

20. Hören

> Das Auge führt den Menschen in die Welt. Das
> Ohr bringt die Welt zum Menschen.
>
> *Lorenz Oken*

Die am besten verstandene und am meisten geschätzte Verbindung zwischen den Menschen ist der Klang. Wir sprechen, und unsere Worte werden gehört. Aber Hören ist mehr als Worte. Es ist der begeisternde Klang der Musik, das Zwitschern der Vögel, das Brausen des Windes, das Plätschern eines Baches, das Rauschen des Ozeans. Das Gehör ist ein Frühwarnsystem, das uns auf die Bedürfnisse eines Babys oder ein heranrasendes Auto aufmerksam macht. Es hört, welche Informationsschichten ein Laut enthält, spürt das Gefühl in der Stimme eines anderen, unterscheidet, ob läutende Glocken Glück oder Unglück verkünden und ob ein Schrei aus Angst oder Freude ausgestoßen wird. Das Hören bringt uns Welten zum Bewußtsein, in die die Augen nicht vordringen können, Welten der Kraft und der Seele, von den fernsten Bereichen des Geistes bis zur Intimität des Atems.

Der Klang selbst besteht aus Energiewellen, die sich durch ein Medium bewegen, etwa Luft, Wasser oder feste Körper. Die Wellen tragen die Moleküle immer nur ein sehr kurzes Stück weiter – gerade so weit, daß die Energie an das benachbarte Molekül weitergegeben wird. Es ist wie bei einer

Reihe von Billardkugeln, die sich alle leicht berühren. Wenn die erste Kugel angestoßen wird, rollen die Kugeln gerade so weit, daß sie die Energie an die nächste Kugel weitergeben; nur die letzte Kugel rollt frei weiter. Diese Bewegung der Energie durch ein Medium wird als Schwingung verstanden.

Der Klang bewegt sich mit einer Geschwindigkeit, die dem Medium entsprechend unterschiedlich ist: Bei Luft beträgt sie rund 330 m/s; bei Wasser etwa 1460 m/s; und bei Eisen ca. 5170 m/s.

Technisch wird Klang als Anzahl der Schwingungen pro Sekunde verstanden, das heißt als Anzahl vollständiger Wellen (von Gipfel zu Gipfel) in einer Sekunde. Bei einer Welle pro Sekunde sprechen wir von einem Hertz (Hz).

Ein flüchtiger Klang am Abend macht meine Ohren aufmerksam und läßt das Leben unbeschreiblich groß und gelassen erscheinen. Er könnte vom Uranus kommen oder auch von den Fensterläden.

Henry David Thoreau

Menschen können Klänge zwischen ungefähr 16 und 20 000 Hz hören. Ein Klang, der 16 Hz hat, ist sehr tief und kaum hörbar. Die Schwingung wird eher gespürt als tatsächlich gehört. Am anderen Ende des Spektrums liegt ein hohes Pfeifen oder Kreischen. Hunde hören in einem Frequenzbereich zwischen 12 und 40 000 Hz; Fledermäuse von 1000 bis über 200 000 Hz; und Wale von 120 Hz bis über 250 000 Hz. Fledermäuse und Wale orientieren sich mit Hilfe des Klangs. Sie senden Signale aus, die auf vor ihnen liegende Gegenstände prallen, zu ihnen zurückkehren und sie darüber informieren, was in welcher Entfernung vor ihnen liegt.

Menschen können Entfernungen anhand der relativen Lautstärke eines Klangs bestimmen. Die Lautstärke wird in Dezibel (dB) gemessen, das heißt ihn Zehnteln eines Bel; für
diese letztere Einheit stand Alexander Graham Bell Pate,
der das Telefon verbesserte. Ein leises Flüstern bringt es
auf 30 dB; eine normale Unterhaltung findet bei rund 60 dB
statt, es sei denn, wir geraten in Streit; dann kann das Ge-
schrei bis zu 90 dB erreichen. Auf einer geschäftigen Straße
herrscht eine Lautstärke von 80 dB, ein Orchester erreicht
90 dB. Bei ungefähr 110 dB werden Töne unangenehm und
sogar schmerzhaft, und bei 120 dB kann es zu einer Schädigung des Innenohrs kommen. Eine startende Boeing 707
ist 130 dB laut, ungefähr 10 Billionen Mal lauter als das lei-
seste hörbare Flüstern. Eine laute Rock-Gruppe spielt mit
120 bis 140 dB, was erklärt, warum manche Leute nach dem
Besuch eines Rockkonzertes nichts mehr hören können. Die
Saturn-Startrakete erreicht 180 dB. In diesen Bereichen ist
das Hören nicht nur schmerzhaft, sondern wahrscheinlich
auch nicht von langer Dauer.

Die Klänge, die wir hören, verändern unsere Innenwelt. Wir
brauchen nur zu vergleichen, wie ein Preßlufthammer und
wie die friedlichen Klänge eines Waldes oder einer inspirie-
renden Melodie auf uns wirken. Klänge rühren an unserer
Psyche und verändern sie, was einige Therapeuten dazu
veranlaßt hat, sie zur Heilung zu benutzen.

Dr. John Diamond, ein New Yorker Psychiater, heilt seit 30
Jahren alle möglichen Arten von seelischem und körperli-
chem Schmerz mit klassischer Musik. Diamond behauptet,
daß Krankheiten durch innere Konflikte verursacht werden,
die die Lebensenergie daran hindern, frei durch den Körper
zu fließen. Ohne die Lebensenergie entarten die Zellen und
gehen zugrunde. »Die Lebensenergie sorgt dafür, daß Wun-

den heilen und Pflanzen wachsen«, sagt Diamond. »Auch Menschen besitzen diese Art Vitalität.«

Musik, besonders die der großen Komponisten, befreit den Körper von inneren Konflikten und läßt die Lebensenergie wieder frei fließen. Die durch Musik in Gang gesetzte emotionale Reaktion weist auf die stattfindenden körperlichen Veränderungen hin. Diamond, ein Musikwissenschaftler, hat zwischen 30 000 und 40 000 Musikaufzeichnungen sowie das Leben der Komponisten und den Hintergrund ihrer Arbeit erforscht.

»Ein Komponist komponiert, um seine Probleme nach außen zu bringen«, schreibt Diamond. »Im Grunde sagt er dem Publikum: ›Ich habe ein Problem, das ich lösen will, und ich möchte Ihnen davon erzählen, denn ich weiß, daß ich Streß abbaue und Energie bekomme, wenn ich das Problem bearbeite und Ihnen von den verschiedenen Schritten erzähle; und wenn ich das Problem löse, was wahrscheinlich ist, kommt das auch Ihnen zugute.‹«

Diamond stellt fest, daß alle großen Musikkompositionen einen Konflikt und eine Lösung vorstellen. Die Zuhörer durchleben dies und werden dadurch geheilt. Auf diese Weise inspiriert die Musik uns.

Diamond empfiehlt, die Werke von Mozart, Beethoven, Bach und anderen großen Komponisten zu hören, vor allem wenn man mit seelischer oder körperlicher Krankheit konfrontiert ist. Die Musik dieser und anderer Komponisten beschreibt die Kämpfe und die Triumphe des Lebens, den Sieg über Schwierigkeiten aller Art.

Schwingung und Elektrizität

Wir hören mit dem Ohr, das auch das Körpergleichgewicht
steuert. Das Ohr besteht aus drei Teilen: dem äußeren Ohr,
dem Mittelohr und dem Innenohr. Äußeres Ohr und Mittelohr fangen den Klang auf und leiten ihn an das Innenohr
weiter, wo seine Schwingung in elektrische Nervenimpulse
verwandelt wird.

Das äußere Ohr ist die Ohrmuschel. Sie besteht aus Knorpel
und Hautfalten, die in einer Art Spirale zu einer Öffnung
führen. Diese Öffnung ist der Eingang zum Gehörgang, dem
Meatus. Die Haut im äußeren Bereich sondert Ohrenschmalz ab, das Staub, kleine Partikel und sogar ins Ohr flie-
gende Insekten auffängt. Der Gehörgang ist bei Erwachsenen ungefähr 2,5 cm lang und führt zu einer dünnen,
fibrösen Membran, dem Trommelfell. Es trennt das äußere
Ohr vom Mittelohr.

Wenn der Klang durch den Gehörgang wandert, verändert
er den Druck an der Oberfläche des Trommelfells. Es beginnt zu schwingen, was den Klang ins Mittelohr leitet.

Im Mittelohr, auch Paukenhöhle genannt, befinden sich drei
winzige Knöchelchen, die verbunden sind, sich aber trotzdem bewegen können. Sie leiten den Klang vom Trommelfell
über das Mittelohr zum Innenohr, wo er in Nervenimpulse
verwandelt wird, die zum Gehirn weitergeleitet werden.

Das erste dieser Gehörknöchelchen ist der Hammer, der das
Trommelfell mit einem zweiten Knöchelchen, dem Amboß,
verbindet. Dieser wiederum ist mit dem dritten Gehörknöchelchen verbunden, dem Steigbügel. Der Steigbügel hat
seinen Namen von seiner Form und ist an einer ovalen Öffnung, dem sogenannten ovalen Fenster, im Innenohrbereich
befestigt.

Die drei Gehörknöchelchen schwingen bei jeder Klangwelle mit und verstärken dabei den Klang auf seinem Weg vom Trommelfell zum Innenohr. Vom äußeren Ohr bis zum Innenohr wird der Klang ungefähr 90mal verstärkt.

Vom Mittelohr geht auch die Ohrtrompete (Eustachische Röhre) aus, die das Ohr mit der Rachenhöhle verbindet. Sie ist normalerweise geschlossen, öffnet sich aber beim Schlucken oder Gähnen, was einem beim Starten oder Landen mit einem Flugzeug besonders auffällt. Der Druck in der Eustachischen Röhre nimmt zu, bis er durch Schlucken oder die Betätigung der Rachenmuskeln ausgeglichen wird: Der Durchgang öffnet sich, und der Druck wird durch die Nasenhöhle oder den Mund abgegeben.

Das knollenförmige Innenohr ist in den Schädelknochen eingebettet. Es wird auch als Labyrinth bezeichnet. Der vordere Teil mit seinen sich kreisförmig windenden Gängen gleicht einem Schneckenhaus. Er wird folglich als »Schnecke« bezeichnet und ist das eigentliche Hörorgan. In der Schnecke befinden sich Nervenfasern, die winzigen Härchen gleichen. Die Nerven am Eingang der Schnecke reagieren auf hochfrequente Klangwellen, die weiter innen, zum anderen Ende der Schnecke hin, auf niederfrequente Klänge.

Die Nerven in der Schnecke geben über den Hörnerv Impulse an den Schläfenlappen weiter, den für das Hören zuständigen Bezirk des Gehirns. (Siehe das Kapitel über das Gehirn.) Hinter der Schnecke befinden sich drei knöcherne Bogengänge, die senkrecht in drei Ebenen zueinander stehen. In ihnen befinden sich, in eine Gallertmasse eingebettet, winzige Sinneshärchen, die auf die Schwerkraft, die Geschwindigkeit, die Haltung des Körpers und die Lage des Kopfes reagieren. Diese Nervenfasern funktionieren wie ein Gyroskop und übermitteln Informationen über den jeweiligen Gleichgewichtszustand des Körpers an das Gehirn. Das Gehirn veranlaßt dann gegebenenfalls Anpassungsleistungen des Körpers, damit Gleichgewicht und Richtung beibehalten werden.

Was haben Sie gesagt?

In den meisten Ländern der westlichen Welt nimmt das Hörvermögen generell mit dem Alter ab. Untersuchungen haben jedoch gezeigt, daß dies in traditionellen Gesellschaften oder bei Menschen in industrialisierten Gesellschaften, die sich fettarm ernähren, nicht in vergleichbarem Maße der Fall ist. Eine fettreiche Ernährung führt in den winzigen Gefäßen und Arterien des Hörapparats zu Arteriosklerose, wodurch das Innenohr abstumpft und verhärtet.

Wer Ohren hat zu hören, der sieht!   *Jakob Böhme*

Eine Untersuchung verglich das Hörvermögen von in Wisconsin lebenden Amerikanern mit dem eines afrikanischen Volkes, den Mabaans. Die Forscher stellten fest, daß kein Mabaan – auch wenn er 70 war – so schlecht hörte wie ein durchschnittlicher Bewohner von Wisconsin mit 35. Andere Studien verglichen das Hörvermögen von Finnen und Jugoslawen und kamen zu dem Ergebnis, daß finnische Kinder ab dem Alter von 10 Jahren anfangen, schlechter zu hören. Mit 19 leiden sie an einer eindeutigen Beeinträchtigung des Hörvermögens, besonders bei den höheren Frequenzen von 16 000 bis 18 000 Hz. Bei den Jugoslawen wurde ein solcher Hörverlust nicht festgestellt. Die Finnen haben global die

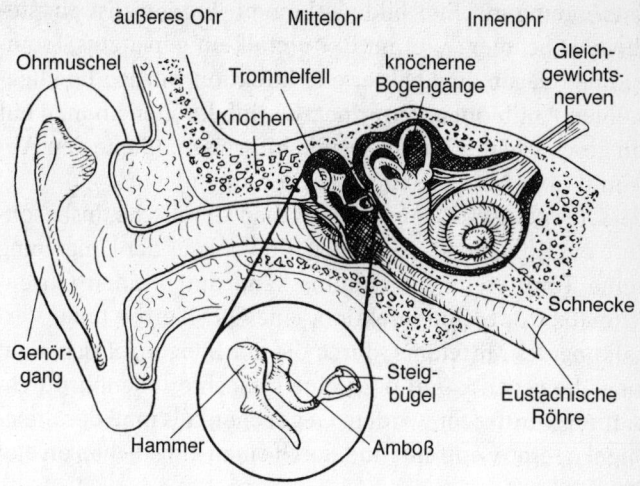

äußeres Ohr   Mittelohr   Innenohr

Ohrmuschel   Trommelfell   knöcherne Bogengänge   Gleich-gewichts-nerven

Knochen

Gehör-gang

Hammer

Steig-bügel

Amboß

Schnecke

Eustachische Röhre

Abb. 18: Das Ohr – Mit dem Ohr hören wir nicht nur, es steuert auch unseren Gleichgewichtssinn und unsere Position im Raum. Außen- und Mittelohr fangen Klänge auf und leiten sie an das Innenohr weiter, wo sie von Schwingungen in elektrische Nervenimpulse verwandelt werden. Die knöchernen Bogengänge der Innenohrschnecke enthalten eine Flüssigkeit sowie winzige haarähnliche Nervenfasern, die auf die Schwerkraft, die Geschwindigkeit, die Haltung des Körpers und die Lage des Kopfes reagieren. Diese Nervenfasern funktionieren wie ein Gyroskop: Sie vermitteln Informationen über das Körpergleichgewicht ans Gehirn, so daß wir gegebenenfalls Veränderungen vornehmen können, damit Gleichgewicht und Richtung beibehalten werden.

höchsten Pro-Kopf-Cholesterinwerte (290 mg/dl) und infolgedessen auch den höchsten Anteil an Herzkrankheiten in der Welt. Der durchschnittliche Cholesterinspiegel eines Jugoslawen liegt bei 180 mg/dl.

Ohrinfektionen gehören zu den häufigsten und schmerzhaftesten Beschwerden bei Kindern. Sie betreffen überwiegend den Gehörgang oder die Eustachische Röhre, wo es zu einer

Entzündung mit Eiterbildung kommt. Ergebnis ist ein ste-
chender Schmerz und im Extremfall ein geplatztes Trommelfell. Gegen eine bakterielle Infektion werden im allgemeinen Antibiotika verordnet. Ohrinfektionen können auf
ein geschwächtes Immunsystem hinweisen. (Siehe den Abschnitt über Naturheilmittel weiter unten.)

Bei Ohrensausen (Tinnitus) hört man Geräusche, insbesondere ein Klingen oder Summen, obwohl aus der Umgebung
keine Töne kommen. Tinnitus kann durch einen Ohren-
schmalzpfropf, eine Infektion, eine Otosklerose (eine Ver-
kalkung des Mittelohrs, durch die der Steigbügel sich nicht
mehr bewegen kann) oder eine schlechte Innenohrdurch-
blutung verursacht werden. Gegebenenfalls muß der Steigbügel operativ entfernt und durch einen künstlichen ersetzt
werden.

Die fünf Töne der östlichen Medizin

»Die Nieren öffnen sich ins Ohr«, sagt der Gelbe Kaiser.
»Das Nieren-Qi passiert das Ohr; wenn die Nieren harmonisch arbeiten, hört das Ohr die fünf Töne.« Weil die Nieren
die Ohrorgane mit Lebenskraft bzw. Qi versorgen, hängt das
Hörvermögen vom gesunden Funktionieren der Nieren ab.
Geben sie nicht genug Qi ab, gelangt weniger Lebenskraft zu
den Ohren, was eine Stagnation verursacht. In den Organen
des Ohrs sammeln sich Schlacken und Schadstoffe an, etwa
Cholesterin, und es kommt zu einer Degeneration bis hin zur
Taubheit. Wenn die Ohren zuwenig Qi bekommen, können
auch chronische Ohrinfektionen die Folge sein.

Wenn die Nieren nicht genug Qi abgeben, ist die Durchblutung im Ohr schlecht, und möglicherweise kommt es zu

Ohrensausen. Diese Patienten haben einen schwachen Sexualtrieb, urinieren häufig, hören schlecht und leiden an chronischen Ohrenschmerzen oder Infektionen. Wenn die Nieren zuviel Energie abgeben, fließt zuviel Qi zu den Ohren, was zu hohem Blutdruck, zuviel Ohrenschmalz und einem sehr empfindlichen Gehör führt. Vor allem laute Geräusche sind dann schmerzhaft.

Zur Verbesserung des Hörvermögens müssen also die Nieren ins Gleichgewicht kommen und geheilt werden. Im Schema der fünf Elemente werden Nieren und Blase als Wasserelement betrachtet. Sie werden durch einen mäßig salzigen Geschmack, Hülsenfrüchte, Gerste und Meeresgemüse gestärkt. Eine fett- und cholesterinreiche Ernährung verstopft die winzigen Nierenkanälchen und verhindert einen ungehinderten Durchfluß des Blutes, was Stagnation und Degeneration verursacht. Auch zu viel Natrium, das den Nieren schadet, sollte vermieden werden.

Die Nieren werden von Magen und Milz kontrolliert (Erdelement) und von Lunge und Dickdarm genährt (Metallelement). Bei zuviel Süßigkeiten und säurebildenden Nahrungsmitteln wird die Milz zu stark, was das Nieren-Qi einschränkt. (Siehe das Kapitel über die Nieren.) Da Zucker und andere Süßigkeiten oft als Ursache für Ohrinfektionen und Ohrenschmerzen betrachtet werden, sollten sie bei diesen Erkrankungen gemieden werden.

Gleichzeitig sollten Lunge und Dickdarm gestärkt werden, denn sie versorgen die Nieren mit Lebenskraft. (Siehe die Kapitel über Lunge und Dickdarm.)

Auch Angst schadet den Nieren und spielt deshalb bei der Qi-Versorgung der Ohren eine Rolle. Zur Heilung des Gehörs muß daher auch ein angemessener Umgang mit Streß und Angst gefunden werden.

Die fünf Töne, von denen der Gelbe Kaiser spricht, haben
mit den fünf Organsystemen zu tun. Chinesische Heiler, die
genau auf die Sprechweise eines Menschen achten, können
an ihr Disharmonien in bestimmten Organsystemen erkennen. Je größer die Disharmonie ist, desto ausgeprägter ist
die Sprechweise. Die fünf Töne und die ihnen zugeordneten
Organe sind:

Schreien: wird mit Leber und Gallenblase assoziiert (Holzelement). Wer auch bei normalen Unterhaltungen schreit,
etwa am Telefon oder bei üblichen geschäftlichen Vorgängen, leidet an einer Leberdisharmonie. Chronisches Schrei-
en bei Wut weist ebenfalls auf eine Leberdisharmonie hin.

Lachen oder *Hysterie:* wird mit Herz und Dünndarm assoziiert (Feuerelement). Der Ton in der Stimme mancher Menschen kann als Lachen charakterisiert werden. Er hat etwas
Spielerisches, Leichtes, egal über was sie reden. Wenn Herz
und Dünndarm extrem unausgeglichen sind, enthält die
Stimme etwas Hysterisches, das beim geringsten Anlaß geweckt wird. In beiden Fällen liegt eine Herz- und Dünn-
darmdisharmonie vor.

Singen: wird mit Milz und Magen assoziiert (dem Erdelement). Singen stärkt die Erdorgane. Eine singende Stimme
verweist auf zuviel Qi in Magen und Milz, das durch die singende Stimme abgegeben wird. Schwaches oder unzurei-
chendes Qi in Milz und Magen kann sich in der Stimme als
übertriebene Sympathie, Jammern und erkennbare Schwäche äußern.

Weinen: wird mit Lunge und Dickdarm assoziiert (Metallelement). Die Metallelement-Organe werden mit den Gefühlen Kummer und Trauer in Verbindung gebracht, die sich
in der Stimme als Weinerlichkeit äußern, so, als würden sie
von Tränen begleitet.

Angst: wird mit Nieren und Blase assoziiert (dem Wasserelement). Wenn Nieren und Blase schwach sind, regen sie Angst und Schüchternheit an. Die Stimme wird zögernd, vorsichtig und ängstlich.

Der Ernährungsfaktor

Der Naturheilkunde zufolge werden die meisten Ohrinfektionen, insbesondere bei Kindern, durch Molkereiprodukte und Süßigkeiten verursacht. Schleimbildende Nahrungsmittel, etwa Milch, Käse und Joghurt, Zucker, Produkte aus Weißmehl sowie fettreiche Nahrungsmittel beeinträchtigen die Durchblutung im Ohr und führen zu einer Ansammlung von Schlacken, die ein perfektes Milieu für die Vermehrung von Viren oder Bakterien darstellen. Zuviel Zucker, Obst und Fruchtzucker (aus Fruchtsaft) schwächen ebenfalls das Immunsystem. Auch Allergien auf bestimmte Nahrungsmittel, etwa Molkereiprodukte oder Weizen, können beim Ausbruch von Ohrinfektionen und anderen mit den Ohren zusammenhängenden Beschwerden einschließlich Ohrensausen eine Rolle spielen. Chronische Ohrinfektionen weisen auf ein geschwächtes Immunsystem hin.

Bei Ohrinfektionen oder Ohrenschmerzen sollten diese Nahrungsmittel gemieden werden, die folgenden Nahrungsmittel, Heilpflanzen und Ergänzungsgaben jedoch verstärkt verwendet werden:

- *Vitamin-A-reiche Nahrungsmittel* (Beta-Karotin): Grünkohl, Brokkoli, Rosenkohl, Kürbis, Karotten
- *Vitamin-C-reiche Nahrungsmittel:* Brokkoli (einer der reichsten Vitamin-C-Spender), Mandarinen, Blattgemüse. Eventuell kurzzeitig Ergänzungsgaben von Vitamin C

- *Zinkhaltige Nahrungsmittel:* Vollkorngetreide, Krabben, Kürbiskerne; eventuell kurzzeitig Ergänzungsgaben
- *Knoblauch:* antimykotisch und antibakteriell
- *Königskerze:* antibakteriell; vier Tropfen in jedes Ohr, viermal täglich
- *Kamille:* vor allem bei Kindern, als Tee; fördert das Schwitzen und die Ausscheidung angesammelter Schadstoffe; zwei- bis dreimal täglich

Ohrenschmerzen und Ohrinfektionen sind oft Teil einer allgemeinen Grippe, einer viralen Infektion oder einer Infektion der oberen Luftwege. Die Eustachische Röhre ist mit dem Rachenraum verbunden, so daß Viren zu den Ohren wandern und dort Infektionen verursachen können. Homöopathen empfehlen bei Ohrenschmerzen, die mit Erkältungen und Husten einhergehen, die folgenden Mittel:

- *Aconitum:* besonders wenn die Ohrenschmerzen auftreten, nachdem einem kalt geworden ist.
- *Belladonna:* besonders bei Fieber, Lichtempfindlichkeit und Halsschmerzen.
- *Pulsatilla:* bei gelbem oder dickem Schleim, verstopfter Nase, Fieber, aufgesprungenen Lippen.

Hört, und ihr werdet leben.   *Jesaja*

21. Sehen

> Benutzt das Licht in euch, um eure natürliche
> Klarsicht zurückzuerlangen.
>
> *Laotse*

Die Augen zeigen uns die Welt, aber für den geübten Beobachter auch uns der Welt. Auf keinen anderen Sinn verlassen wir uns mehr, wenn es darum geht, was um uns herum geschieht, und kein anderes Organ wird genauer betrachtet, wenn jemand wissen will, was in unserem Innersten vor sich geht.

Die Augen fangen Licht auf. Sie trinken es in großen Zügen und senden es zum Nervensystem und dann zum Gehirn, wo die Bilder interpretiert und in größerem oder kleinerem Ausmaß verstanden werden. Das Potential der Augen geht dabei weit über unser Auffassungsvermögen hinaus; sie können 10 Millionen Lichtabstufungen und 7 Millionen Farbschattierungen wahrnehmen. Sie geben uns die Fähigkeit, uns innerhalb einer Zehntelsekunde von einem nahen auf ein weit entferntes Bild einzustellen. Wir nehmen die Myriaden Farben eines Herbstwaldes wahr und dann, im nächsten »Augenblick«, die grauen Haare eines Eichhörnchens.

Einfach gesagt, ist Sehen die glückliche Verbindung von Licht und Gehirn. Für die meisten von uns ist Licht die neutrale, »weiße« Helligkeit, die entsteht, wenn die Sonne aufgeht oder wir einen Lichtschalter anknipsen. Wir denken, daß das Licht nur Farben aufleuchten läßt, die schon da waren, bevor das Licht kam, aber das stimmt nicht ganz: Licht ist Farbe, oder vielmehr: Es besteht aus vielen Farben gleichzeitig.

Diese leuchtenden Farben sehen wir, wenn das Licht von einem Prisma gebrochen wird: Dann haben wir das Farbspektrum als wunderschönen Regenbogen vor uns. An dem einen Ende sind Violett und Blau, am anderen Orange und Rot. Diese Farben erscheinen, wenn das Prisma das Licht in seine Bestandteile zerlegt: in Wellen elektromagnetischer Energie.

Materielle Objekte erscheinen uns farbig, weil sie pigmentiert sind, das heißt chemische Substanzen enthalten, die bestimmte Wellenlängen des Lichts absorbieren, andere hingegen reflektieren. Durch das Pigment in der Haut kann ein Organismus die Sonnenlichtenergie zurückbehalten und in Wärme verwandeln, was dazu beiträgt, die Körpertemperatur konstant zu halten. Die Wellenlängenmischung, die an uns zurückgeworfen wird, gibt der Welt ihre Farbe.

Das Sonnenlicht besteht aus vielen unterschiedlichen elektromagnetischen Wellen, die von der Sonne ausgestrahlt werden. Manche haben eine sehr kurze Wellenlänge – 0,000000001 nm –, andere eine sehr lange – bis zu 100 km. Interessanterweise nehmen wir nur einen winzigen Bruchteil der elektromagnetischen Energie um uns herum wahr. Der Bereich des uns sichtbaren Spektrums wird in milliardstel Meter gemessen, in Nanometer (nm). Wir sehen einen Bereich von genau 300 Nanometer, den Bruchteil eines Millimeters. Der Rest des kilometerlangen elektromagnetischen Energiespektrums ist uns verborgen. Das meiste von dem, was um uns herum geschieht, sehen wir also nicht.

Die Wissenschaft hat bewiesen, daß viele Tiere, etwa Ratten

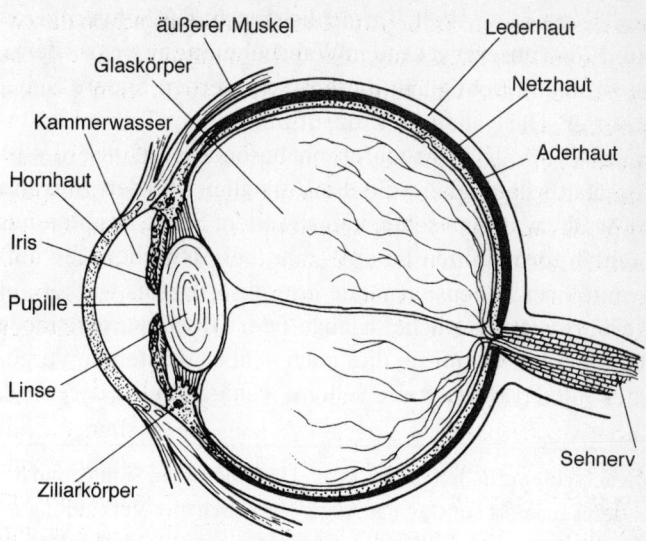

Abb. 19: Das Auge – Das menschliche Auge ist ein sehr komplexes Organ. Anatomischen Schätzungen zufolge liegt die Zahl seiner einzelnen Teile bei fast einer Milliarde. Seine Lichtrezeptoren, die Stäbchen und Zapfen auf der Netzhaut, nehmen zehn Millionen Lichtabstufungen und sieben Millionen Farbschattierungen wahr. Die Stäbchen und Zapfen stellen ungefähr 70% aller Sinnesrezeptoren des Körpers. Das Auge nimmt Licht auf und verwandelt es in elektrische Impulse, die zum Gehirn geschickt werden, wo 90% des Sehens stattfinden.

und Vögel, die ultravioletten Strahlen des Spektrums und damit das uns Unsichtbare sehen. Neue Theorien über den Vogelzug besagen, daß Vögel Lichtwellen sehen können, die den Menschen unsichtbar sind. Die Vögel folgen diesen Wellen und finden so jedes Jahr ihren Weg zu bestimmten Orten im Norden und im Süden.

Trotz unseres derart begrenzten Sehvermögens verschaffen die Augen uns die intensivsten und direktesten Informationen über unsere Welt. Tatsächlich macht das Sehvermögen rund 75 % unserer gesamten Wahrnehmung aus, es sei denn, es ist beeinträchtigt; in diesem Fall werden andere Sinne schärfer. Der genannte Prozentsatz ist zum Teil auf kulturelle Vorurteile zurückzuführen, besonders auf unsere Wissenschaftsgläubigkeit, die die Vorstellung fördert, nur das sei wahr, was man sehen kann. Andere Sinne könnten uns mehr Informationen liefern – und bei Menschen, die aufgrund ihrer Lebensumstände oder ihres Berufs stärker auf Berührungen, Gerüche, Klänge oder Geschmacksnuancen achten müssen, tun sie dies auch –, aber sie stehen, verglichen mit der Brillanz des Sehens, weniger im Vordergrund.

Zwei Lichter erhellen unsere Welt. Das eine ist die Sonne, und ein anderes reagiert auf sie – das Auge. Nur durch ihre Verbindung sehen wir; wenn eins fehlt, sind wir blind. _Arthur Zajonc_

Die Augen versorgen uns nicht nur mit Informationen, sie geben auch anderen Informationen über uns. Intensive Gefühle, aber auch subtile Empfindungen zeigen sich in den Augen. Die Augen lachen, weinen, übermitteln Glück und Sorge. Sie reagieren auf viele körperliche Veränderungen, den Zustand von Leber, Herz und Nieren, von Drüsen- und Nervensystem. Sie zeigen, wieviel Sauerstoff im Blut ist (die Pupillen erweitern sich, wenn er fehlt), und werden gereizt, wenn das Immunsystem mobil macht.

William Blake nannte die Augen »dunkle Fenster der Seele«. Wie viele Informationen sie uns vermitteln, scheint nur durch unsere Fähigkeit begrenzt zu sein, sie zu entschlüsseln.

Ein Blick ins Augeninnere

Das Licht fällt durch die Hornhaut ins Auge, ein durchsichtiges und konvexes Fenster aus Zellen, die die elektromagnetischen Wellen passieren lassen, ohne sie zu krümmen oder zu zerstreuen. Direkt hinter der Hornhaut befindet sich das Kammerwasser, eine alkalische Flüssigkeit, die die Hornhaut mit Nährstoffen versorgt und für den richtigen Druck sorgt, so daß die Hornhaut sich leicht wölbt.

Hinter der Hornhaut liegt die Pupille, der dunkle Fleck, der sich erweitert und zusammenzieht, damit mehr oder weniger Licht ins Auge fallen kann. Die Pupille wird durch die Iris umgrenzt, den farbigen Ring in der Mitte des Auges. Sie ist von Muskeln und autonomen Nerven umsäumt, die die Pupillenveränderung steuern. Das parasympathische Nervensystem veranlaßt die Zusammenziehung, das sympathische Nervensystem die Erweiterung der Pupille.

Die Farbe der Iris stammt von Melanin, der pigmentgebenden Substanz, die auch Haut und Haare färbt. Die Melaninmenge bestimmt die Augenfarbe: Mehr Melanin macht die Augen braun, weniger blau. Grün und Grau ergeben sich durch Zwischenwerte.

Hinter der Pupille befindet sich die kristallartige Linse, die wie ein abgerundeter, auf einer Seite flacher, auf einer Seite gewölbter Diamant geformt ist; die flache Seite liegt hinter der Pupille, die gewölbte zum Zentrum des Auges hin. Die Form der Linse verändert sich ständig, während sich das Auge auf die Entfernung zu den einzelnen »Sehzielen« einstellt. Dies wird als Akkommodation bezeichnet. Im allgemeinen wird die Linse mit zunehmendem Alter weniger elastisch und flexibel, so daß die meisten älteren Leute eine Brille brauchen. Die Akkommodationsfähigkeit geht im

Westen häufiger verloren als bei traditionellen Völkern; deshalb meinen viele Augenärzte, daß die Sehschärfe weitgehend durch die Lebensweise, die Einstellung und die allgemeine Gesundheit bestimmt wird. Eine Rolle könnte auch spielen, daß die Augen überbeansprucht werden und daß das Sehen bei uns überbewertet wird.

Die Formveränderungen der Linse und damit die Einstellung auf nahe oder entfernte Gegenstände wird durch den Ziliarkörper gesteuert, einen ringförmigen Muskelstreifen um die Linse herum. Wenn die Linse sich auf ein nahes Objekt konzentriert, zieht der Ziliarmuskel sich zusammen, wodurch die Linsenwölbung zunimmt. Bei der Scharfeinstellung für das Sehen in die Ferne wird der Muskel schlaff, so daß die Linse flachgezogen wird. Der Ziliarkörper ist mit Fasern des autonomen Nervensystems verbunden, über die das Gehirn Expansion oder Kontraktion des Ziliarmuskels steuert. Die Akkommodation ist somit ein unwillkürlicher Vorgang.

Da die Muskeln in Iris und Ziliarkörper das Auge fokussieren, meinen viele führende Augentherapeuten, daß die Sehschärfe weitgehend von der Fitneß der Augenmuskeln abhängt. Diverse Übungsprogamme sind entwickelt worden, die die Sehschärfe bei Menschen, die an entsprechenden Beeinträchtigungen leiden, erfolgreich wiederherstellen können.

Die Linse ist vom Glaskörper umgeben, einer transparenten, gallertartigen Masse, durch die das Licht von der Linse auf die Netzhaut fällt. Der Glaskörper macht den größten Teil des Auges aus und bestimmt so die Form des Augapfels. Die Netzhaut, die die einfallenden Lichtreize aufnimmt, ist eine hauchdünne Nervenschicht, gerade so dick wie eine Briefmarke. Sie kleidet die hintere Hälfte des Glaskörpers aus und besteht aus Photorezeptoren, lichtempfindlichen Nervenzellen. Sie lassen sich in zwei Gruppen einteilen, Stäbchen und Zapfen. Das menschliche Auge besitzt schätzungsweise 120 Millionen Stäbchen und 7 Millionen Zapfen. Die helldunkelempfindlichen Stäbchen nehmen auch sehr schwaches Licht schon wahr; auf sie verlassen wir uns hauptsächlich bei Dämmerung. Die Zapfen, die wegen ihrer Form so genannt werden, reagieren auf helles Licht und können Farben wahrnehmen.

Die Funktionsweise des Auges ist heute so klar, daß sie künstlich nachgeahmt werden kann: Man hat Roboteraugen entwickelt, die Licht wahrnehmen und an einen Computer weiterleiten können, der es speichert und entschlüsselt. Das einzige Problem bei diesem beeindruckenden Knacken des visuellen Codes ist, daß über die *Erfahrung* des Sehens völlig hinweggegangen wird. Roboteraugen sind nie gelangweilt von dem, was sie sehen, und nie von Schönheit bezaubert. Sie haben nicht Karmesinrot lieber als Scharlachrot, oder umgekehrt. Sie freuen sich nicht über die weichen Schatten in den Gemälden Tizians oder das Melodramatische in den Bildern Caravaggios. Keine der Qualitäten des Lichts, die in einem menschlichen und individuellen Sinne wirklich wichtig sind, können in mechanische Denkkategorien übersetzt werden.

Deepak Chopra

Stäbchen und Zapfen reagieren auf unterschiedliche Lichtintensität, weil ihre chemische Zusammensetzung voneinander abweicht. Stäbchen enthalten den Farbstoff Rhodopsin (Sehpurpur). In den Zapfen finden sich die sogenannten Opsine, die auf die Wellenlängen der drei Grundfarben Rot, Blau und Gelb hochsensibel reagieren.

Wenn helles Licht auf die Stäbchen fällt, kommt es zu einer Bleichung des Rhodopsins, so daß die Zapfen zu den dominanten lichtwahrnehmenden Zellen werden. Bei schwachem Licht nimmt die Rhodopsinmenge zu, so daß die Stäbchen zu den dominanten Lichtrezeptoren werden. Ob wir schwarzweiß oder farbig sehen, hängt also von der Intensität des verfügbaren Lichts und damit davon ab, welche Nerven auf der Netzhaut – Stäbchen oder Zapfen – aktiviert werden. In der Netzhaut verbinden Rhodopsin und Opsine sich mit Vitamin A. Wenn Licht auf Stäbchen und Zapfen fällt, reagiert es chemisch mit Vitamin A und erzeugt ein elektrisches Signal, das von der Netzhaut zum Sehzentrum im Gehirn geleitet wird und uns Bilder wahrnehmen läßt. Diese Abhängigkeit von Vitamin A hat zu der – heute bewiesenen – Volksweisheit geführt, daß Karotten gut für die Augen sind.

Das Auge ist ein Herr, das Ohr ein Diener.   *Jakob Grimm*

Weil das Licht auf seinem Weg durch die verschiedenen Schichten des Auges umgelenkt wird, steht das Bild auf dem Kopf; das Gehirn korrigiert diesen Fehler.
Die Augen sind so koordiniert, daß beide Pupillen sich verengen, wenn wir ein Auge zudecken und das andere anstrahlen. Die motorischen Nerven in Gehirn und Auge setzen sechs kleine Muskeln in Bewegung, die jedes Auge umgeben und für die Koordination sorgen.
Weil die Augen die physische Welt so genau kennen, meinen wir oft, sie wären nur Fenster. Das Gehirn dagegen arbeitet mehr wie ein Computer: Es setzt die vielen komplexen Informationen zu einem Bild zusammen, das der äu-

ßeren Welt entspricht. Diese Informationen werden von der linken und der rechten Hirnhemisphäre koordiniert. Wenn wir uns zum Beispiel einen liegenden Fußball ansehen, nimmt unser rechtes Auge sowohl die linke als auch die rechte Seite des Balls wahr; das linke Auge genauso. Jedes Auge hat also ein linkes und ein rechtes Gesichtsfeld. Das Gehirn jedoch behandelt die linken und rechten Gesichtsfelder jedes Auges unterschiedlich. Das rechte Gesichtsfeld beider Augen wird von der linken Hirnhemisphäre interpretiert, das linke von der rechten. Das Gehirn setzt diese vier separaten Eindrücke zu einem kohärenten Bild zusammen.

Wenn die Sicht getrübt ist

Viele Erkrankungen des Gehirns, des Nervensystems und des Auges beeinträchtigen das Sehvermögen; nachstehend ein Überblick über die häufigsten Störungen der Sehkraft.

Bei Kurzsichtigkeit treffen die Lichtstrahlen an einem Punkt vor der Netzhaut zusammen. Deshalb erscheinen entfernte Gegenstände unscharf. Ursache ist eigentlich eine zu starke Brechung des Lichts. Diese Linse ist nicht entspannt bzw. flach genug. Korrigiert wird mit konkaven Linsen, die die zu starke Brechung kompensieren.

Bei Weitsichtigkeit können Hornhaut und Linse sich nicht genug zusammenziehen, so daß nahe Gegenstände verschwommen erscheinen. Konvexe Linsen sorgen für die nötige Brechung und gleichen die Verzerrung aus.

Ein Glaukom (grüner Star), eine der häufigsten Augenkrankheiten, entsteht durch einen zu starken Augeninnendruck, was die Nervenfasern der Netzhaut und die winzigen Blutgefäße in der Aderhaut beschädigt. Die Sehkraft wird schlechter, oft kommt es zu völliger Blindheit. Schulmediziner senken den Druck mit Medikamenten oder schaffen per Operation einen Abflußkanal für das Kammerwasser.

O treffliches Auge, erhaben über alles, was Gott geschaffen hat! Welches Lob könnte deinen Adel zum Ausdruck bringen? Welche Menschen, welche Sprachen deine Fähigkeiten beschreiben? Durch das Fenster des Auges betrachtet die Seele die Schönheit der Welt. _Leonardo da Vinci_

Bei einem Katarakt (grauer Star) verliert die Linse ihre Transparenz und wird zunehmend trüb. Dazu kommt es, wenn Proteine in der Linse degenerieren und weiße Flecken bilden, die vom Zentrum zum Rand der Linse wandern. Behandelt wird im allgemeinen dadurch, daß die Linse operativ entfernt und durch eine künstliche ersetzt wird.

Die Verbindung zur Leber

Der chinesischen Medizin zufolge werden die Augen von der Leber genährt, was bedeutet, daß die Lebenskraft, das Qi, von der Leber zu den Augen fließt. Der Gelbe Kaiser sagt, daß die Leber sich in die Augen »öffnet«. »Wenn die Leber das Blut erhält, stärkt es die Sehkraft«, heißt es im _Inneren Klassiker des Gelben Kaisers_. Eine gesunde Leber gibt optimales Qi an die Augen weiter, was sich positiv auf die Sehschärfe auswirkt. Zuviel Yin und Yang in der Leber dagegen führt zu verschiedenen Augenstörungen.

»Wenn die Leber erweitert oder leer ist, wird das Auge blind und kann nicht mehr sehen«, sagt der Gelbe Kaiser.

Zuwenig Augen-Qi äußert sich in Krankheiten, die von geringen Beeinträchtigungen der Sehkraft über die allmähliche Degeneration der Augen bis zu völliger Blindheit reichen. Eine »erweiterte« bzw. geschwollene Leber hat meist nicht genug Qi, und so gelangt auch nicht genug Qi zu den Augen. Infolgedessen können Hornhaut und Linse sich nicht mehr zusammenziehen bzw. sich auf nahe Objekte einstellen (Weitsichtigkeit).

Bei einer zu »zusammengezogenen« Leber ist anfangs zuviel Leber-Qi da, weil das Blut sich im Organ staut, was wahrscheinlich zu einer Entzündung führt. Die Augen erhalten daher zuviel Lebenskraft, was sich als zu starke Wölbung der Linse bzw. Kurzsichtigkeit äußert. Wenn der Zustand in der Leber sich verschlechtert, gelangt von der »zusammengezogenen« Leber nicht mehr genug Lebenskraft zu den Augen, was die verschiedensten Augenstörungen verursacht, auch grünen und grauen Star. Der Grund: Die Leber versorgt die Augen mit Lebenskraft, und also hängen die gesamte Zellaktivität und der gesamte Stoffwechsel im Auge von ihr ab. Bei Degenerationserscheinungen in der Leber verschlechtert sich auch der Zustand der Augen. Die Zellerneuerung und der Stoffwechsel im Auge geraten außer Kontrolle, was zur Ansammlung von Schlacken im Auge (Glaukome) und einer Degeneration der Zellen führt (Katarakte).

Der chinesischen Medizin zufolge kann auch die Milz bei Augenstörungen eine Rolle spielen. Sie nährt die Muskeln, während die Leber sie kontrolliert (siehe die Kapitel über die Leber, die Milz und die chinesische Medizin). Eine Muskelschwäche in den Augen – die die Ziliarkörper daran hindert, sich zusammenzuziehen und das Auge auf nahe Gegenstände einzustellen – kann durch eine Leber- und durch eine

Milzdisharmonie ausgelöst werden. Alles, was die Leber schwächt, beeinflußt das Sehvermögen, sagen die Chinesen. Im Schema der fünf Elemente wird die Leber von den Nieren genährt (Wasserelement) und von Lunge und Dickdarm kontrolliert (Metallelement). Der Zustand dieser Organe und die mit ihnen assoziierte emotionale Verfassung können die Gesundheit der Leber und damit die Sehschärfe ebenfalls beeinflussen. Die Leber zum Beispiel wird mit Wut assoziiert. Zuviel Wut schadet der Leber; das Leber-Qi wird zunächst exzessiv, verbraucht sich aber dann und wird lethargisch. Exzessive oder unterdrückte Wut, vor allem in der Kindheit, können daher zu Beeinträchtigungen des Sehvermögens führen.

Das Sehen ist keine separate, isolierte Funktion. Es ist ein Prozeß, an dem der gesamte menschliche Organismus beteiligt ist. Das Kind sieht mit seinem ganzen Wesen; das Sehen ist vollkommen in sein gesamtes Aktionssystem integriert – seine Haltung, seine manuellen Fertigkeiten und seine Koordination, seine Intelligenz und seine Persönlichkeit. *Arnold Gesell*

Die Nieren werden mit Angst und dem Willen in Verbindung gebracht. Bei exzessiver Angst werden die Nieren schwach und geben nicht mehr genügend Lebenskraft an die Leber weiter. Es kommt zu Degenerationserscheinungen, die schließlich die Sehkraft beeinträchtigen.

Wenn in Lunge und Dickdarm zuviel Qi ist, kontrollieren sie die Leber zu stark; sie bekommt nicht genug Lebenskraft, was letztendlich auch die Augen in Mitleidenschaft zieht. Der Lunge und dem Dickdarm werden die Gefühle Kummer und Trauer zugeordnet, die also ebenfalls beeinflussen, wie gut oder schlecht wir sehen. Obwohl alle Augenprobleme zunächst auf die Leber zurückgeführt werden, können also auch andere Organe, besonders die Nieren, Lunge und Dickdarm, an ihnen beteiligt sein. Die Wiederherstellung des normalen Sehvermögens beginnt mit der Behandlung der Leber, aber die genannten Organe sind möglicherweise sekundär betroffen. (In den Kapiteln über diese Organe werden Nahrungsmittel und Heilpflanzen genannt, die ihnen guttun.)

Ayurvedische Heiler ordnen die Augen dem Pitta-Dosha und dem Feuerelement im indischen System der fünf Elemente zu. Das Pitta-Dosha gleicht die eher kinetische Energie von Vata und die potentielle Energie von Kapha aus. Pitta wird mit dem Feuer- und dem Wasserelement in Verbindung gebracht und schafft Harmonie zwischen diesen beiden Gegensätzen (und Widersachern) im Körper. Wenn das Pitta-Dosha stark ist, sehen die Augen gut. Die Geschmacksrichtungen sauer, salzig und scharf stärken es; süß, bitter und zusammenziehend schwächen es.

Außerdem wird das Pitta-Dosha durch die folgenden Nahrungsmittel gestärkt:

- *Getreide:* Gerste, Hafer, Reis, Weizen
- *Gemüse:* Kohl, Brokkoli, Rosenkohl, Spargel, Blumenkohl, grüne Bohnen, Blattgemüse, Kopfsalat, Pilze, Okra, Petersilie, Erbsen, Sprossen, Zucchini
- *Hülsenfrüchte:* alle außer Linsen
- *Tierische Nahrungsmittel:* Krabben, Hühnchen, Truthahn, Eiweiß
- *Samen und Nüsse:* Alle Nüsse gelten als schädlich. Sonnenblumen- und Kürbiskerne gelten in kleinen Mengen als gesund.

Körper-Geist-Beziehungen

In den letzten 50 Jahren ist in der Augenheilkunde eine neue Schule entstanden, die davon ausgeht, daß die Sehschärfe eine erlernte Reaktion auf die Umgebung ist und daß verschiedene emotionale und psychische Faktoren beeinflussen, wie gut oder schlecht wir sehen. Auch körperliche Charakteristika, insbesondere Koordination, Geschicklichkeit und Selbstvertrauen, spielen für die Leistung der Augen eine wichtige Rolle. Weil alle physischen Sinne und der Körper überhaupt sich zusammen entwickeln, hängt die Sehkraft vom gesamten Körper ab. Manche Spezialisten dieser neuen behavioristischen Schule behaupten, daß bestimmte Körper- und Persönlichkeitstypen sich bestimmten Sehstörungen, einschließlich Kurz- und Weitsichtigkeit, zuordnen lassen. Andere meinen, daß bestimmte körperliche Charakteristika, etwa mangelnde körperliche Koordination, schlechte Konzentrationsfähigkeit oder geringes Selbstbewußtsein, Augenstörungen mitbedingen.

Wer würde glauben, daß ein so kleiner Raum die Bilder des gesamten Universums enthalten kann?   *Leonardo da Vinci*

Therapeuten dieser Schule benutzen verschiedene Übungen, etwa Entspannungs- und Imaginationstechniken, um den Blick zu schärfen. Die Schule wurde von dem bahnbrechenden Sehtherapeuten Dr. William Bates begründet, der Übungen zur Verbesserung der Sehkraft entwickelte. Die Bates-Methode wurde erfolgreich von vielen jungen Männern angewandt, die im 2. Weltkrieg Jagdflieger werden wollten, beim ersten Versuch aber den Sehtest nicht schafften. Zu den bekanntesten Übungen gehört die folgende: Legen Sie sich auf ein Bett, und ziehen Sie stetig und schnell mit den Augen die Linie rund um die Zimmerdecke am Übergang von Wänden und Decke nach. Dabei lassen Sie Ihre Augen kreisen und trainieren so die Muskeln, die das Auge fokussieren. Bates empfahl auch, kurze Zeit – 10 bis 20 Minuten – ohne Brille zu lesen. Ruhen Sie sich aus, wenn die Augen wieder müde sind. Beenden Sie dann die Übung. Bates gab den Rat, soviel wie möglich ohne Brille zu erledigen, weil die Brille zu einer Abhängigkeit führt, die die Augen letztendlich schwächt.

Nathan Pritikin war ein Experte auf dem Gebiet der Sehkraft. Er stellte fest, daß eine fett- und proteinreiche Ernährung zu Augenstörungen beiträgt, weil Fett, Cholesterin und Proteinnebenprodukte (etwa Harnsäurekristalle) von der Aderhaut aus ins Auge eindringen. Sie setzen sich im Glaskörper und im Kammerwasser fest. Sie können auch das Filternetzwerk und den Schlemm-Kanal blockieren und die optimale Ausscheidung von Schlacken aus dem Auge verhindern. Wenn das Filternetzwerk und der Schlemm-Kanal verstopft sind, kann das Kammerwasser nicht mehr abfließen, so daß der Augeninnendruck steigt, was zu grünem Star führt.

22. Berühren

Der Körper ist das beste Abbild der Seele.
Ludwig Wittgenstein

Wir alle brauchen es, von anderen berührt zu werden und sie zu berühren. Zahlreiche wissenschaftliche Beweise zeigen, daß Hautkontakt die Entwicklung der lebenserhaltenden Systeme fördert, etwa des Nerven-, Atmungs-, Lymph- und Kreislaufsystems; dies gilt insbesondere für Säuglinge. Babys, die gestillt werden, scheinen eine Reihe überlegener körperlicher Charakteristika zu besitzen, die nicht nur auf die Muttermilch zurückzuführen sind, etwa ein besseres Immun- und Magen/Darm-System. Untersuchungen haben ergeben, daß bei Säuglingen, die nicht genug berührt werden, das Immunsystem schwächer und die Infektions- und Sterblichkeitsrate höher ist. Damit Mutter und Kind seelisch gesund bleiben, muß ein Kind berührt werden. Erwachsene, die die Berührung geliebter Personen entbehren müssen, können antisozial und gewalttätig werden.

Bei Tieren ist es genauso. Haustiere lecken ihre Jungen ab. In Untersuchungen hat sich herausgestellt, daß dieses Lecken die Entwicklung und die Tätigkeit des Magen-Darm- und des Harntrakts sowie der Sexualorgane fördert. Andere Forschungen haben gezeigt, daß Tiere, die nicht abgeleckt werden, oft sterben.

Durch Berühren erleben wir die physische Welt am unmittelbarsten. Wir be-greifen die Eigenschaften der Dinge: Temperatur, Oberflächenbeschaffenheit, Gewicht, Größe und Form. Menschen berühren einander, um Zuneigung zu übermitteln, das Verlangen nach Sex zu befriedigen, Liebe zu zeigen und Liebe zu erhalten.

Obwohl Gesetze und Sitten das Berühren steuern, ist kaum etwas heilender und wichtiger als eine liebevolle Berührung. Jede Kultur hat ihre Form heilender Berührungen: Handauflegen, Massagetechniken oder Körpertherapie. Heute erleben therapeutische Berührungen in vielen Formen ein Comeback. Die Zahl der Körpertherapeuten etwa hat in den vergangenen 20 Jahren in den USA, Europa und Japan explosionsartig zugenommen. In Heil- und Pflegeeinrichtungen jeder Art praktizieren Betreuer/innen die heilende Berührung.

Nachdem die Ärzte jahrzehntelang eine Abneigung dagegen hatten, ihre Patienten zu berühren, werden Wirkung und Wichtigkeit des Berührens jetzt wieder geschätzt. Und das ist gut so, denn wer von uns kann leben, ohne daß ein anderer ihm friedlich die Hand reicht?

Berührungen wahrnehmen

Unser Tastsinn ist in der Haut einschließlich Lippen, Zunge, Augen, Ohren, Nase und Genitalien angesiedelt. Tausende spezialisierter Zellen in der Haut reagieren auf äußere Reize und übermitteln dem Gehirn die Merkmale der Dinge, mit denen wir in Kontakt kommen. Dabei lassen sich fünf Sinnesempfindungen unterscheiden: Berührung, Druck, Schmerz, Wärme und Kälte. Sekundäre Empfindungen, etwa Kitzeln und Jucken, sind Variationen von Berührung und Schmerz und werden von denselben Nerven übermittelt, die die Grunderfahrung weiterleiten.

Die Bereiche des Körpers sind unterschiedlich empfindlich. Manche reagieren auf Temperatur – die Füße zum Beispiel sind wärmeempfindlicher als die Hände. Andere Körperzonen sind schmerzempfindlicher. Die Hornhaut des Auges etwa ist mehrere hundertmal schmerzempfindlicher als die Fußsohlen. Andere Teile des Körpers sind selektiv empfindlich – die Fingerspitzen zum Beispiel haben ein sehr gutes Tastvermögen, sind aber nicht besonders schmerzempfindlich.

Wie die anderen Sinne hat der Tastsinn ein größeres Potential, als die meisten von uns nutzen. Menschen, die einen anderen Körpersinn verlieren oder aus beruflichen Gründen ihren Tastsinn entwickeln müssen, nehmen über die Haut mehr wahr als die meisten von uns. Blinde etwa lesen die Brailleschrift mit den Fingern, und ein Massagetherapeut schätzt die Gesundheit eines anderen Menschen mit Hilfe seiner Hände ein.

Die Haut enthält unterschiedliche sensorische Rezeptoren. Sie lassen sich in zwei Hauptkategorien einteilen: Die einen bestehen aus langen Nervenfasern, die an der Hautoberfläche bleiben oder an einem Haarfollikel befestigt sind und reagieren, wenn das Haar bewegt wird; die anderen besitzen spezialisierte Nervenenden, die Endorgane genannt werden und auf spezifische Reize, etwa Druck oder Schmerz, reagieren. Sie befinden sich häufiger auf nicht behaarten Bereichen der Haut, etwa Lippen und Fingerspitzen.

Die sensorischen Rezeptoren geben elektrische Nervenimpulse vom Ursprungsort (etwa den Fingerspitzen) an Sinnesnerven weiter, die bis zum Rückenmark reichen. Vom Rückenmark gelangen die Informationen an den Thalamus im Gehirn und dann an das sensorische Rindenareal, wo sie gedeutet und oft bewußt gemacht werden. Viele körperliche Stimuli, die unser Nervensystem verarbeitet, bemerken wir jedoch gar nicht. So sind Sie sich wahrscheinlich nicht der Interaktion zwischen Ihrem Gesäß und dem Stuhl bewußt, auf dem Sie sitzen; Sie bemerken nicht, wie dieses Buch in der Hand liegt oder welcher Geruch den Raum erfüllt. Viele potentiell verfügbare Informationen registrieren wir nicht.

Körper, Gesicht und Stimme spiegeln in beträchtlichem Ausmaß unsere Gewohnheiten und Gefühle, unsere Gedanken und unseren Lebensstil. Unsere innersten Gedanken, unsere neuromuskulären Spannungen und unsere Gewohnheiten formen die Gestalt unseres Körpers und die Topographie unseres Gesichts.

Dan Millman

Die spezialisierten sensorischen Rezeptoren, die in unterschiedlicher Tiefe in die Haut eingebettet sind, geben uns unterschiedliche Informationen. Jede Rezeptorengruppe besitzt ihren eigenen Zuständigkeitsbereich und eigene Charakteristika. Es kann auch sein, daß an einer Aufgabe mehrere Arten von Sinnesrezeptoren beteiligt sind. Berührungen und leichter Druck etwa werden uns durch verschiedene Arten spezialisierter Nerven mitgeteilt: die Meissner-Körperchen, die mit ihrem langen, tentakelähnlichen Nerv und den runden, flachen Nervenenden wie ein Tennisschläger aussehen; die Merkel-Tastscheiben, bei denen von einem einzigen Stamm mehrere Nerven wie Schlingen ausgehen; freie Nervenenden, die wie Bäume mit vielen langen Hauptästen aussehen; und Haarwurzelgeflechte, die sich um Haarfollikel sammeln und auf eine Stimulierung des

Haars reagieren. Die meisten dieser Nerven befinden sich
direkt unter der Hautoberfläche und reagieren auf leichte
Berührung.

Stärkerer Druck wird durch die Pacini-Körperchen weitergeleitet, die wie ovale Krapfen mit einem langen Faden aussehen. Sie liegen im Unterhautgewebe, und um sie zu
stimulieren, muß Druck ausgeübt werden. Kälte wird über
die knollenartigen Krause-Körperchen übermittelt, deren
kreisförmiges Endorgan viele dünne, fadenähnliche Fasern
enthält. Wärme wird über die Endorgane der Ruffini-Kör-
perchen weitergeleitet, die umgeklappten Schirmen mit langen Griffen gleichen. Schmerzen nehmen wir durch freie
Nervenenden wahr, sehr feine Zweige mit einer Verdickung
am Ende. Freie Nervenenden sind über die meisten Gewebe
verteilt, befinden sich aber vor allem direkt unter der Hautoberfläche.

Es gibt zwei Arten von Schmerz. Bei somatischem Schmerz
sind die äußeren Teile des Körpers betroffen, bei viszeralem
Schmerz die inneren Organe. Somatischer Schmerz kann an
der Hautoberfläche oder tief in den Geweben auftreten, etwa in Knochen, Sehnen, Muskeln und Bändern. Im allgemeinen wird ein Schmerz als stechend, brennend oder
dumpf beschrieben. Das Stechen wird an der Hautoberfläche empfunden, etwa bei einem Nadelstich, einem Schnitt
oder einem Zwicken; ein brennender Schmerz entsteht
durch starke Hitzeeinwirkung oder wenn man sich die Haut
aufkratzt; ein dumpfer oder klopfender Schmerz sitzt tiefer,
hält länger an und ist oft nicht so intensiv.

Schmerzen werden im allgemeinen durch eine Krankheit,
eine Störung oder eine Verletzung verursacht. Sie gehören
zu den wichtigsten und ursprünglichsten Empfindungen des
menschlichen Körpers. Sie warnen unser Bewußtsein vor ei-

ner Gefahr. Sie informieren uns darüber, daß sofort für Abhilfe oder eine Veränderung gesorgt werden muß. Wie diese Maßnahmen aussehen, hängt von der Ursache des Schmerzes ab. Vielleicht müssen wir nur die Hand vom Ofen nehmen oder aber unsere Gewohnheiten und unseren Lebensstil dauerhaft verändern. Im Gegensatz zu anderen Sinnen, etwa Geschmacks- und Geruchssinn, tritt bei Schmerz kein Gewöhnungseffekt ein. Der Schmerz hält an und wird bewußt wahrgenommen, bis geeignete Maßnahmen zu seiner Beendigung ergriffen werden.

Schmerz ist ein Symptom, das uns etwas sagen will, und wird durch eine im Untergrund vorhandene Störung verursacht. Er hat vor allem eine belehrende Funktion. Durch ihn sagt der Körper uns etwas über seine aktuelle Verfassung und zeigt uns die Auswirkungen unseres Verhaltens. So erkennen wir, welche Verhaltensweisen die Gesundheit und das Leben fördern und welche nicht. In diesem Sinne ist Schmerz für die Fortsetzung des Lebens unverzichtbar.

In der modernen Gesellschaft wird Schmerz oft als lästig betrachtet, weshalb die Schmerzmittelindustrie boomt. Schmerzmittel überdecken jedoch nur den Schmerz; sie schalten lediglich unsere Fähigkeit aus, ihn zu spüren. Sie ändern nichts an der ihm zugrundeliegenden Ursache. Das eigentliche Problem wird daher oft schlimmer, bis eine Krise radikalere Maßnahmen erforderlich macht.

Von Shiatsu bis Akupressur

Im Orient wurde der Wert von Berührungen seit jeher untersucht und auf die Stufe fortgeschrittener heilender und spiritueller Disziplinen erhoben. Berührungen gehören in der östlichen Welt zu den wichtigsten Heilmethoden. Sie sind eine Möglichkeit, die Lebenskraft von einem Menschen auf einen anderen zu übertragen.

Das gesunde und effiziente Funktionieren des menschlichen Körpers hängt davon ab, daß ihm die optimale Menge an Qi bzw. Prana zur Verfügung steht. Gesundheitspflege bedeutet im Orient vor allem, die Lebenskraft des Körpers zu verbessern oder zumindest konstant zu halten. Dabei sieht der östliche Mensch sich inmitten grenzenloser Energie. Gesundheit und Erfüllung des einzelnen hängen davon ab, daß er für diese universelle Energie empfänglich ist.

Die älteste Tradition, die diese Einsicht auf den Körper anwendet, ist der indische Yoga. Die yogische Tradition betrachtet den Körper als physische Manifestation von Seele und Geist. Alle drei sind miteinander verbunden und bilden eine Einheit. Daher zeigen unsere Bewußtheit und unsere Einstellung zu uns selbst, anderen und der Welt sich auf vielerlei Weise in unserem Körper. Die Aspekte von uns, die entwickelt und befriedet sind, äußern sich im Körper als Flexibilität, Stärke und Vitalität. Die Aspekte, die konfliktreich sind, zeigen sich im Körper als angespannte, steife Stellen und strukturelle Anomalien. Den Körper heilen bedeutet also auch, Seele und Geist zu heilen. Im Yoga sollen bestimmte Stellungen und Übungen den Körper von unnatürlichen bzw. anomalen Beschränkungen befreien, die in der Vergangenheit durch Traumata und Illusionen entstanden.

Heilung besteht darin, die Lebenskraft im Körper ins Gleichgewicht zu bringen, damit die biologischen Funktionen zur Normalität zurückkehren können. Der Körper erhält die Lebenskraft aus seiner Umgebung. Er benutzt sie, um seine Gesundheit zu bewahren; und wenn er selbst stark genug ist, kann er das Qi an andere weitergeben. Durch die

therapeutische Berührung überträgt der Heiler die universelle Energie aus der Umgebung auf den Patienten, indem
er den eigenen Körper als Mittler benutzt.

Therapeutische Berührungen, etwa das Handauflegen und
verschiedene Massagetherapien, besonders Akupressur und
Shiatsu, sind Methoden, die heilende Energie an einen anderen Menschen weiterzugeben. Das Handauflegen ist dabei weniger spezifisch; die Lebenskraft des anderen wird allgemein gestärkt, was ihm, so hofft man, helfen wird, die
Krankheit zu überwinden.

Durch Akupressur und Shiatsu, zwei von vielen östlichen
Methoden, wird Qi an bestimmte Akupunkturpunkte und
Meridiane übertragen. Anstatt Nadeln zu benutzen, die wie
Antennen das Qi zu bestimmten Punkten und Meridianli-
nien lenken, regt die heilende Berührung das Qi an und hebt
Blockaden in den Meridianen auf. Dadurch kann die Le-
benskraft wieder frei fließen, und die Gesundheit wird wie-
derhergestellt.

Auch die Fußreflexzonenmassage beruht auf der Vorstellung, daß es Meridiane und eine Lebensenergie gibt. Es werden Energiepunkte auf den Füßen massiert, die bestimmten
Organen und Körpersystemen entsprechen.

Die Bibel und ebenso die Schriftrollen vom Toten Meer sind
voll von Anspielungen auf heilende Berührungen. Das
Handauflegen war in der westlichen Welt tatsächlich eine
der ältesten und wichtigsten Methoden zur Wiederherstellung der Gesundheit.

Über weite Strecken unseres Jahrhunderts wurden diese
Traditionen nur von ein paar esoterischen Therapeuten
praktiziert. Seit den 60er Jahren jedoch ist die heilende Berührung in Form zahlreicher Körpertherapien aus dem Untergrund wiederaufgetaucht. Diese Methoden konzentrie-

ren sich auf Körperzonen, die verspannt und steif sind, und außerdem auf Bewegung und Haltung. Zu den heute am häufigsten praktizierten Körpertherapien gehören die Hellerwork-, die Rolfing-, die Feldenkrais- und die Alexander-Technik. Obwohl diese Techniken leicht voneinander abweichen, ist das Grundprinzip dasselbe: Körper, Seele und Geist bilden eine Einheit, und durch die Heilung des Körpers befreit man Seele und Geist von Konflikten, Kummer und Krankheit.

Zu den wegweisenden Körpertherapeuten im Westen gehört Dr. Alexander Lowen, der jahrzehntelang untersucht hat, wie emotionale Konflikte in der Kindheit Menschen an der Wahrnehmung ihrer Gefühle hindern. Die Unfähigkeit, etwas zu fühlen, überträgt sich auf den Körper, dessen Empfindungsvermögen ebenfalls abstumpft. So kommt es zur parallelen Degeneration von Körper, Seele und Geist.

»Sie wachsen als Kind mit so vielen Traumata heran«, sagt Lowen, »so viel Unerfülltem, so viel Schmerz und Verzweiflung, daß Sie es nicht ertragen; Sie halten das alles nur aus, wenn Sie sich betäuben. Sie müssen also Ihren Körper betäuben, denn in ihm fühlen Sie. Er kann dann nicht mehr auf gesunde Weise funktionieren, denn er ist betäubt. Sie sind weder für andere Menschen noch für die eigenen Bedürfnisse empfänglich.«

Dies führt, so Lowen, zu einer Vielzahl körperlicher Verspannungen, zu Änderungen der Atmung und schließlich zu Krankheit. Lowen, der mehrere wichtige Bücher über die Beziehung zwischen Seele und Körper geschrieben hat (unter anderem *Körperausdruck und Persönlichkeit* und *Liebe, Sex und dein Herz*), sagt, daß die Gesundheit wiederhergestellt werden kann, wenn man mit dem Körper arbeitet, ihn »weich macht« und seinen »Panzer« entfernt.

Den Weg von der Krankheit zur Gesundheit beschreibt er so: »Gesundheit ist Lebendigkeit, Spontanität, Anmut und vor allem Rhythmus. Wir beschreiben den Weg zum Wohlbefinden in drei Schritten. Der erste besteht darin, daß der Patient ichbewußt wird. Sie müssen sich selbst spüren und erkennen, bevor Sie an etwas arbeiten können. Der zweite Schritt ist, daß Sie lernen, wie Sie sich ausdrücken können. Sie müssen in der Lage sein, zu weinen, wütend zu werden, Trauer oder Angst zu spüren. Frei dafür sein, Gefühle zu äußern. Der dritte Schritt besteht darin, sich selbst in Besitz zu nehmen, was bedeutet, daß Ihnen all Ihre Gefühle verfügbar sein müssen, damit Sie genau wissen, wie Sie sie benutzen können.« Lowen, der seine Arbeit *Bioenergetik* nennt, meint, daß die körpertherapeutische Arbeit alle drei Schritte ermöglicht.

Teil IV
DIE SYSTEME

Es gibt im Orient keine speziellen Heilverfahren für die verschiedenen Systeme des Körpers. Das Nerven- und Drüsensystem zum Beispiel läßt sich nur mit Hilfe der modernen Wissenschaften verstehen, der Biochemie etwa oder der Elektrizität. Daß wir diese Körpersysteme kennen, ist ausschließlich das Verdienst der westlichen Medizin.

Die östlichen Systeme, insbesondere das chinesische, haben jedoch ihre eigene Klassifikation für die Leiden, die heute als Krankheiten des Nerven- oder Drüsensystems diagnostiziert werden. Was wir heute etwa als Parkinson-Krankheit kennen – eine Krankheit des Nervensystems – wurde früher als Disharmonie des Dreifachen Erwärmers diagnostiziert. Geschwollene Drüsen – eine Störung des Lymphsystems – wurden in der chinesischen Medizin mit einer Milzdisharmonie in Verbindung gebracht.

Beim Lesen der folgenden Kapitel sollten Sie an die Yin-Yang-Dialektik, die der chinesischen Philosophie zugrunde liegt, denken. Obwohl die Chinesen die Systeme selbst in dieser Form nicht kennen, läßt ihr wichtigstes Werkzeug zum Verständnis des menschlichen Körpers – die Prämisse, daß er aufgrund der Polarität zwischen Gegensätzen funktioniert – sich auch auf sie anwenden.

Wir zeigen einige dieser Querverbindungen auf, nennen aber auch andere alternative Behandlungsweisen für häufige Erkrankungen dieser Systeme. Oft basieren die Alternativen auf einem traditionellen Verständnis von Gesundheitspflege. Die Ratschläge, die wir für Krankheiten wie multiple Sklerose, Diabetes und Osteoporose geben, beruhen zugleich auf wissenschaftlichen Beweisen und den alten Heiltraditionen in Ost und West.

23. Das Gefäßsystem

Das Gesetz der Arterie ist das höchste.
Andrew Still

Das Gefäßsystem ist heute deshalb wohlbekannt, weil es in den meisten Industrieländern der Bereich des Körpers ist, der am ehesten versagt und den Tod verursacht. Tatsächlich gab es in der Weltgeschichte kaum Epidemien, die mehr Tote forderten als Herz-Kreislauf-Erkrankungen. Etwa die Hälfte aller Todesfälle in den Industrieländern geht heute auf Krankheiten zurück, die Herz und Arterien betreffen, etwa koronare Herzkrankheiten, Bluthochdruck und Schlaganfall. Der Preis, nicht nur in Menschenleben, sondern auch in Geld, ist hoch – in den USA hat man errechnet, daß die ärztliche Versorgung und der Arbeitsausfall aufgrund von Herz-Kreislauf-Erkrankungen mit fast 100 Milliarden Dollar jährlich zu Buche schlägt.

Paradoxerweise sind Herz-Kreislauf-Erkrankungen in der dritten Welt und bei östlichen Völkern, die sich traditionell ernähren, fast unbekannt. Der Grund ist einfach: Ihre Ernährung ist arm an Fett und Cholesterin und reich an Vollkorngetreide, Gemüse und Fisch. Diese Kost schützt sie vor vielen Leiden, insbesondere Herzkrankheiten.

Neue Forschungen zeigen, daß diese traditionelle Ernährung Herz-Kreislauf-Erkrankungen nicht nur vorbeugt, sondern auch heilt. Im November 1989 berichtete Dr. Dean

Ornish, Leiter des Forschungsinstituts für vorbeugende Medizin in Sausalito, Kalifornien, über eine Untersuchung, die den Abbau von Cholesterinablagerungen (sogenannten Atheromen) in den zum Herzen führenden Arterien bewies. Ornish heilte die Herz-Kreislauf-Erkrankungen seiner Patienten durch ein Programm, zu dem Meditation und eine fett- und cholesterinarme Ernährung gehörten. Seine Studie war die erste, die zeigte, daß die richtige Ernährung und der Lebensstil eine Arteriosklerose in den Koronargefäßen umkehren können. Im Gegensatz zu anderen entsprechenden Untersuchungen verabreichte Ornish keine Medikamente, um die Cholesterinwerte zu senken.

Es ist bedauerlich, daß das Gefäßsystem eher wegen seiner Ausfälle als wegen seiner Leistungen bekannt ist. Denn unser Kreislauf sorgt in jeder Zelle unseres Körpers für alles, was notwendig ist, damit sie in ebendiesem Augenblick lebendig bleibt: Sauerstoff, Nährstoffe, Immunschutz und die Beseitigung der Abbauprodukte.

Die zwei Kreisläufe

Der Kreislauf des Menschen läßt sich als System mit zwei Schaltkreisen verstehen. Der Körperkreislauf bringt sauerstoffreiches Blut in die Zellen im ganzen Körper, während der Lungenkreislauf das kohlendioxidreiche Blut zur Lunge

Abb. 20: Das Gefäßsystem – Das doppelte Gefäßsystem des Menschen bringt sauerstoffreiches Blut durch die Arterien zu den Zellen und kohlendioxidreiches Blut durch die Venen in Herz und Lunge. Eine Reihe von miteinander verbundenen »Schleifen« sorgt dafür, daß Nährstoffe und wesentliche Bestandteile in alle Bereiche des Körpers gelangen; dabei wird das Blut von Leber und Nieren ständig gereinigt.

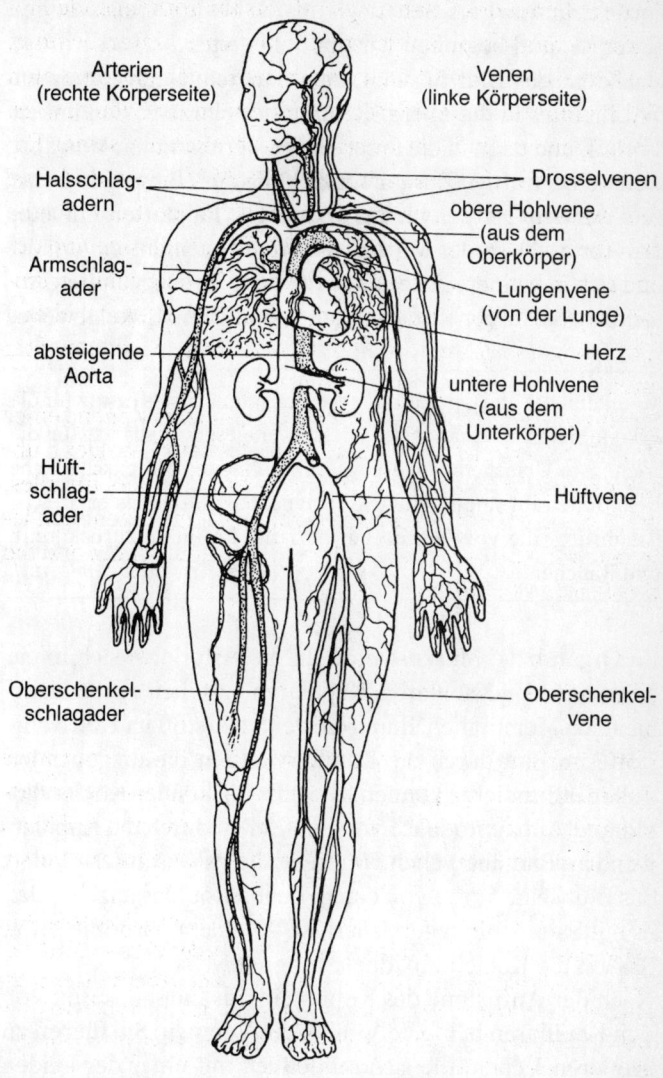

Arterien
(rechte Körperseite)

Venen
(linke Körperseite)

Halsschlag-
adern

Drosselvenen

obere Hohlvene
(aus dem
Oberkörper)

Armschlag-
ader

Lungenvene
(von der Lunge)

absteigende
Aorta

Herz

untere Hohlvene
(aus dem
Unterkörper)

Hüft-
schlag-
ader

Hüftvene

Oberschenkel-
schlagader

Oberschenkel-
vene

zurücktransportiert. Sehen wir uns die beiden Kreisläufe genauer an, und beginnen wir mit dem ersten.

Nachdem das Blut in der Lunge Sauerstoff aufgenommen hat, fließt es in die obere Kammer des Herzens, den linken Vorhof, und dann in die untere linke Herzkammer. Von dort treibt eine kräftige Zusammenziehung des Herzmuskels das Blut aus dem Herzen hinaus und in die Hauptarterie hinein, die Aorta, die in der Mitte des Körpers nach unten verläuft und sich in kleinere Arterien verzweigt, die sogenannten Arteriolen. Sie führen zu den Organen und dem Muskelgewebe.

Medikamente und Operationen werden nur zu oft als Ersatz für die Erkenntnis und Veränderung dessen eingesetzt, was ich für die wichtigste Ursache koronarer Herzkrankheiten halte: schädliche Reaktionen auf emotionalen Streß, eine fett- und cholesterinreiche Ernährung, die vorwiegend auf tierische Produkte zurückgreift, und Rauchen.   *Dean Ornish*

Im Organ bzw. Muskel verästeln die Arteriolen sich in ein Netzwerk von Kapillaren. Kapillaren bestehen aus semipermeablen Membranen, durch die der Sauerstoff und die Nährstoffe im Blut durch die Kapillarwand in die umgebenden Zellen diffundieren können. Gleichzeitig können Kohlendioxid und Abbauprodukte von den Zellen durch die Kapillarwand ins Blut übergehen. Während dieses Austauschs ändert das Blut seine Farbe von einem hellen Rot, das anzeigt, daß es mit Sauerstoff angereichert ist, zu einem purpurnen Rot, das auf die Kohlendioxidbelastung verweist.

Nach der Aufnahme des Kohlendioxids fließt das Blut von den Kapillaren in kleine Venen, die Venolen. Sie führen zu größeren Venen, die sich schließlich mit einer der beiden zum Herzen führenden Hohlvenen verbinden. Die obere Hohlvene führt von oben in den rechten Vorhof des Herzens, die untere Hohlvene von unten.

Das Herz pumpt das Blut durch die Lungenarterie in die Lunge. Dort fließt es in ein Netzwerk winziger Kapillaren, die von Millionen winzigster Säckchen umgeben sind, den Alveolen. In ihnen gibt das Blut das Kohlendioxid ab und nimmt Sauerstoff auf. Es fließt in den linken Vorhof, in die linke Herzkammer und dann in die Aorta.

Mit den Fortschritten in der modernen Medizin und insbesondere der Transfusionstechnologie verliert das Blut einen Großteil seiner heiligen und symbolischen Bedeutung; oft wird es nur noch als eine zunehmend wertvolle Ware auf dem Marktplatz der Medizin betrachtet und entsprechend behandelt. Gegenwärtig ist Blut das am häufigsten verkaufte menschliche Körper-»Produkt«.

Andrew Kimbrell

Das Herz befördert das Blut mit beträchtlichem Druck weiter, der aber auf dem Weg zurück zum Herzen geringer wird, besonders in Armen und Beinen. Der Kreislauf wird durch ein System von Klappen in den Venen unterstützt, das das Blut am Zurückfließen hindert.

Das Gefäßsystem besteht im Grunde aus einer Reihe von Schleifen im Körper, die dafür sorgen, daß das Blut durch einzelne Bereiche des Körpers, etwa Nacken und Kopf, und zurück zum Herzen geleitet wird. Sobald das Blut zum Herzen zurückkehrt, wird es zwecks Sauerstoffaufnahme wieder in die Lunge geschickt, fließt zum Herzen zurück und absolviert dann eine weitere Schleife.

Damit das Blut die Zellen nähren kann, muß es selbst mit

Nährstoffen versorgt werden. Es nimmt sie auf, wenn es von der Aorta in Magen, Darm, Milz und Bauchspeicheldrüse gelangt. Diese Organe versorgen es mit Vitaminen und Mineralstoffen, Blutzucker (Glukose), Immunzellen und verschiedenen anderen Blutbestandteilen. Von dort erreicht das Blut die Leber.

Diese erhält Blut aus zwei Quellen. Die Leberschlagader führt sauerstoffreiches Blut zu, die Pfortader nährstoffreiches Blut aus den Verdauungsorganen und der Milz. Die Leber reinigt das Blut, reichert es mit Tausenden von Enzymen und Immunzellen an und baut die für seine Gesundheit wichtigen Nährstoffe auf. Von der Leber fließt das Blut zum Herzen zurück, wo es eine neue Ladung Sauerstoff erhält und sich dann auf den Weg durch die nächste Schleife macht, zu den Nieren, wo es weiter gereinigt und der Nährstoffhaushalt ins Gleichgewicht gebracht wird. Von den Nieren gelangt es wieder zum Herzen und dann in eine weitere Schleife, zu den unteren Extremitäten. Weil alle Schleifen im Organismus verbunden sind, wird das Blut ständig mit Nährstoffen und essentiellen Blutbestandteilen versorgt und von Leber und Nieren gereinigt. So kommt kein Teil des Körpers zu kurz.

Das Blut redet, aber oft zuviel.   *Don Marquis*

Bluthochdruck bzw. Hypertension ist heute die häufigste Herz-Kreislauf-Erkrankung. Er kann einen Herzanfall, einen Nierenschaden, Erkrankungen der Bauchspeicheldrüse und Augenstörungen verursachen. Ein hoher Blutdruck führt oft zu einem Aneurysma, einem Anschwellen der zum Gehirn führenden Arterien, was einen Schlaganfall auslöst.

Der Blutdruck wird als hoch betrachtet, wenn die Werte über 140/90 liegen.

Der Blutdruck entsteht durch die Ausdehnung und Zusammenziehung des Herzens. Während der Diastole entspannt sich das Herz und weitet sich, so daß das Blut in die Kammern fließen kann. Während der Systole zieht das Herz sich zusammen, so daß das Blut in die Arterien und durch den Körper gepumpt wird.

Entgegen einer weitverbreiteten Überzeugung ist hoher Blutdruck keine unvermeidliche Folge des Alterns. In einem Großteil der westlichen Welt steigt der Blutdruck mit dem Alter, aber bei Völkern, die eine traditionelle Ernährung beibehalten haben, bleibt der Blutdruck während des ganzen Lebens in einem gesunden Bereich.

Die drei Hauptursachen für Bluthochdruck sind Arteriosklerose, übermäßiger Salzkonsum und Nierenkrankheiten. Eine Arteriosklerose erhöht den Blutdruck, weil sie die Durchgänge in den Arterien verengt. Dadurch steigt in dem angestauten Blut der Druck. Es ist, als würde man die Öffnung eines Schlauchs teilweise zuhalten, damit das Wasser aus der verbleibenden Öffnung mit um so mehr Druck herausspritzt.

Der übermäßige Verzehr von Salz führt zu Ödemen, Flüssigkeitsansammlungen im Gewebe, weil das Blut mehr flüssige Anteile bzw. Plasma enthält. Mehr Plasma bedeutet, daß der Blutdruck in den Arterien und Venen steigt. Salz veranlaßt auch die winzigen Nierenarterien dazu, sich zusammenzuziehen, so daß das Blut sich in den Nieren staut, was ebenfalls den Druck erhöht.

Eine Schwitztherapie kann die richtige Durchblutung wiederherstellen. Sie erhöht die Körpertemperatur, beschleunigt den Stoffwechsel, verbrennt Schadstoffe und baut Stauungen ab.

Sie können den Blutdruck auch einfach dadurch senken, daß
Sie sich weniger fettreich ernähren. Dies wird in den meisten Fällen den Blutdruck senken, auch wenn der Salzver-
zehr konstant bleibt.

Ornishs Untersuchung bewies überzeugend, daß durch eine
geringe Fett- und Cholesterinaufnahme auch eine fortgeschrittene Arteriosklerose geheilt werden kann. Ornish ge-
wann 28 Männer und Frauen für seine Studie; alle litten an
Erkrankungen der Koronararterien und unterzogen sich einem Angiogramm, einem Test zur Bestimmung der Arte-
riosklerosemenge in den Koronararterien. Bei allen 48 zeigte sich, daß die Koronararterien signifikant verengt waren.
Die Testpersonen wurden in zwei Gruppen zu je 24 eingeteilt. Die Kontrollgruppe erhielt die bei Herzkrankheiten
üblichen ärztlichen Empfehlungen: maximal 30 % Fett in
der Ernährung, mit dem Rauchen aufhören und dreimal wöchentlich Atemübungen.

Die Versuchsgruppe erhielt vegetarische Kost, die nur zu
8 % aus Fett bestand. Hauptsächlich gab es Vollkorngetreide
und Gemüse. Die Gruppe wurde auch im Streßmanage-
ment, in Yoga und in Atemübungen unterwiesen. Außerdem hörten alle Teilnehmer auf zu rauchen.

Die beiden Gruppen wurden ein Jahr lang beobachtet. Vor
der Behandlung betrug in der Versuchsgruppe der durchschnittliche Cholesterinwert 231 mg/dl. Am Ende des Jahres
war er auf durchschnittlich 154 mg/dl gefallen. Die Kontrollgruppe begann mit einem durchschnittlichen Cholesterinwert von 251 mg/dl und hört mit 230 mg/dl auf.

Die nach einem Jahr verbliebenen Teilnehmer beider Grup-
pen unterzogen sich einem weiteren Angiogramm. (Sieben
Personen, zwei aus der Versuchsgruppe und fünf aus der
Kontrollgruppe, hatten die Studie abgebrochen. Interessan-

terweise hielt die Versuchsgruppe besser durch als die Kontrollgruppe, obwohl ihr Programm anspruchsvoller war.) Von den 22 restlichen Teilnehmern der Versuchsgruppe hatte sich bei 18 die Arteriosklerose in den Koronararterien abgebaut: Die Arteriosklerose-Ablagerungen in den zum Herzen führenden Arterien waren kleiner geworden, die Durchgänge in den Arterien größer. In der Kontrollgruppe hatten sich bei 10 von den verbliebenen 19 Teilnehmern die arteriosklerotischen Ablagerungen verschlimmert. Bei drei Teilnehmern waren sie gleich geblieben und bei sechs besser geworden.

Amerikaner und Europäer essen sich buchstäblich zu Tode; sie schlingen durchwachsenes Rindfleisch und andere Produkte von Tieren in sich hinein, die mit Trockenfutter ernährt wurden, und nehmen große Mengen gesättigter Fette und Cholesterin auf. Die Fette sammeln sich im Blut an, verstopfen die Arterien, kleiden die Wände der Zellen aus, blockieren die Durchgänge, lösen Stoffwechsel- und Hormonveränderungen aus, regen das Zellwachstum an und zerstören Organe. Das von der Rindfleischkultur verheißene »gute Leben« hat sich in einen grausamen Scherz verwandelt, denn die übergewichtigen und von Wohlstandskrankheiten geplagten Amerikaner und Europäer leiden an ihren eigenen Exzessen. *Jeremy Rifkin*

Nach Begutachtung der Studie stellte Dr. Claude L'Enfant, Leiter des staatlichen Herz-, Lungen- und Blutinstituts in den USA, fest: »Eine ungeheuer wichtige Untersuchung über die Regulierung von koronaren Herzkrankheiten ohne medikamentöse Behandlung.«
Die Arbeit Ornishs und andere neuere Untersuchungen wei-

sen darauf hin, daß ein krankes Herz sehr viel mehr ist als eine Pumpe, die der Reparatur bedarf. Außer einer gesunden Kost braucht unser Herz auch emotionale und spirituelle Nahrung. Ornish meint: »Viele Leute haben Kummer, emotional und spirituell. Wenn man sich mit ihm nicht auseinandersetzt, kommt man kaum weiter. Aber wenn man es tut und den Leuten zeigt, wie sie mit ihm umgehen können, sind die Veränderungen oft gewaltig.«

Denn das Blut ist das Leben.   *5. Buch Mose*

Ornish weist auf den Fall einer Testperson hin, deren Cholesterinspiegel von 271 auf 192 mg/dl zurückging, eine bewundernswerte Leistung, aber, wie Ornish meinte, nicht ausreichend, um die Blockaden in den Arterien abzubauen. Das Angiogramm zeigte jedoch, daß die Arterien des Mannes tatsächlich weiter geworden waren. Ornish schrieb den überraschenden Erfolg dem Eifer des Patienten zu, sich einer höheren Kraft zu öffnen, sich mit seinen Isolations- und Einsamkeitsgefühlen auseinanderzusetzen und etwas an ihnen zu verändern und außerdem die Faktoren zu meiden, die, wie Ornish sagt, dem Herzen am meisten schaden: übertriebene Beschäftigung mit der eigenen Person, Feindseligkeit und Zynismus.

Das Herz ist nicht nur eine Pumpe, sondern ein Symbol für Liebe, Mitgefühl, Zuneigung und Mut; verschiedene Gesellschaften in der ganzen Welt haben dies erkannt. Wer sich um sein Herz kümmert, trägt sowohl zur Gesundheit seines Körpers als auch zur Gesundheit seiner Freunde, Partner, Familienmitglieder und eigentlich aller Menschen bei, mit denen er täglich zu tun hat.

24. Die Muskulatur

> Sport ist mehr als Kalorien verbrennen. Bewe-
> gung ist mehr als Sichstrecken. Daß wir eine
> Seele haben – mit allem, was dies bedeutet, vom
> Wahrnehmen bis zu höheren Formen des Den-
> kens –, zeigt sich paradoxerweise am deutlich-
> sten an der Art, wie unser Körper sich bewegt.
> *Ted Kaptchuk*

Muskeln sind Bewegung – die Bewegung von Sportlern, die über eine Aschenbahn rennen, von Komödianten, die uns mit ihrer Mimik zum Lachen bringen, von sinnlichen Stars wie Madonna. Kraft und Schönheit des menschlichen Körpers sind zum Großteil auf die Muskeln zurückzufüh-ren.

Obwohl das Wort Muskel genauso von dem lateinischen *mus* abgeleitet ist wie das Wort Maus (weil man zwischen den Bewegungen von Maus und Muskeln eine Ähnlichkeit sah), stehen Muskeln auch für bloße Kraft und brutale Ge-walt. »Muskeln zeigen« bedeutet, daß man andere durch seine Macht einschüchtern und auf diese Weise seine Ziele erreichen will. War es ein Zufall, daß in den 80er Jahren ag-gressive Geschäftspraktiken, Arnold Schwarzenegger und der Bodybuilding-Wahn bewundert wurden? Woran liegt es, daß die Muskeln zu so unterschiedlichen Einstellungen anregen?

Wir haben 656 Muskeln. Sie alle arbeiten per Kontraktion, das heißt, sie wandeln chemische Energie in Bewegung um. Dazu ist eine Koordination erforderlich: Eine Muskelgruppe verkürzt sich, eine andere entspannt und streckt sich. Wenn wir zum Beispiel mit den Armen etwas Schweres heben, zieht der Bizeps sich zusammen, während der Trizeps (der an der Armrückseite liegt) sich entspannt und streckt. Wenn wir dagegen die Arme ausstrecken, zieht der Trizeps sich zusammen, während der Bizeps sich entspannt. Auf diese Weise werden alle Bewegungen realisiert: das Bein gestreckt oder gebeugt, der Kopf gedreht, die Augen geöffnet. Gesunde Muskeln mit gutem Tonus geben uns Kraft und Ausdauer.

Muskeln sind jedoch nicht nur nützlich, sondern auch die Grundlage menschlicher Schönheit. Sie sind Ausdruck harmonischer Kraft. Ihre Bewegung gibt uns körperliche Anmut, Behendigkeit, Geschwindigkeit, Kraft und die Möglichkeit zur Flucht. Altgriechische Skulpturen und Renaissancegemälde zeigen die archetypische Schönheit der Muskulatur vielleicht am deutlichsten. Der italienische Bildhauer und Maler Michelangelo meinte, die Muskulatur gehöre zu den wunderbarsten Schöpfungen Gottes.

Abb. 21: Die Skelettmuskeln – Die langen, zylindrisch geformten Skelettmuskeln regulieren die Haltung und die Bewegung, indem sie sich strecken oder kontrahieren, länger oder kürzer werden. Aufgrund ihrer Elastizität kehren sie in ihre ursprüngliche Form zurück, wenn sie ihre Arbeit getan haben und entspannen.

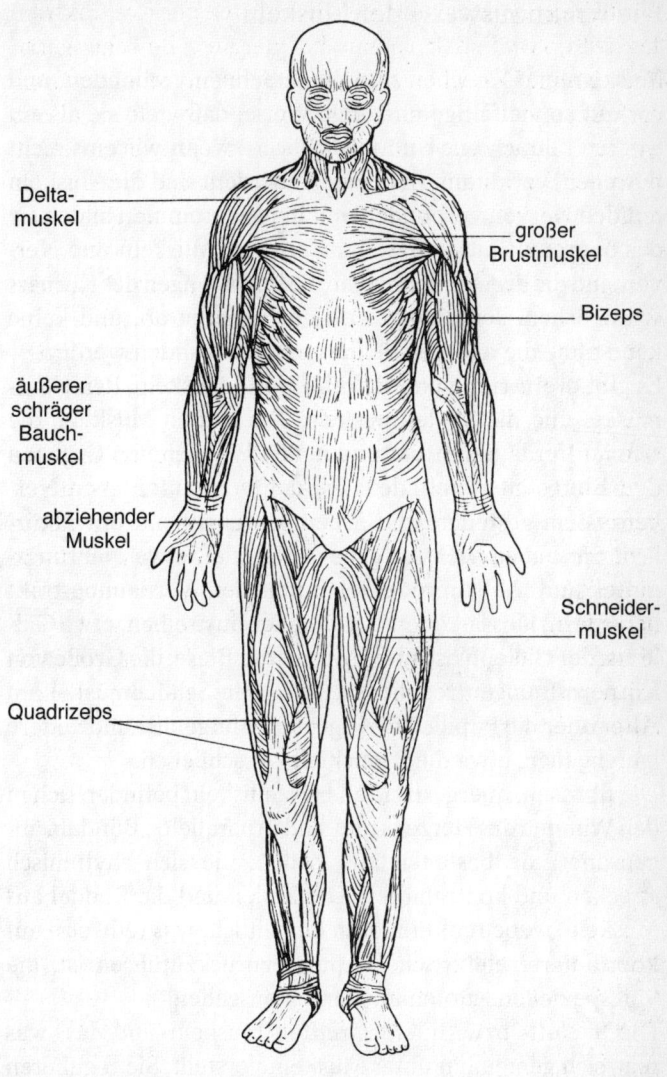

Delta-
muskel

großer
Brustmuskel

Bizeps

äußerer
schräger
Bauch-
muskel

abziehender
Muskel

Schneider-
muskel

Quadrizeps

Die Funktionsweise der Muskeln

Muskeln und Knochen sind durch Sehnen verbunden, und
das auf so vielfältige und enge Weise, daß viele sie als ein
System betrachten. Und tatsächlich – wenn wir eins nicht
bewegen, verkümmern beide. Außerdem sind die Muskeln
mit den Nerven verbunden; mit ihnen zusammen bilden sie
das neuromuskuläre System. Knochen, Muskeln und Nerven sind die drei Einheiten, die die Bewegungen des Körpers
ermöglichen. Jede hängt von der anderen ab, und keine
kann ohne die anderen beiden ganz verstanden werden.
Es gibt drei Arten von Muskeln: glatte Muskeln, den Herzmuskel und die Skelettmuskeln. Die glatten Muskeln, die
sich im Verdauungstrakt und in den Wänden von Organen
und Blutgefäßen befinden, werden vom autonomen Nervensystem gesteuert und arbeiten weitgehend unwillkürlich. Sie haben vier Aufgaben: Material, etwa Nahrungsmittel und Abbauprodukte, durch den Verdauungstrakt
befördern; Flüssigkeiten aus Organen austreiben, etwa Galle aus der Gallenblase und Urin aus der Blase; die Größe von
Körperöffnungen regulieren, etwa den Schließmuskel am
After oder die Pupille am Auge; und Blutgefäße und andere
Durchgänge, etwa die Bronchien, verschließen.
Die fibrösen, quergestreiften Herzmuskeln befinden sich in
den Wänden des Herzens und sind in parallelen Bündeln angeordnet; sie bestehen aus Zellen, die sich rhythmisch
strecken und kontrahieren. Die Zellen und die Bündel aus
Muskelgewebe funktionieren einheitlich, was teilweise auf
koordinierte elektrische Impulse zurückzuführen ist, die
von speziellen Knoten im Herzen ausgehen.
Die Skelett- bzw. quergestreiften Muskeln sind das, was
man sich gemeinhin unter Muskeln vorstellt. Sie regulieren

die Haltung, die Fortbewegung und die Bewegungen von Kopf, Nacken, Oberkörper, Rücken, Gliedmaßen, Fingern und Zehen. Sie sind lang, zylindrisch geformt und bestehen aus zahlreichen gestreiften Fasern, die parallel zueinander liegen. Die Fasern gruppieren sich zu Bündeln, den Faszikeln, und werden von Bindehautmembranen umschlossen, dem sogenannten Perimysium. Der gesamte Muskel ist von einer Bindehautschicht umhüllt, die als Epimysium bezeichnet wird. Die einzelnen Muskeln werden durch weitere dünne Bindegewebsschichten, die Faszien, voneinander getrennt.

Ziehen Sie die Schraube so fest an, wie Sie können – dann haben Sie Rheumatismus; ziehen Sie sie noch fester an, und Sie haben Gicht. *Anonym*

Die Skelettmuskeln können sich ausdehnen und zusammenziehen. Sie arbeiten, indem sie länger oder kürzer werden. Aufgrund ihrer Elastizität kehren sie in ihre ursprüngliche Form zurück, wenn sie ihre Arbeit getan haben und sich entspannen. Die Muskeln bewegen sich aufgrund von Nervenimpulsen, die von verschiedenen Stimuli ausgelöst werden, unter anderem Temperatur- und Druckveränderungen. Ein schwacher Reiz führt zu einer weniger intensiven Reaktion, die meist nicht lange anhält; ein starker Reiz führt zu einer intensiveren Reaktion, die länger anhält. Anhaltende Reizung führt zu einer Dauerkontraktion, einem Krampf.
Wenn Muskeln betätigt werden, brauchen sie mehr Brennstoff in Form von Sauerstoff und Glukose. Das Muskelgewebe wird stärker durchblutet. Bei der Verwandlung von Gewebe in Energie und Schlacken bilden sich neue Zellen, die

die Muskeln stärker, größer und effizienter machen. Die in den Muskeln gespeicherten Schlacken werden an das Blut abgegeben und aus dem Körper entfernt. Fett, das Muskelgewebe umgibt, wird verbrannt, was den Muskeltonus verbessert. Wenn die Skelettmuskeln stärker werden und besser in Form sind, fungieren sie als Hilfsherz: Sie pumpen das Blut effizienter durch den Körper und entlasten dadurch das Herz.

Alle Muskeln außer dem Herzen können sich verkrampfen bzw. anhaltend kontrahieren, was schmerzhaft sein kann. Untrainierte Muskeln verkrampfen sich eher als Muskeln mit gutem Tonus. Insgesamt hängt die Effizienz der Muskeln davon ab, wie oft sie betätigt werden.

Die Muskulatur in der chinesischen und in der indischen Medizin

In der chinesischen Medizin steuern Milz und Leber den Zustand und die Entwicklung der Muskeln. Der Gelbe Kaiser sagt, daß die Leber die Muskeln und ihre Tätigkeit steuert. Andererseits ist es die Milz, die Qi zu den Muskeln schickt und für den Muskeltonus verantwortlich ist. (In den Kapiteln über Leber und Milz finden sich Informationen über diese Organe sowie die Nahrungsmittel und Heilpflanzen, die Entwicklung und Tonus der Muskeln stärken.)

Für ayurvedische Heiler sind an Gebrauch und Zustand der Muskeln alle drei Doshas beteiligt. Vata steuert alle Körperbewegungen und spielt daher für die Tätigkeit der Muskeln eine zentrale Rolle. Es sorgt dafür, daß ihnen Glukose und andere Nährstoffe zur Verfügung stehen und Schlacken aus dem Muskelgewebe entfernt werden. Kapha ist dafür zuständig, daß die Muskeln potentielle Energie haben, ihre Form behalten und durch Lymphe geschmeidig und sauber bleiben. Pitta steuert das Feuer bei, das die Glukose zu Energie verbrennt.

Die drei archetypischen Zustände zeigen sich an bestimmten Körpertypen. Beim Kapha-Konstitutionstyp sind die Muskeln sehr gut entwickelt und koordiniert und haben einen guten Tonus. Der Kapha-Typ ist am ehesten sportlich, neigt aber zu Übergewicht. Beim Pitta-Typ sind die Muskeln harmonisch entwickelt, er hat gute sportliche Fähigkeiten und wahrscheinlich einen schlanken oder maßvollen Körperbau. Beim Vata-Typ sind die Muskeln am schwächsten entwickelt; er hat wenig Interesse an Sport und sieht möglicherweise kraftlos aus.

Kapha-Typen brauchen intensive körperliche Bewegung und regelmäßige Aktivität, denn sie haben die potentiell stärkste Muskelentwicklung von allen drei Konstitutionstypen und müssen daher ständig auf Gleichgewicht achten. Pitta-Typen werden von Wettkampfsportarten angezogen und haben viel Ausdauer. Vata-Menschen brauchen leichte körperliche Bewegung, etwa Yoga oder Tai-Chi, denn sie sind schnell erschöpft.

25. Das Skelett

> Der menschliche Körper ist ein Werkzeug zur
> Erzeugung von Kunst im Leben der menschli-
> chen Seele. *Alfred North Whitehead*

Ohne Skelett wären die Menschen eine Rasse merkwür-
dig gestalteter Würmer. Wir verdanken die Fähigkeit,
aufrecht zu stehen, unseren Knochen, die auch, zusammen
mit den Muskeln, das Gehen, Laufen und Tanzen ermöglichen. Knochen schützen und halten die Organe, besonders
das Gehirn, das vom Schädel umschlossen wird, das Rük-
kenmark, das von den Wirbeln der Wirbelsäule umhüllt
wird, und Herz, Lunge und andere Organe im Brustkorb.
Rund 99% des gesamten Kalziums im Körper sind im Skelett gespeichert. Die Knochen sind so etwas wie die Steine
des Körpers, die Welt der Minerale im Innern des Menschen.
Knochen bestehen aus verschiedenen Schichten; die erste ist
eine dünne Haut, das Periost, das Blutgefäße und Nerven
enthält. Unter dieser äußeren Schicht befindet sich die harte
dichte Schale, die wir gemeinhin mit dem Begriff Knochen
assoziieren. Die dritte Schicht bildet das schwammartige
Knochenmark, das Gewebe enthält, in dem rote und weiße
Blutkörperchen produziert werden. Kalzium und Phosphor
fungieren als Mörtel und machen die Knochen hart, während Kollagen, ein Protein, ein gitterähnliches Bindegewebe

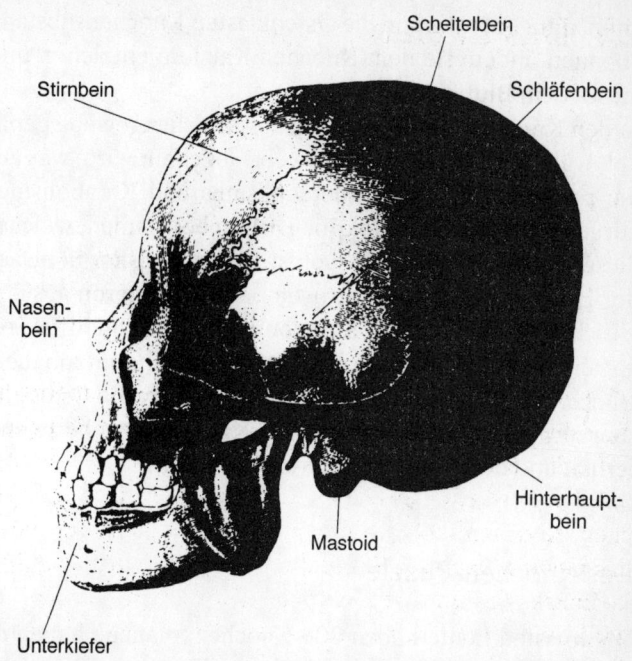

Scheitelbein

Stirnbein

Schläfenbein

Nasen-
bein

Hinterhaupt-
bein

Mastoid

Unterkiefer

Abb. 22: Der Schädel – Der Schädel besteht aus 29 meist hohlen Knochen; dadurch bleibt der Kopf leicht und beweglich. Die verschiedenen Hohlräume und Öffnungen bieten Platz für so lebenswichtige Organe wie Gehirn, Mund, Augen und Nase und sind Zu- und Austrittsstellen für Nerven, Blutgefäße und den Hirnstamm.

bildet, in dem Kalzium und Phosphor sich ansammeln können.

Wie fast alle Teile des menschlichen Körpers bleiben auch die Knochen gesund, weil sich in ihnen zwei gegensätzliche Prozesse abspielen, die durch zwei Arten von Knochenzellen in Gang gesetzt werden. Die Osteoblasten bauen Knochengewebe auf, indem sie dem Kollagenfundament Kalzium zufügen, während die Osteoklasten Knochensubstanz abbauen, indem sie dem Knochen Kalzium entziehen und dieses dem Blut beigeben.

In den Knochen wird ständig neues Knochengewebe gebildet, während altes Knochengewebe abgebaut wird, was auf die paradoxen Prozesse Metabolismus und Katabolismus zurückzuführen ist. Endokrine Drüsen bestimmen, welcher dieser Prozesse jeweils aktiver ist. Wachstumshormone aus der Hirnanhangsdrüse, Östrogen oder Testosteron aus den Geschlechtsorganen und Kalzitonin aus der Schilddrüse regen die Osteoblasten dazu an, Knochengewebe aufzubauen, während Hormone aus der Nebenschilddrüse die Osteoklasten stimulieren, Kalzium aus dem Knochengewebe zu entfernen und dem Blut zuzuführen.

Das Knochen-Puzzle

Die meisten Leute haben 206 Knochen; manche haben einen Wirbel mehr, anderen fehlt ein Finger- oder Zehenglied. Das Skelett besteht auch aus Bändern – Fasergewebe, das die Knochen an den Gelenken zusammenhält und auch Organe miteinander verbindet – und Knorpel, der an den Gelenken die Enden der Knochen bedeckt und der Grundstoff für einige Körperteile ist, etwa Ohren und Nase.

Die Knochen der meisten Leute erreichen erst im Alter von ungefähr 35 Jahren ihre maximale Dichte. Danach bauen sich bei uns allen die Knochen ab, im Durchschnitt um 1% jährlich.

Es gibt vier Arten von Knochen: lange (in den Extremitäten), flache (in Schädel, Rippen und Brustbein), kurze (Handgelenke und Fußknöchel) und unregelmäßige (Wirbelsäule, Schädel). Grob läßt sich das Skelett in zwei Kategorien einteilen: das Achsen- und das Extremitätenskelett. Ersteres zählt 80 Knochen, die Schädel, Wirbelsäule, Rippen und Brustbein bilden.

Der Schädel besteht aus 29 Knochen, die alle flach oder unregelmäßig sind. Viele sind hohl und daher leichter, so daß wir den Kopf ohne große Mühe bewegen können. Zu den kleinen Knochen am Schädel gehören das Zungenbein und drei winzige Knöchelchen im Mittelohr. Der Schädel weist auch verschiedene Hohlräume und Öffnungen auf. Die Hohlräume enthalten das Gehirn und lassen Platz für Mund, Augen und Nase. Durch die Öffnungen treten Nerven, Blutgefäße und von unten der Hirnstamm ein bzw. aus.

Je mehr ich die medizinische Literatur studierte, desto schwerer fiel es mir, der Reklame der Milchindustrie zuzuhören, der zufolge »Milch für starke Knochen sorgt«. Trotz ihres hohen Kalziumgehalts scheint Milch aufgrund ihres hohen Proteingehalts die Entwicklung von Osteoporose zu beschleunigen. Das Auftreten dieser Krankheit hat in den USA die Ausmaße einer Epidemie erreicht, und die Reklame der Milchindustrie als »Antwort« auf das Leiden von Millionen scheint mir nicht nur eigennützig, sondern geradezu kriminell. *John Robbins*

Der Schädel ruht auf dem obersten Wirbel der Wirbelsäule, dem Atlas, der eine weitgehende, wenn auch beschränkte Bewegung des Kopfes erlaubt. Die Wirbelsäule besteht aus 26 Knochen oder Wirbeln: 7 Halswirbeln (oberer Abschnitt), 12 Brustwirbeln (mittlerer Bereich), 5 Lendenwirbeln (im Kreuz), Kreuzbein (unteres Ende der Wirbelsäule) und Steißbein.

Das Extremitätenskelett besteht aus 126 Knochen; davon gehören 64 zu den Schultern und den oberen Extremitäten. Der Körper hat zwei Schlüsselbeine, zwei Schulterblätter, die auf den Oberarmknochen aufliegen, zwei Unterarmknochen (Elle und Speiche), acht kurze Knochen am Handgelenk (Handwurzel), fünf kürzere Knochen in jeder Hand (Mittelhand) und 14 Knochen an den Fingern jeder Hand (die Fingerglieder: zwei in jedem Daumen und drei in jedem Finger).

Die unteren Extremitäten bestehen aus 62 Knochen: Hüftbein bzw. Becken, Oberschenkelknochen, Kniescheibe, Schienbein, Wadenbein, sieben kurze Knochen in jedem Fußknöchel (Fußwurzel), fünf kurze Knochen in jedem Fuß (Mittelfuß) und 14 Knochen in den Zehen jeden Fußes (zwei in jedem großen Zeh und drei in jedem anderen).

Wenn Knochen brüchig werden

Unter Osteoporose, einer Krankheit, bei der Knochengewebe poröser und dadurch anfälliger für Brüche wird, leiden heute immer mehr Menschen. Die Brüche treten meist in den Unterarmen, den Rückenwirbeln, der Hüfte, dem Becken und den Oberschenkelknochen auf. Osteoporose betrifft mehr Frauen als Männer, und ebenso mehr Europäer und weiße Amerikaner als Afrikaner, deren Knochenmasse im allgemeinen größer ist. Die Krankheit ist in der westlichen, industrialisierten Welt häufiger als in den ärmeren Ländern der dritten Welt, weshalb viele Wissenschaftler meinen, daß der Lebensstil zu ihrer Entwicklung beiträgt. Osteoporose ist eine umstrittene Krankheit; die führenden Wissenschaftler und Ärzte sind sich nicht einig, welche Methoden der Vorbeugung und Behandlung die besten sind. Manche Ärzte behaupten, daß Ernährung und Lebensweise bei Vorbeugung und Behandlung stärker betont werden sollten, während andere sagen, die einzig effiziente Behandlung bestehe darin, die fehlenden Geschlechtshormone zu ersetzen. Die Krankheit ist immer noch weitgehend unerforscht. Obwohl sie seit Jahrhunderten diagnostiziert wird, wurde sie erst in den achtziger Jahren unseres Jahrhunderts als ernsthafte Bedrohung für die Volksgesundheit erkannt. Die Experten stimmen zumindest darin überein, daß alle Frauen die Risikofaktoren für das Leiden kennen sollten. Dazu gehören vor allem:

– *Ernährung:* Es ist wissenschaftlich bewiesen, daß die Verfügbarkeit bestimmter Nährstoffe die Knochenmasse vermehrt, während ein Zuviel an anderen Nährstoffen zu Knochenschwund beiträgt.
– *Körperliche Bewegung:* Wie Muskelgewebe werden Knochen durch körperliche Bewegung stärker und schrumpfen bei Inaktivität.
– *Rauchen:* Nikotin und Teer verhindern die Kalziumassimilation und die Knochenentwicklung; außerdem senkt Rauchen erwiesenermaßen den Östrogenspiegel bei Frauen und erhöht damit das Osteoporoserisiko.
– *Alkohol:* Die Hauptursache für Osteoporose bei Männern; durch Alkohol produzieren die männlichen Geschlechtsorgane weniger Testosteron.
– *Gewisse Arzneimittel:* Prednison, das häufig bei Asthma und Entzündungen verschrieben wird, gehört zu den schädlichsten Medikamenten für die Skelettgesundheit, die derzeit auf dem Markt verfügbar sind.
– *Der Vitamin-D-Blutspiegel.*

Sobald eine Frau in die Wechseljahre kommt, nimmt ihre Knochenschwundrate enorm zu, weil sie ihre Fähigkeit, Östrogen zu produzieren, fast ganz verliert. Nach den Wechseljahren produzieren die Eierstöcke keine Eizellen mehr und sekretieren sehr viel weniger Östrogen. Die Nebennieren kompensieren dies in gewissem Umfang durch eine vermehrte Hormonproduktion, aber die gesamte Östrogenmenge nimmt während der Wechseljahre drastisch ab.

Östrogen bei Frauen und Testosteron bei Männern sind notwendig dafür, daß Knochengewebe produziert wird und seine Menge konstant bleibt, obwohl die Wissenschaftler immer noch nicht genau verstehen, wie die Hormone diese Aufgabe erfüllen. Da es bei Männern keine Wechseljahre gibt, tritt Osteoporose bei ihnen sehr viel seltener auf als bei Frauen. Bei Männern besteht jedoch die Gefahr, daß die von ihrem Körper produzierte Testosteronmenge durch einen zu hohen Alkoholkonsum reduziert wird, was in der Folge die Knochenmasse verringert.

Der Knochenschwund bei Frauen ist in den ersten fünf Jahren nach den Wechseljahren am größten; in dieser Zeit können sie 2 bis 6 % Knochenmasse pro Jahr verlieren. Danach pendelt der Knochenschwund sich wieder bei durchschnittlich 1 % pro Jahr ein. Wie dieser Verlust die allgemeine Skelettgesundheit beeinflußt, hängt weitgehend davon ab, wieviel Knochenreserve die Frau in den ersten 35 Lebensjahren angesammelt hat. Jeffrey S. Bland, der eine Zeitschrift für Gesundheitsfachleute herausgibt, meint: »Alle Frauen verlieren nach den Wechseljahren Knochenmasse, aber sie bekommen nicht zwangsläufig Demineralisierungskrankheiten der Knochen wie etwa Osteoporose. Wenn die Knochendichte vor den Wechseljahren hoch ist und die Verlustrate nach den Wechseljahren verlangsamt wird, braucht eine Krankheit, die die Knochen demineralisiert, klinisch möglicherweise erst aufzutreten, wenn die Betreffende 150 Jahre alt ist.«

Um einer Osteoporose vorzubeugen, verschreiben viele Ärzte den Frauen, die die Wechseljahre erreicht haben, Medikamente, die das Östrogen ersetzen. Aufgrund ihrer Wirksamkeit wurde die Hormontherapie für viele Ärzte zur wichtigsten Behandlungsform bei Osteoporose, obwohl Untersuchungen auf ein erhöhtes Krebsrisiko hinweisen.

Sogar Ihr Körper gehört Ihnen eigentlich nicht. Er gehört dem Leben, und Sie haben die Aufgabe, für ihn zu sorgen. Sie können es sich nicht leisten, irgend etwas zu tun, was dem Körper schadet, denn er ist das Werkzeug, das Sie für selbstlose Taten brauchen.

Eknath Easwaran

Robert Lang, ein Osteoporosespezialist, der zehn Jahre lang an der medizinischen Fakultät der Yale-Universität lehrte, ist ein prominenter Verfechter der These, daß Ernährung und Lebensstil der Krankheit vorbeugen oder ihren Verlauf günstig beeinflussen können. Lang meint, daß die Östrogentherapie zwar für viele Patientinnen sehr wichtig, aber nicht für alle notwendig sei. »Die medikamentöse Behandlung sollte, wenn sie erforderlich ist, stärker auf die persönlichen Risikofaktoren der einzelnen Patientin zugeschnitten werden«, sagt Lang. »Manche Frauen kommen gut ohne Östrogen aus.« Er meint, die Ärzte sollten bei der Verschreibung von Östrogen vorsichtiger sein, und ermutigt die Frauen, sich gesund zu ernähren. Er empfiehlt:

- 40 bis 50% der gesamten Ernährung sollten aus Vollkorngetreide wie Vollreis, Vollkornweizen, Bulgur, Mais, Hirse, Gerste und Hafer bestehen.
- Frauen sollten viel Blattgemüse essen, am besten zweimal
  täglich, und die verschiedensten anderen Gemüse. Blattgemüse enthalten viel Kalzium und andere Mineralstoffe,
  die für gesunde Knochen unabdingbar sind. Zu den nahr-
  haftesten Blattgemüsen gehören Weißkohl, Grünkohl,
  Pak-Choy-Kohl und Senfblätter. Essen Sie auch Brokkoli, Kürbis, Karotten, weiße Rüben und andere Gemüse.
  Außerdem sind verschiedene Meeresgemüse, etwa Arame, Hijiki und Nori sowie Sardinen mit Gräten ausgezeichnete Kalziumspender.
- Vermeiden Sie fett- und cholesterinreiche Nahrungsmittel, oder schränken Sie diese ein; wenn Sie Appetit auf
  Molkereiprodukte haben, sollten Sie solche essen, die
  fettarm sind, etwa entrahmte Milch. Ersetzen Sie fettreiche tierische Nahrungsmittel durch fettarmen Fisch, etwa
  Schellfisch, Kabeljau, Flunder und Seezunge und, wenn
  Sie es ohne nicht aushalten können, kleine Mengen Hühnerfleisch.
- Vermeiden Sie Zucker, koffeinhaltige Getränke und Salz.

Im Gegensatz zur landläufigen Meinung geht der hohe Anteil an Osteoporosekranken in den westlichen Ländern nicht
nur auf eine unzureichende Kalziumaufnahme zurück. In
der vielleicht umfassendsten Untersuchung über Ernährung
und Krankheitsmuster, die je vorgenommen wurde, berichteten im Jahr 1990 Forscher von der Cornell-Universität
und aus China, daß die Zahl der Osteoporose-, Krebs- und
Herzkranken in China gering ist, obwohl die Ernährung
kalziumärmer ist als in den USA. Nach der Untersuchung

der Nährstoffaufnahme von 6500 Chinesen stellten die Forscher fest, daß diese durchschnittlich 544 mg Kalzium pro Tag zu sich nehmen, die Amerikaner dagegen 1,143 g. Die empfohlenen Richtwerte liegen zwischen 0,8 und 1,5 g, wobei älteren Menschen die höhere Menge empfohlen wird.

Untersuchungen anderer Kulturen, etwa der Bantu in Afrika, haben ergeben, daß »primitive« Völker oft wenig Kalzium konsumieren, aber trotzdem kaum Osteoporose bekommen. Wie ist dies zu erklären? Die Forscher wissen seit Jahren, daß exzessive Mengen bestimmter Nährstoffe, insbesondere Protein, den Knochenschwund fördern. Der Proteinstoffwechsel vermehrt die Säure im Blut; um sie zu neutralisieren, sondert der Körper mehr Kalzium ab, das alkalisch macht. Diese Aufgabe wird von den Nieren wahrgenommen.

»Die schwefelhaltigen Aminosäuren sind der Bestandteil des Proteins, der den Kalziumverlust beeinflußt«, sagt Robert Heaney, Osteoporosespezialist an der Creighton-Universität in Omaha, Nebraska. Diese Aminosäuren »werden im Körper in Sulfat verwandelt und dann in den Nieren abgesondert«, so Heaney. »Das Sulfat neigt dazu, etwas Kalzium mit auszuschwemmen. Es ist so etwas wie das endogene Äquivalent zum sauren Regen.«

Vieles weist darauf hin, daß tierische Proteine sich generell schädlicher auf den Körper auswirken als pflanzliche Proteine; dabei ist den Wissenschaftlern noch nicht genau klar, ob tierische Proteine auch den Kalziumstoffwechsel mehr beeinträchtigen als pflanzliche.

Die Chinesen konsumieren nicht nur sehr viel weniger Protein als die Amerikaner (durchschnittlich 64 g täglich, im Gegensatz zu 91 g täglich bei den Amerikanern), der überwiegende Teil des chinesischen Proteins ist auch pflanzlichen Ursprungs (60 g, im Vergleich zu 27 g bei den Amerikanern). Heaney schreibt: »Vegetarier bekommen weniger Protein und mehr Kalzium als Fleischesser.«

Molkereiprodukte enthalten relativ große Mengen Protein und sind deshalb keine idealen Kalziumspender. Viele Blattgemüse dagegen sind kalziumreich und proteinarm. An Molkereiprodukten ist jedoch nicht nur das Protein problematisch. Milch, Eier und Fleisch enthalten Phosphate, die Forschungsberichten zufolge die Kalziumaufnahme des Körpers hemmen.

Aber nicht alle Blattgemüse sind gute Kalziumspender. Spinat etwa enthält Kalzium, aber auch Oxalsäure, die sich mit dem Kalzium verbindet und dessen Aufnahme durch den Körper verhindert. Rote-Bete-Blätter, Rhabarber, Sauerampfer und Mangold enthalten ebenfalls Oxalate, so daß diese Gemüse für Osteoporosekranke oder -gefährdete weniger geeignet sind.

Auch Natrium fördert über die Nieren den Kalziumverlust. Außerdem erhöht es die Sekretion des Nebenschilddrüsenhormons und trägt so zum Knochenschwund bei.

Schließlich ist für einen gesunden Knochenstoffwechsel Vitamin D unerläßlich. 20 Minuten Sonnenlicht zweimal wöchentlich reichen aus, um genug Vitamin D zu bilden, daß die Knochen gesund bleiben; ältere Menschen, die freiwillig oder unfreiwillig nicht viel aus dem Haus kommen, haben oft einen Vitamin-D-Mangel. Ärzte empfehlen, daß jemand, der nicht gehen kann, wenigstens draußen sitzen sollte, um regelmäßig Sonne zu bekommen.

Lang betont die Wichtigkeit einer gesunden Ernährung und rät Menschen, die zusätzliches Kalzium brauchen, zu einem Kalzium-Magnesium-Kombinationspräparat. Forscher haben festgestellt, daß Magnesium die Fähigkeit des Körpers fördert, das Kalzium aufzunehmen.«Vor zehn Jahren proklamierten die Reformhäuser Mittel, in denen Kalzium und Magnesium kombiniert sind, aber die Ärzte hielten nicht viel von den Forschungen, die diese Empfehlungen untermauerten«, kommentiert Lang. »Jetzt liegen genug Beweise vor, die zeigen, daß Magnesium die Kalziumaufnahme fördert.«

Bestimmte Medikamente schließlich können den Kalziumstoffwechsel und damit die Gesundheit der Knochen beeinträchtigen. Dazu gehört vor allem die Gruppe der Kortikosteroide, deren häufigster Vertreter Prednison ist, das bei Entzündungen und Asthma verschrieben wird. Bei vielen Patienten hat es eine verheerende Wirkung auf das Knochengewebe.

Nachdem man heute weiß, wie Menschen altern und wie die Knochenmasse sich in der ersten Lebenshälfte ansammelt, ist körperliche Bewegung zu einem immer wichtigeren Bestandteil des Rezepts für gesunde Knochen geworden. Übungen wie etwa Spazierengehen regen die Osteoblasten an, neues Knochengewebe aufzubauen. Infolgedessen haben Menschen, die sich körperlich viel bewegen, in jedem Lebensalter dichtere Knochen. Solche Übungen beschleunigen auch die Geschwindigkeit, mit der die Knochen sich umbauen. Altes Knochengewebe wird abgebaut, entfernt und durch neues, gesünderes ersetzt.

Jeden Teil eines Knochens macht sie (die Natur) zum Knochen, jeden Teil des Fleisches zu Fleisch, und das gleiche gilt für Fett und alles übrige; es gibt keinen Teil, den sie nicht berührt, entwickelt und verschönert hat.   *Galen*

»Minibrüche kommen bei uns allen vor«, sagt Lang. »Aber wenn der Knochenumbau langsam vonstatten geht, häufen diese Minibrüche sich an und werden zu größeren Brüchen.« Körperliche Bewegung stärkt die Muskeln, so daß sie das Körpergewicht eher tragen können, was das Knochengewebe entlastet.

Dehnübungen sind wichtig, weil sie Muskelkrämpfen entgegenwirken. Wenn die körperliche Bewegung fehlt, ziehen die Muskeln sich zusammen und werden kürzer, so daß sie mehr Spannung auf die Knochen ausüben. Solche Kontraktionen führen leicht zu Brüchen.

Gelenkprobleme

Es gibt mehrere Arten von Arthritis; die häufigsten sind Osteoarthrose, rheumatoide Arthritis und Gicht. Charakteristisch für sie alle sind geschwollene, schmerzende, steife und gerötete Gelenke. Die Krankheit kann viele Gelenke betreffen oder sich auf ein paar konzentrieren, etwa die Hände.

Unter einer Osteoarthrose, der häufigsten Form der Krankheit, leiden meist ältere Menschen. Es handelt sich um eine Verschleißerscheinung, bei der der Knorpel in den Gelenken sich verformt und ausdehnt. Diese Knochenauswüchse, sogenannte Osteophyte, verursachen Schmerzen und verhindern die normale Bewegung des Gelenks. Eine Osteoarthrose ist bei Frauen dreimal häufiger als bei Männern. Sie wird mit Schmerzmitteln, entzündungshemmenden Medikamenten, physikalischer Therapie und manchmal kortikosteroiden Medikamenten (die auch die Entzündung lindern) behandelt. Unter Umständen werden Gelenke operativ ersetzt oder ruhiggestellt. Die Ursache des Leidens ist unbekannt.

Eine rheumatoide Arthritis (chronische Polyarthritis) ist eine Autoimmunstörung, bei der das Immunsystem des Körpers das die Gelenke überziehende Gewebe angreift, besonders an Händen, Füßen und Armen. Auch hier sind zwei- bis dreimal mehr Frauen als Männer betroffen. Behandelt wird mit schmerzlindernden, entzündungshemmenden, immunsuppressiven und antirheumatischen Medikamenten, einschließlich Goldinjektionen und Penicillamin, die die Gelenkzerstörung möglicherweise verlangsamen. Auch hier liegt die Ursache im dunkeln.

Zu Gicht kommt es, wenn Harnsäure sich im Körper ansammelt und in die Gelenke wandert, wo sie Kristalle bildet, die eine Entzündung und Schmerzen verursachen. Die Krankheit kann in Verbindung mit Nierensteinen und im fortgeschrittenen Stadium im Verbindung mit einem Nierenversagen auftreten. Sie ist extrem schmerzhaft. Gicht wird mit entzündungshemmenden und schmerzlindernden Medikamenten sowie Diätmaßnahmen behandelt, durch die der Proteinspiegel sinkt, der für den höheren Harnsäureanteil verantwortlich ist.

Bei traditionellen Völkern in der ganzen Welt, die sich fett- und proteinarm ernähren, kommen die verschiedenen Arthritisarten kaum vor. In wohlhabenden Industrieländern mit ihrer protein- und fettreichen Kost dagegen grassieren sie. Gicht zum Beispiel war im 17. Jahrhundert vor allem in der englischen Aristokratie verbreitet, die viel Fleisch aß.

Der wegweisende Ernährungslehrer Nathan Pritikin nimmt an, daß Arthritis durch eine Harnsäure- und Purinzunahme verursacht wird. Harnsäurekristalle und Purine lösen eine Immunreaktion aus, weil sie für fremde Substanzen gehalten werden. Weiße Blutkörperchen versuchen, sich die Harnsäurekristalle in ihren säurereichen Zellmagen einzuverleiben. Die Kristalle können von den weißen Zellen jedoch nicht verdaut werden und brechen statt dessen ein Loch in die Zelle, so daß die Säure sich über die Gelenke und das empfindliche Gelenkgewebe ergießt. Dies verursacht die Schmerzen, die Anschwellung und die Steifheit einer Arthritis. Nach Pritikin kann Gicht am besten dadurch behandelt werden, daß stark proteinhaltige Nahrungsmittel, insbesondere tierische Nahrungsmittel, vom Speiseplan gestrichen werden.

Die anderen Arthritisformen können oft auf ähnliche Weise gelindert werden. Tierische Proteine kommen natürlich oft zusammen mit Fett vor, das die Durchblutung und den Sauerstoffspiegel in den Gelenken vermindert. Blut und Sauerstoff sind aber für ein gesundes Funktionieren der Gewebe notwendig. Wenn der Fett- und Cholesterinspiegel im Blut steigt, hängen die roten Blutkörperchen sich aneinander – es kommt zur »Geldrollenbildung«. Die Zellen ballen sich zusammen und können die kleineren Kapillaren nicht mehr passieren. Dadurch werden die Zellen nicht mehr mit Blut und Sauerstoff versorgt; sie ersticken und gehen zugrunde. Zugleich entstehen Ödeme, krankhafte Wasseransammlungen im Gewebe, vor allem in den Gelenken.

26. Das Nervensystem

Zugleich mit dem einzelnen Patienten ist auch
seine Umgebung ein Anwärter auf Heilung.
David J. Hufford

Das Nervensystem des Menschen ist das am weitesten entwickelte Kommunikationsnetzwerk der Welt. In jedem Augenblick erhält es unzählige Informationseinheiten, gewichtet sie und reagiert entsprechend – es veranlaßt die Formung von Worten, Veränderungen der inneren Chemie oder wunderschön koordinierte Bewegungen. Es herrscht über ein Universum von Zellen, Drüsen und inneren Organen. Gleichzeitig läßt es uns das Leben in geordneten Mustern wahrnehmen und gibt uns die Fähigkeit, auf diese Muster so zu reagieren, daß wir unsere Bedürfnisse und die unserer Mitmenschen erfüllen.

In ebendiesem Augenblick wetteifern alle Farben, Formen und Gerüche in Ihrer Umgebung, jedes Ding, das Ihren Körper berührt, und auch der Geschmack in Ihrem Mund um Ihre Aufmerksamkeit. Das Buch, das Sie halten, die Worte auf dieser Seite, die Geräusche im Hintergrund, der schwache Duft der Luft, die Kleidung, die Sie tragen, und der Stuhl, auf dem Sie sitzen – sie alle senden Signale an Ihr Gehirn. Das Ganze könnte Sie überwältigen, aber die Fähigkeit Ihres Nervensystems, diese Fülle von Reizen zu systematisieren und sie entsprechend Ihren Bedürfnissen zu gewichten, sorgt dafür, daß die Umgebung ruhig und ungefährlich erscheint, zumindest meistens.

Plötzlich nähert sich eine Biene. Bevor Sie sie sehen, hören Sie sie summen. Das Geräusch wird erkannt und läßt alle anderen Informationen in den Hintergrund treten. Ihre Augen sehen sich nach der Biene um. Sie stellen fest, daß sie auf Sie zukommt! Ihr Herz schlägt schneller, Ihre Atmung beschleunigt sich. Ihr Blut wird mit Adrenalin angereichert, das Sie blitzschnell reagieren läßt. Sie legen das Buch weg und schlagen nach der Biene. Obwohl Sie sie verfehlen, hat Ihre Bewegung ausgereicht, sie in die Flucht zu schlagen. Sie ist weg.

Das Nervensystem hat ein grundlegendes Merkmal: Wir können nicht eine Handlung und ihr Gegenteil gleichzeitig ausführen. In jedem Augenblick erreicht das System einen Zustand der Integration, den der Körper im selben Augenblick ausdrückt. Haltung, Empfindungen, Gefühle, Gedanken sowie chemische und hormonelle Prozesse verbinden sich und bilden ein Ganzes, das nicht in seine Einzelteile zerlegt werden kann. Dieses Ganze kann sehr komplex und kompliziert sein, ist aber in jedem Augenblick das integrierte Ganze des Systems.   *Moshe Feldenkrais*

Jetzt ändern sich Ihre Prioritäten. Sie achten wieder auf die Worte auf dieser Seite, und die Geräusche treten in den Hintergrund Ihres Bewußtseins. Ohne daß Sie sich dessen gewahr sind, arbeitet Ihr Nervensystem daran, Herz- und Atemfrequenz zu verlangsamen, den Blutdruck zu senken, die Muskeln zu entspannen und die hormonelle Zusammensetzung Ihres Blutes zu verändern. Gleichzeitig registriert es die Worte auf dieser Seite, übersetzt die Symbole in Bedeutung, erinnert sich an wichtige Fakten und bringt die Infor-

mationen in einen logischen Zusammenhang, so daß jeder
Abschnitt einen Sinn ergibt. Es ist ein Wunder.

Das Nervensystem ist wie eine Symphonie von Milliarden
Instrumenten, die bei gesunden Menschen nie einen Takt
auslassen. Es steuert zahllose Ereignisse, die so komplex
und unterschiedlich sind, daß kein noch so großer Computer
seine Fähigkeiten nachahmen könnte.

Ein elektrisches und chemisches Wunder

Das Nerven- und das Hormonsystem koordinieren, inte-
grieren und regulieren alle Körperfunktionen. Das Nervensystem arbeitet vor allem mit Hilfe elektrischer und chemischer Mechanismen, das endokrine System nur mit Hilfe
chemischer (hormoneller) Stoffe. Die beiden Systeme arbeiten so eng zusammen, daß sie manchmal als ein System an-
gesehen werden: das neurohumorale System.

Das Nervensystem ist der Sitz von Bewußtsein, Intelligenz
und Gedächtnis. Es ist das materielle Werkzeug für alle höheren geistigen Aktivitäten, etwa Denken, Urteilen und
Fühlen. Obwohl über seine Funktionsweise einiges bekannt
ist, ist vieles auch noch geheimnisvoll. So ist den Wissenschaftlern noch nicht ganz klar, wie nichtmaterielle Ereignisse, etwa Gedanken und Gefühle, materielle Veränderungen der Nerventätigkeit auslösen. Sie wissen auch nicht, wo
die Erinnerungen gespeichert sind und wie deren Informationen im Bedarfsfall abgerufen werden.

Interessanterweise beeinflussen unsere Gedanken die Tätigkeit der Nerven und der endokrinen Drüsen. Aus dieser
Erkenntnis hat sich die relativ neue Wissenschaft der Psychoneuroimmunologie entwickelt, die untersucht, wie Ge-

danken und Gefühle die Botschaften und chemischen Reaktionen des Nerven- und Hormonsystems verändern.

Physiologisch läßt das Nervensystem sich einteilen in das Zentralnervensystem, das aus Gehirn und Rückenmark besteht, und das periphere Nervensystem, das von den Nervenfasern gebildet wird, die die Sinnesorgane, die Haut, die Muskeln, die inneren Organe und die Drüsen bedienen. Die beiden Systeme sind über zwölf Paar Hirnnerven (im Gehirn) und 31 Paar Rückenmarksnerven (in der Wirbelsäule) miteinander verbunden.

Die Sinnesorgane senden Informationen von außerhalb des Körpers ans Zentralnervensystem. Gleichzeitig überwachen Rezeptornerven im peripheren Nervensystem innere Organe wie Herz, Lunge und Blase und geben ihre Informationen an das Zentralnervensystem weiter. Dieses entscheidet dann, welche Maßnahmen erforderlich sind, und ordnet eine Reihe von Reaktionen an, an denen im allgemeinen Muskeln, innere Organe und Drüsen beteiligt sind. Diese Reaktionen werden in Verhalten umgesetzt: Sprache, körperliche Bewegungen oder hormonelle und chemische Veränderungen.

Funktional werden das autonome und das somatische (bzw. willkürliche) Nervensystem unterschieden. Das autonome Nervensystem arbeitet automatisch, das heißt, ohne daß Sie sich seiner Tätigkeit bewußt sind. Es steuert die inneren Organe und ist für Reflexreaktionen verantwortlich. Alle Funktionen der glatten Muskulatur, zu denen Verdauung,

Abb. 23: Das Nervensystem – Die vielen Nerven des Körpers gehören entweder zum Zentralnervensystem, das aus Gehirn und Rückenmark besteht, oder zum peripheren Nervensystem, das von den Nervenfasern gebildet wird, die die Sinnesorgane, die Haut, die Muskeln, die inneren Organe und die Drüsen bedienen. Die beiden Systeme sind über zwölf Paar Hirnnerven und 31 Paar Rückenmarksnerven miteinander verbunden.

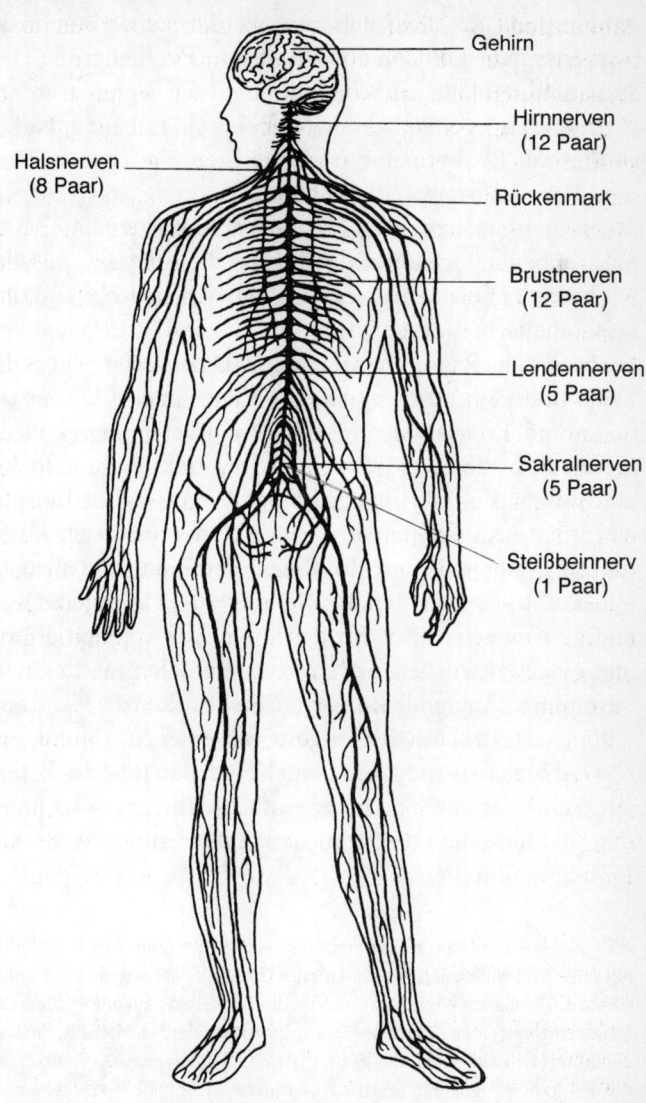

Gehirn

Hirnnerven
(12 Paar)

Halsnerven
(8 Paar)

Rückenmark

Brustnerven
(12 Paar)

Lendennerven
(5 Paar)

Sakralnerven
(5 Paar)

Steißbeinnerv
(1 Paar)

Atmung und Kreislauf gehören, werden vom autonomen
Nervensystem kontrolliert. Wenn die Pupillengröße sich
ändert, Blutgefäße im Schädel enger oder weiter werden,
Hormone abgegeben werden oder eine Gänsehaut entsteht,
ist dies auf Reaktionen zurückzuführen, die vom autonomen Nervensystem veranlaßt werden.

Das somatische bzw. willkürliche Nervensystem untersteht
unserer bewußten Kontrolle. Es führt die Aufgaben aus, die
wir bewußt anordnen: essen, trinken, sich am Kopf kratzen.
Das somatische Nervensystem arbeitet, indem es Gedanken
in körperliche Reaktionen übersetzt. Dazu verwendet es die
Skelettmuskeln: Arme und Beine, Hände und Füße, Gesicht
und Mund. Programme in Gehirn und Rückenmark koordinieren die einzelnen Muskel- und Skelettaktivitäten, so daß
eine reibungslose Bewegung erfolgt. Wenn Sie zum Beispiel
ein Stück Brot von einem Teller nehmen und zum Mund
führen, erleben Sie dies als flüssige Bewegung und nicht als
eine Reihe von Befehlen. Ihr Nervensystem führt jedoch eine Reihe einzelner Befehle aus, die in der Kindheit erlernt
und eingeübt wurden. Jeder dieser Befehle muß in einem
bestimmten Augenblick erfolgen: Sie strecken die Hand aus,
nehmen das Brot mit den Fingern, führen es zum Mund, bei-
ßen ein Stück ab und legen beim Kauen den Rest des Brotes
auf den Teller zurück. Dieser einfache Vorgang setzt ungefähr 50 Muskeln und 30 Knochen in Bewegung, die als eine
Einheit funktionieren.

Abb. 24: Wie die Nerven funktionieren – Nerven senden ihre Botschaften
mit Hilfe von Milliarden Neuronen zum Gehirn. Diese winzigen, sternför-
migen Zellen haben kurze »Ärmchen«, die Dendriten genannt werden, und
im allgemeinen einen längeren »Arm«, der Axon oder Neurit heißt. Ein Nervenimpuls tritt auf, wenn der Zellkörper ein elektrisches Signal aussendet,
das das Axon entlangläuft und die Axonspitze zur Abgabe eines chemischen

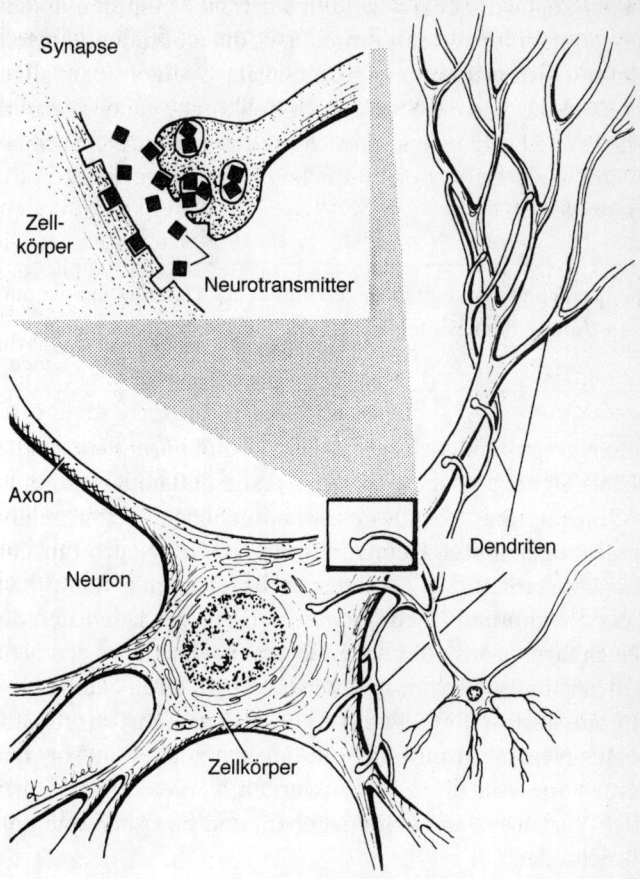

Synapse

Zell-
körper

Neurotransmitter

Axon

Neuron

Dendriten

Zellkörper

Stoffes veranlaßt, eines sogenannten Neurotransmitters. Der Neurotransmitter überbrückt den als Synapse bezeichneten Raum zwischen Axon und
Nachbarneuron. Einer der Dendriten des Nachbarneurons oder der Zellkörper selbst fängt den Neurotransmitter auf, der in ihnen einen weiteren elektrischen Impuls auslöst, so daß der ganze Vorgang von vorn beginnt. Auf
diese Weise werden Nervenimpulse durch das Nervensystem weitergegeben.

Handlungen dieser Art werden durch die Milliarden Einheiten des Nervensystems ermöglicht, die Neuronen. Obwohl deren Form nicht immer ganz gleich ist, sehen sie im allgemeinen aus wie ein Stern: Vom Zellkörper gehen mehrere kurze und ein längeres »Ärmchen« aus. Die kurzen Strahlen werden als Dendriten bezeichnet, der lange heißt Axon oder Neurit.

Körperliche Krankheiten zeigen immer auch Konflikte, Spannungen, Ängste oder Disharmonien auf anderen Seinsebenen an.

Shakti Gawain

Ein Nervenimpuls tritt auf, wenn der Zellkörper ein elektrisches Signal aussendet, das das Axon entlangläuft und die Axonspitze zur Abgabe eines chemischen Stoffes veranlaßt, eines sogenannten Neurotransmitters. Der Neurotransmitter überbrückt den als Synapse bezeichneten Raum zwischen Axon und Nachbarneuron. Einer der Dendriten des Nachbarneurons oder der Zellkörper selbst fängt den Neurotransmitter auf, der in ihnen einen weiteren elektrischen Impuls auslöst. Er fließt das Axon entlang, führt zur Abgabe eines Neurotransmitters, und der ganze Kreislauf beginnt von vorn. Auf diese Weise werden Nervenimpulse durch das Nervensystem weitergegeben, und zwar in Sekundenbruchteilen.

Jedes ruhende Neuron ist polarisiert: Das Zelläußere ist von positiv geladenen Natriumteilchen (bzw. Ionen) umgeben; in der Zelle befinden sich negativ geladene Kaliumionen. Wenn das Neuron erregt wird, etwa in dem Augenblick, in dem wir etwas berühren, dringen die positiv geladenen Teilchen in die Zelle ein und verbinden sich mit den negativen, so daß

ein Elektronenstrom freigesetzt wird, der das Axon entlang-
rast und die Produktion des Neurotransmitters anregt.

Der Neurotransmitter stimuliert im Nachbarneuron einen
elektrischen Impuls, verursacht aber zugleich in den Geweben dieses Körperteils eine spezifische Reaktion. Manche
Neurotransmitter etwa führen zu einer Muskelkontraktion.
Andere sorgen dafür, daß Muskeln sich entspannen, während wieder andere die Drüsen zur Abgabe von Hormonen
veranlassen.

Neuronen können nicht ersetzt werden, nachdem das Nervensystem sich beim Fötus voll entwickelt hat, denn sie verlieren ihre Reproduktionsfähigkeit. Durch (radioaktive)
Strahlung, Infektionen, den Alterungsprozeß, Sauerstoff-
mangel und Vergiftungen (etwa aufgrund von Drogen oder
Alkohol) gehen die Neuronen zugrunde. Ein länger als vier
Minuten andauernder Sauerstoffentzug kann dem Zentralnervensystem irreparablen Schaden zufügen.

Nervenzellen sind von einem isolierenden Gewebe umhüllt,
der sogenannten Myelinscheide; sie besteht aus Proteinen
und Lipiden (Fetten) und sorgt dafür, daß der Nervenimpuls
auf seiner Bahn bleibt und nicht angrenzende Fasern erregt.
Die Geschwindigkeit, mit der der Nervenimpuls durch den
Körper schießt, ist beeindruckend. Je nach Größe und Dicke
der Nervenzelle und je nachdem, ob sie mit der isolierenden
Myelinschicht bedeckt ist, variiert die Geschwindigkeit zwischen 90 cm und 120 m pro Sekunde.

Wie das Gehirn besteht das Zentralnervensystem aus grauer
und weißer Substanz. Im Gehirn besteht die Großhirnrinde
aus grauer Substanz, die alle höheren Funktionen ermöglicht: Denken, Schlußfolgern, Wahrnehmen, Urteilen und
Fühlen. Im Zentralnervensystem findet sich die graue Substanz nur im innersten Rückenmark. Nervenimpulse wer-

den von der grauen Substanz empfangen. Die Informationen werden analysiert und organisiert, und eine Reaktion wird in Gang gesetzt. Weiße Substanz findet sich unter der Großhirnrinde, im peripheren Nervensystem und in den äußeren bzw. umgebenden Abschnitten des Rückenmarks. Ihre Hauptaufgabe besteht in der Weiterleitung der Nervenimpulse.

Yin und Yang des Nervensystems

Obwohl die Chinesen keine Vorstellung vom Nervensystem als solchem haben, ist es aufschlußreich, es im Hinblick auf Polaritäten und Gegensätze zu untersuchen: autonomes kontra willkürliches Nervensystem, parasympathisches kontra sympathisches Nervensystem. Das parasympathische Nervensystem zum Beispiel kann als einschränkend, zusammenziehend und Yin betrachtet werden. Das sympathische System erregt, beschleunigt und erweitert; es hat eine feurige bzw. Yang-Wirkung auf das Gesamtsystem. Die Tätigkeit einzelner Neuronen wird durch positiv (Yang) und negativ (Yin) geladene Teilchen ermöglicht. Diese Teilchen erzeugen eine Polarität, die das Potential für die elektrische Entladung zur Verfügung stellt. So läßt sich auch das Nervensystem im dialektischen Kontext des Ostens verstehen.

Angriffe auf das Immunsystem

Multiple Sklerose (MS) ist eine fortschreitende Krankheit des Zentralnervensystems, bei der das Immunsystem Abschnitte der Myelinscheide angreift, der isolierenden Abdeckung der Nervenfasern. Das Immunsystem tut so, als sei die Myelinscheide eine körperfremde Substanz. Es bildet sich fleckenartig Narbengewebe, das die Nervenimpulse daran hindert, das Nervengewebe entlang zu fließen. Oft wird nicht nur das Myelin zerstört, sondern auch die weiße Substanz darunter. Zu den Symptomen gehören Taubheitsgefühle in den Fingerspitzen und Extremitäten, Schwäche in den Extremitäten, spastische und unkoordinierte Bewegungen, Steifheit, undeutliche Sprache, Inkontinenz, Schwindel, Gesichtsschmerzen und Sehstörungen. Die Ursache der Krankheit ist unbekannt.

Wissenschaftler weisen darauf hin, daß beim Ausbruch von MS Umwelt- und Erbfaktoren eine Rolle spielen können. Die Krankheit ist in gemäßigten Klimazonen häufiger als in tropischem oder wüstenhaftem Klima und tritt familiär gehäuft auf. Frauen sind etwas öfter betroffen als Männer. Die Krankheit setzt im allgemeinen im Alter zwischen 20 und 40 Jahren ein. Behandelt wird unter anderem mit kortikosteroiden Medikamenten, um die Tätigkeit des Immunsystems zu unterdrücken.

Gesundheit und Krankheit passieren nicht einfach. Sie sind aktive Prozesse, die von innerer Harmonie oder Disharmonie ausgehen und stark durch unseren Bewußtseinszustand beeinflußt werden, unsere Fähigkeit oder Unfähigkeit, mit einer Erfahrung mitzufließen.   *Marilyn Ferguson*

Roy Swank von der medizinischen Fakultät der Universität Oregon meint, daß eine fett- und cholesterinarme Ernährung MS-Patienten helfen kann. Aufgrund seiner in den 60er und 70er Jahren durchgeführten Untersuchungen ist er überzeugt, daß Fett und Cholesterin das die Nervenfasern umhüllende Myelin negativ beeinflussen.

Nach Überprüfung der wissenschaftlichen Literatur stimmte Nathan Pritikin ihm zu, plädierte aber für eine noch fett- und cholesterinärmere Ernährung als Swank. Wie Swank stellte auch Pritikin fest, daß körperliche Bewegung für die Verbesserung des Nervensystems sehr wichtig ist. Pritikin empfahl MS-Patienten, täglich spazierenzugehen. Sie sollten so weit gehen, wie sie konnten, dann so lange wie notwendig ausruhen und wieder zurückgehen.

Bei MS-Patienten, die Pritikins Empfehlungen folgten, traten tatsächlich einige Verbesserungen ein. Laura Ornstein aus New York City wurde mehrere Jahre von Pritikin beraten. Sie berichtete, nach der mehrmonatigen Befolgung des Pritikin-Programms habe sie statt 30 Meter 800 Meter ohne Hilfe gehen können. Auch ihre zuvor schlechte Sehkraft besserte sich.

Der Naturheilkundler Ross Trattler empfiehlt MS-Patienten außer mehr körperlicher Bewegung und einer drastischen Reduzierung von Fett und Cholesterin, keine tierischen Nahrungsmittel, keine künstlichen Nahrungsmittelzusätze und keine Pestizide zu sich zu nehmen. Er zitiert Untersuchungen, denen zufolge zwischen MS und der Einwirkung von Schwermetallen, unter anderem Blei, eine kausale Verbindung besteht. Trattler rät außerdem, zusätzlich die Vitamine A, B-Komplex, C, D, E sowie die Mineralstoffe Kalium, Magnesium, Mangan, Selen und Zink zu sich zu nehmen.

27. Das endokrine System

> Die Natur ist so großzügig, für die Bedürfnisse
> der Armen zu sorgen, und gibt uns viele Sub-
> stanzen für Heilmittel, die überall gefunden und
> mit wenig Kunst zubereitet werden können.
>
> *Nicholas Culpeper*

Hormone, zum Beispiel Testosteron, Östrogen und Thyroxin, sind geisterhafte Substanzen, die oft mit Stimmungen und dem Verhalten – bzw. Fehlverhalten – in Verbindung gebracht werden. Diese merkwürdigen chemischen Stoffe bewegen sich durch das Blut und die Lymphe und haben einen starken und manchmal sonderbaren Einfluß auf uns. Wenn die Stimmung eines Mitarbeiters oder Familienangehörigen sich plötzlich ändert, kommt sicher von irgendwoher die spöttische Bemerkung: »Das müssen die Hormone sein.« Das Wort ist fast zu einem Synonym für unvorhersehbare Verhaltensänderungen geworden. Aber entgegen der landläufigen Meinung gehören Hormone zu den beständigsten Leistungsträgern der menschlichen Biologie. Sie sind für Gesundheit und Entwicklung so wichtig, daß Anatomie und Physiologie des Menschen ohne ihre Zuverlässigkeit kaum so widerspruchsfrei funktionieren würden.

Das Wort *Hormon* kommt aus dem Griechischen und bedeutet »stimulieren« oder »anregen«; erst 1905, dem Jahr der Entdeckung dieser seltsamen und mächtigen chemi-

schen Substanzen, wurde es in bezug auf den Körper benutzt. Die Wissenschaftler erkannten bald, daß einige dieser
endokrinen Chemikalien körperliche Reaktionen anregen,
während andere sie hemmen. Daher wurde zunächst das
Wort *Chalone* (von dem griechischen Wort für »vermindern, verlangsamen«) zur Bezeichnung der hemmenden
Substanzen im Körper benutzt. Mit der Zeit jedoch wurde
Hormon für anregende *und* hemmende Stoffe verwendet
und *Chalone* nicht mehr benutzt. Seit 1920 wurden immer
mehr Kenntnisse über das endokrine System zusammenge-
tragen, aber die Endokrinologie gilt immer noch als eine junge Wissenschaft, und vieles am Hormonsystem ist noch unbekannt.

Hormone werden von endokrinen Organen produziert, den
Drüsen, und durch das Blut und die Lymphe weitertransportiert. Jedes Organ, das Hormone herstellt, kann als endokrine Drüse betrachtet werden: die Hirnanhangdrüse
(Hypophyse), die Schilddrüse, die Nebenschilddrüse, die
Nebennieren, die Bauchspeicheldrüse, die Hoden, die Eierstöcke, die Thymusdrüse, die Zirbeldrüse (Epiphyse), die
Haut, die Nieren und der Darm. Hormone können bestimmte Organe oder Gewebe zum Ziel haben oder den Körper
allgemein beeinflussen.

Die chemische Zusammensetzung der Hormone ist unterschiedlich. Manche bestehen aus Aminosäuren (den Bau-
steinen der Proteine), andere aus vollständigen Proteinen.
Manche sind Steroide (das heißt, sie gehören einer Kategorie von chemischen Stoffen an, die von den Nebennieren
und den Geschlechtsorganen produziert werden) oder Fettsäuren. Wieder andere sind Peptide (aus zwei oder mehr
Aminosäuren bestehende Proteinbruchstücke).

Aber unabhängig davon, wie die Hormone zusammengesetzt sind – ihre Wirkung ist immer stark. Winzige Mengen Adrenalin, das auch als Epinephrin bekannt ist, beschleunigen Atmung und Herzfrequenz und erhöhen den Energieverbrauch. Sobald ein Hormon sein Ziel erreicht – ein Organ, ein Gewebe oder das Blut –, nimmt es in ihm eine Veränderung vor. Wenn die Aufgabe erledigt ist, werden die überschüssigen Hormone von der Leber zerlegt und in Galle verwandelt oder über die Nieren ausgeschieden.

Die aufblühende Wissenschaft über die Beziehungen zwischen dem Nerven-, Hormon- und Immunsystem hat die Redundanz des Körpers bei der Heilung (bzw. dem die Homöostase aufrechterhaltenden Prozeß) gezeigt. Aufgrund dieser Redundanz können bestimmte physiologische Reparaturen oder Stimmungswechsel auf mehr als eine Weise zustande kommen. *Michael Murphy*

Hormone steuern praktisch jede Grundfunktion des Menschen: Wachstum und Entwicklung, Reifung, Fortpflanzung und den größten Teil des menschlichen Verhaltens. »Das Verhalten eines Menschen und die meisten Merkmale, die zusammen die Persönlichkeit bilden, hängen vom normalen Funktionieren der endokrinen Drüsen ab«, schreiben Steen und Montague in *Anatomy and Physiology*.
Endokrine Drüsen arbeiten Hand in Hand und in Harmonie mit den Bestandteilen des Blutes, die festlegen, wieviel von einem bestimmten Hormon von einer Drüse abgegeben wird. Die vorhandene Blutzuckermenge etwa bestimmt, wieviel Insulin von der Bauchspeicheldrüse freigesetzt wird. Die Kalziummenge im Blut reguliert, wieviel Parathormon die Nebenschilddrüse abgibt. Mit anderen Worten: Endokrine Drüsen reagieren ständig auf die aktuellen Ver-

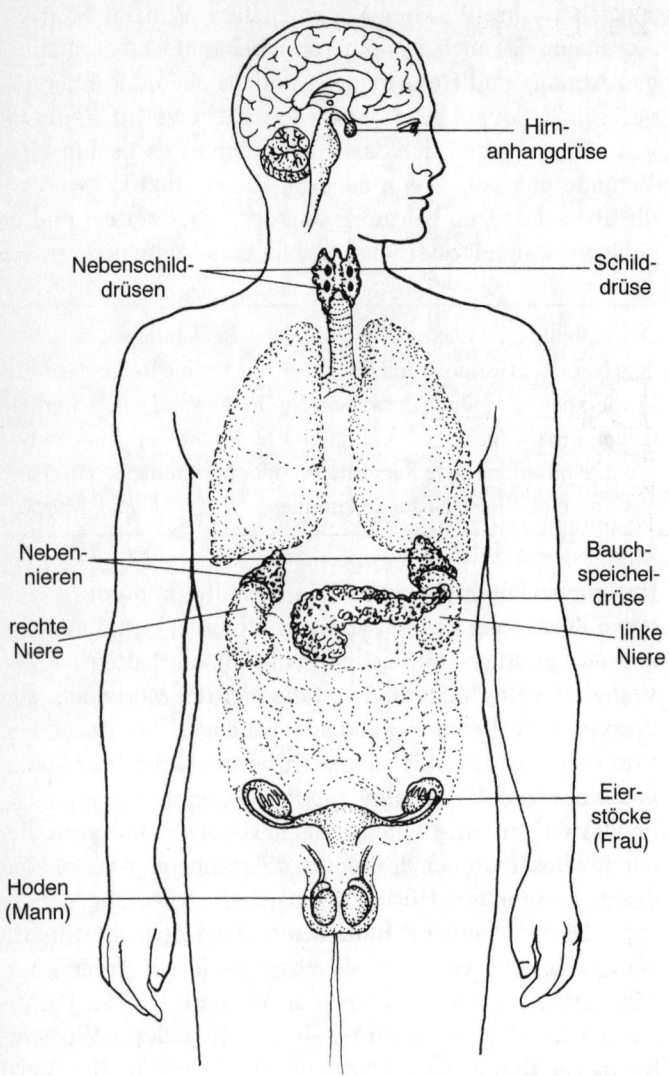

Hirn-
anhangdrüse

Nebenschild-
drüsen

Schild-
drüse

Neben-
nieren

Bauch-
speichel-
drüse

rechte
Niere

linke
Niere

Eier-
stöcke
(Frau)

Hoden
(Mann)

hältnisse im Blut und auf das, was die anderen Drüsen tun. Wie wir später sehen werden, haben Ernährungsfaktoren einen sehr starken Einfluß darauf, wie bestimmte Drüsen arbeiten und wie effektiv bestimmte Hormone – insbesondere Insulin – sind.

Andere wichtige endokrine Drüsen sind die Hoden, die Eierstöcke und die Brustdrüsen, die im Kapitel über das Fortpflanzungssystem behandelt werden. Sehen wir uns die wichtigsten endokrinen Drüsen und ihre Funktionen etwas genauer an.

Die Hauptsteuerdrüse

Die an der Hirnbasis im Hirnstamm liegende Hirnanhangdrüse ist erbsengroß und wird auch als »Hauptsteuerdrüse« bezeichnet, weil sie die Tätigkeit anderer endokriner Drüsen steuert. Sie selbst wird vom Hypothalamus kontrolliert, der sie über eigene Hormone und eine Reihe von Nervenfasern beeinflußt. (Siehe den Hypothalamus im Kapitel über das Gehirn.)

Die Hirnanhangdrüse, die auch Hypophyse genannt wird, besteht aus drei Lappen, die festumrissene Aufgaben wahrnehmen. Wie der Hypothalamus scheint die Hirnanhangdrüse an praktisch allen wichtigen Aspekten der menschli-

Abb. 25: Das endokrine System – Das endokrine System steuert die Produktion und Verwendung der Hormone, geisterhafter Substanzen, die Stimmung und Verhalten stark beeinflussen. Obwohl das Hormonsystem noch viele Rätsel bietet, haben die Wissenschaftler eine Reihe endokriner Organe identifiziert; dazu gehören Hirnanhangdrüse, Schilddrüse, Nebenschilddrüse, Nebennieren, Bauchspeicheldrüse, Hoden, Eierstöcke, Haut und Nieren.

chen Physiologie beteiligt zu sein. Die von ihr produzierten Hormone steuern:

- Wachstum und Entwicklung des Körpers über das Wachstumshormon
- die Milchbildung bei stillenden Frauen über das Hormon Prolaktin
- die Nebennieren, die in Notfällen für schnellere Reflexe sorgen, durch die Produktion des adrenokortikotropen Hormons (ACTH, Kortikotropin)
- die Aufrechterhaltung des Stoffwechsels durch die Produktion des Thyreoidia-stimulierenden Hormons (TSH, Thyreotropin)
- das gesunde Funktionieren der männlichen und weiblichen Geschlechtsorgane durch die Produktion des luteinisierenden Hormons (LH) und des follikelstimulierenden Hormons (FSH)
- die Hautfarbe durch die Produktion des melanozyten-stimulierenden Hormons (MSH, Melanotropin), das die Hautpigmentierung verursacht
- den Wasserhaushalt im Blut durch die Produktion des antidiuretischen Hormons (ADH, Vasopressin), das den Nieren signalisiert, mehr Wasser zurückzubehalten und das Harnlassen zu reduzieren, wodurch der Wasseranteil im Blut steigt
- die Fähigkeit der Gebärmutter, sich beim Gebärvorgang zusammenzuziehen, und der Brüste, Milch zu geben, durch die Produktion von Oxytozin.

Daß diese kleine Drüse an so vielen grundlegenden und lebensnotwendigen Funktionen beteiligt ist, kann der Verstand nur fassungslos registrieren. Aber vielleicht zeigt die

Hirnanhangdrüse am besten, wie mächtig und wichtig Hormone sind. Winzige Mengen von ihnen verändern mit der Biochemie das ganze Leben.

Der Stoffwechselpolizist des Körpers

Die Schilddrüse liegt vorne unten am Hals und besteht aus zwei Lappen, einem auf jeder Seite der Luftröhre. Sie regelt den Stoffwechsel (Metabolismus), womit die vielen im Körper stattfindenden Vorgänge gemeint sind. Der Stoffwechsel umfaßt zwei Prozesse: den Katabolismus, die Zerlegung von Substanzen in kleinere Teile, und den Anabolismus, den Aufbau größerer Einheiten aus kleineren; so verwendet der Körper Mineralstoffe, um Knochengewebe herzustellen, oder Aminosäuren, um Proteine zu schaffen. Katabolische Prozesse setzen Energie frei, anabolische verbrauchen sie. Die Geschwindigkeit dieser Stoffwechselprozesse hängt weitgehend von der Tätigkeit der Schilddrüse ab.

Sie produziert zwei wichtige Hormone, Thyroxin und Kalzitonin. Thyroxin fördert meist den Katabolismus. Es steuert die Atmung und den Sauerstoffverbrauch der Zellen und bestimmt, ob und wie der Körper Kohlenhydrate und Fett in Energie umsetzt. Es fördert auch die Proteinsynthese: Es trägt dazu bei, Aminosäuren zusammenzufügen, so daß der Körper Proteine bilden und Gewebe aufbauen und ersetzen kann. Die Schilddrüse unterstützt also Wachstum und Entwicklung und die Tätigkeit des Zentralnervensystems.

Kalzitonin dagegen fördert den Anabolismus, indem es aus Kalzium Knochengewebe aufbaut. Wenn der Kalziumspiegel im Blut hoch ist, sondert die Schilddrüse Kalzitonin ab, so daß das Kalzium absorbiert und zur Bildung von Knochenmaterie verwendet wird. Um dies zu bewerkstelligen, fördert das Kalzitonin die Tätigkeit der Osteoblasten, der knochenproduzierenden Zellen, und hemmt die Tätigkeit der Osteoklasten, die Knochengewebe abbauen. Gegenspieler des Kalzitonins ist das Parathormon, das von der Nebenschilddrüse abgegeben wird und den Kalziumspiegel im Blut erhöht.

Die Tätigkeit der Schilddrüse ist abhängig von Jod, das in jodiertem Salz, frischen Salzwasser-Schalentieren, Meeresalgen und Pflanzen enthalten ist, die in jodreichen Böden wachsen. Jodmangel führt zu verschiedenen Störungen, zum Beispiel einer unzureichenden Thyroxinproduktion oder der Entstehung eines Kropfes, einem Anschwellen der Schilddrüse.

Mit der Schilddrüse zusammenhängende Krankheiten lassen sich zwei Kategorien zuordnen: Hypothyreose, der Unterproduktion des Schilddrüsenhormons, und Hyperthyreose, der Überproduktion des Schilddrüsenhormons. In der Schilddrüse können sich auch Tumoren bilden, die zu Krebs führen; Ursache ist meist die Einwirkung einer Strahlung.

Traditionelle chinesische Heiler ordnen die Schilddrüse dem Feuerelement zu, dessen Charakteristika das Thyroxin offensichtlich besitzt: Es zerlegt, löst auf und erzeugt Wärme. Zur Verbesserung der Schilddrüsentätigkeit werden Feuerelement-Nahrungsmittel verwendet, besonders bei Mangelerscheinungen; bei einer diagnostizierten Schilddrüsenunterfunktion sollten solche Nahrungsmittel jedoch nicht als Ersatz für das Thyroxin betrachtet werden.

Naturheilkundler und andere alternative Heiler empfehlen bei Schilddrüsenstörungen verschiedene Nahrungsmittel, Vitamine und Mineralstoffe: Gemüse, etwa Rettich, Pilze, Brunnenkresse, Grünkohl, Pak-Choy-Kohl und andere

Blattgemüse, Kürbis, Karotten und Brokkoli; Getreide, etwa Mais, Weizen und Hirse; Knoblauch; Shitake-Pilze; die Vitamine A, B$_6$ und E und die Mineralstoffe Zink und Kupfer.

Eigenes von Fremdem unterscheiden

Westliche Mediziner schätzen die Thymusdrüse erst seit kurzem. Noch vor ein paar Jahrzehnten hielten die Ärzte sie für ein nutzloses Organ, weil sie im allgemeinen nach der Pubertät zu schrumpfen beginnt. Heute wissen die Forscher, daß die Thymusdrüse für ein gesundes Immunsystem unentbehrlich ist.

Auch Ärzte haben noch Polypen, Mandeln und einen Blinddarm.
Laurence J. Peter

Die im oberen Brustkorb hinter dem Brustbein liegende Thymusdrüse ist etwas kleiner als eine Faust und besteht aus zwei Lappen, die mit winzigen Immunzellen, den sogenannten Lymphozyten, vollgepackt sind. Die Thymusdrüse hat die Aufgabe, Lymphozyten zu produzieren und ihnen beizubringen, Eigenes von Fremdem bzw. eigene Zellen von Krankheitszellen zu unterscheiden. Die Thymusdrüse trainiert den Zellen auch das richtige Verhalten angesichts von Krankheiten an: Erkrankte Zellen werden entweder mit einem Antigen gekennzeichnet oder angegriffen und zerstört. Die ausgebildeten Lymphozyten werden Thymuszellen bzw. kurz T-Zellen genannt.

Die Thymusdrüse ist für ein gesundes Immunsystem unentbehrlich. Kinder, deren Thymusdrüse nicht richtig arbeitet, haben mehr Infektionen und ein gestörtes Immunsystem. Die Thymusdrüse beeinflußt das Verhalten des Immunsystems auch dann, wenn die Lymphozyten die Thymusdrüse verlassen haben.

Untersuchungen haben gezeigt, daß die Thymusdrüse bei chronischem Streß schrumpft und ihre Funktionsfähigkeit zum Teil verliert. Auch die Einwirkung einer Strahlung und chemische Schadstoffe führen dazu, daß die Thymusdrüse kleiner wird. Wenn Mineralstoffe, vor allem Zink, in der Ernährung fehlen, schadet dies der Thymusdrüse und dem Immunsystem allgemein. Andererseits weist einiges darauf hin, daß positive Gefühle und eine optimistische Lebenseinstellung die Tätigkeit der Thymusdrüse verbessern.

Auch die Thymusdrüse wird von der traditionellen chinesischen Medizin als Teil des Feuerelements betrachtet und daher durch Feuerelement-Nahrungsmittel, -Heilpflanzen und -Präparate unterstützt. Wir wissen bereits, daß das Feuerelement mit Freude assoziiert wird und vom Wasserelement, dem als Gefühl die Angst zugeordnet wird, unterdrückt bzw. kontrolliert wird. Mehr Freude und weniger Angst verbessern daher aus chinesischer Sicht die Arbeit der Thymusdrüse. Ihr gesundes Funktionieren erfordert eine Ernährung, die viele Mineralstoffe sowie Feuer-, Holz- und Erdelement-Nahrungsmittel und -Heilpflanzen enthält.

Die Regulierung des Blutzuckerspiegels

Die Bauchspeicheldrüse ist ein länglich-schmales, einem Füllhorn ähnliches Organ, das in der Bauchmitte direkt hinter dem Magen liegt. Ihr weit offenes Ende befindet sich rechts, das enge Ende in der Nähe der Milz auf der linken Seite. Die Bauchspeicheldrüse hat zwei wichtige Aufgaben: Sie gibt Verdauungssäfte an den Zwölffingerdarm ab und unterstützt so die Verdauung, und sie produziert Hormone (vor allem Insulin), durch die der Blutzucker als Brennstoff verwendet werden kann.

Der größte Teil des Organs besteht aus Geweben, die alkalische Verdauungssäfte produzieren und abgeben (siehe die Kapitel über Magen, Dünndarm und Gallenblase). Diese Enzyme werden direkt in den Dünndarm abgesondert, wo sie dazu beitragen, die Nahrungspartikel zu zerlegen.

In diese Gewebe eingelagert sind die endokrinen Zellen, die Hormone produzieren. Diese sogenannten Langerhans-Inseln gehören zwei Typen an: A- und B-Zellen. In den B-Zellen wird Insulin produziert, ein Hormon, das die Aufnahme und Verwendung von Blutzucker durch die Zellen, insbesondere die Muskel- und Leberzellen, fördert. In der Leber wird der Blutzucker (der auch Glukose genannt wird) in Glykogen verwandelt, die gespeicherte Form der Energie. In den Muskeln wird der Blutzucker als Brennstoff verbrannt.

Man weiß allerdings nicht genau, auf welche Weise Insulin die Verwendung der Glukose fördert. Angenommen wird, daß Insulin die Zellmembran umhüllt und durchlässiger macht. Dadurch kann der Zucker in die Zellen hineinkommen und verbrannt werden.

Zur Veranschaulichung können wir uns die Zelle als einen Raum mit vielen Türen vorstellen. Die Türen – die Insulin-Rezeptoren – sind die Orte, an denen der Blutzucker hereinkommen kann, aber nur mit Unterstützung des Insulins, das sozusagen die Tür öffnet. Wenn wir etwas Kohlenhydratreiches essen, steigt der Blutzuckerspiegel, und die

Bauchspeicheldrüse sondert Insulin ab, damit der Blutzuk-
ker von den Zellen verwendet werden kann.

Die A-Zellen der Bauchspeicheldrüse haben die entgegengesetzte Wirkung auf den Blutzucker. Sie produzieren Glukagon, das den Blutzuckerspiegel ansteigen läßt, indem es
die Verwandlung von Glykogen (in der Leber gespeicher-
tem Zucker) in Glukose, das heißt Blutzucker, fördert.
Wenn das Blut mehr Brennstoff braucht, wir aber keine
Möglichkeit haben zu essen, sondert die Bauchspeicheldrüse Glukagon ab, das den Blutzuckerspiegel hebt.

Der Glukosespiegel im Blut steigt an, wenn wir kohlenhydratreiche Nahrungsmittel essen. Die Schnelligkeit des
Anstiegs ist jedoch bei komplexen Kohlenhydraten – die
sich in Vollkorngetreide, Hülsenfrüchten, Gemüse und vielen Obstsorten finden – anders als bei einfachen Kohlenhydraten, die sich in weißem Zucker und aus ihm hergestell-
ten Süßigkeiten finden. Der Grund: Raffinierter Zucker
besteht aus kleinen Molekülen, die sofort ins Blut gelangen,
wenn sie mit der Zunge und anderen Geweben im Verdauungstrakt in Berührung kommen. So steigt der Blutzuckerspiegel schnell und drastisch an. Die Bauchspeicheldrüse
reagiert auf diesen rapiden Anstieg mit der Abgabe von Un-
mengen Insulin, das die Glukose für die Zellen verfügbar
macht. Die Interaktion von Insulin und Blutzucker gibt uns
einen sofortigen Energiestoß. Der Brennstoff ist jedoch
schnell verbraucht, und das Energieniveau sackt in den Keller – genauso wie möglicherweise unsere Stimmung. Angst
und nervöse Spannung nehmen zu, und es verlangt uns nach
mehr Süßigkeiten, damit der Zuckerspiegel wieder steigt.
Dieser niedrige Blutzuckerspiegel wird als Hypoglykämie
(Unterzuckerung) bezeichnet.

Die komplexen Kohlenhydrate, die sich in Vollkorngetreide

und Gemüse finden, bilden dagegen lange Ketten von Atomen, die von Enzymen in Mund und Dünndarm langsam zerlegt werden müssen. Diese langen Ketten werden dann umgewandelt, wenn der Körper Energie braucht, so daß die Energiezufuhr langsam und stetig erfolgt. Komplexe Kohlenhydrate sorgen also laufend für Energie und Ausdauer, ohne daß es wie bei einer Hypoglykämie zu Depression und Angst kommt.

Ärzte unterscheiden zwei Diabetesarten. Typ I bzw. Jugenddiabetes ist eine erbliche Störung, bei der die Bauchspeicheldrüse kein Insulin produziert und so der Blutzucker nicht umgewandelt werden kann. Die Patienten verlieren im allgemeinen schnell an Gewicht und brauchen Insulin, um zu überleben. Bei Typ II bzw. Altersdiabetes produziert die Bauchspeicheldrüse ausreichend – und manchmal sogar zuviel Insulin, aber die Zellen können die Glukose trotzdem nicht aufnehmen. Ein Altersdiabetes tritt, wie der Name sagt, im allgemeinen später im Leben auf und ist der sehr viel häufigere Diabetestyp. Bei beiden Diabetestypen können sich zahlreiche schwere Folgeschäden entwickeln: Herz-Kreislauf-Erkrankungen, Blindheit, Gangrän, fortschreitender Hörverlust, Impotenz, Lähmung.

Ein Altersdiabetes gehört heute zu den schwersten und am meisten mißverstandenen Krankheiten. Jahrzehntelang glaubten die Ärzte, Altersdiabetiker könnten nicht genug Insulin produzieren. Infolgedessen wurde Insulin gespritzt, oder die Patienten erhielten sonstige Medikamente. Außerdem wurde der Verzicht auf alle Kohlenhydrate propagiert, auch auf komplexe Kohlenhydrate aus Vollkorngetreide, Gemüse und Obst. Man nahm an, diese Nahrungsmittel seien für Diabetiker schädlich, weil Kohlenhydrate Zucker sind, der von Diabetikern nicht umgewandelt werden kann.

Statt dessen empfahlen die Ärzte eine protein- und fettreiche Ernährung, die hauptsächlich aus rotem Fleisch, Molkereiprodukten und Eiern bestehen sollte.

1970 tauchten dann neue Informationen auf. Oder vielmehr, alte Informationen tauchten wieder auf. Die Wissenschaftler erkannten nämlich, daß Altersdiabetiker sehr wohl Insulin produzieren – manchmal mehr als Nichtdiabetiker. Aber das Insulin konnte den Zellen die Glukose nicht verfügbar machen. Etwas hinderte das Insulin an der Arbeit. Als die Forscher sich das vorhandene wissenschaftliche Material genauer ansahen, stießen sie auf Untersuchungen, die zeigten, daß bei Altersdiabetikern nicht das Insulin das Problem ist, sondern eine fettreiche Ernährung, die das Insulin an der Arbeit hindert.

Schon 1935 hatte Dr. H. P. Himsworth entdeckt, daß Gesunde bei Tests als Diabetiker abschnitten, wenn man sie eine Woche fettreich essen ließ. Himsworth fand auch heraus, daß der Prozeß umgekehrt und die Gesundheit wiederhergestellt werden konnte, wenn man den Testpersonen eine fettarme Ernährung gab. Obwohl andere Forscher Himsworth' Entdeckung bestätigten, erhielt sie die verdiente Anerkennung erst vier Jahrzehnte später.

Einer der ersten, der Himsworth' Arbeit in neuerer Zeit anerkannte, war Pritikin. Er stellte die Theorie auf, daß das in der Ernährung enthaltene Fett die Zellen überzieht und das Insulin daran hindert, an den Insulinrezeptoren zu haften, so daß die Glukose nicht in die Zellen gelangen kann und Diabetes verursacht. Die Zellen bekommen keinen Brennstoff und gehen zugrunde. (Die Wissenschaftler haben gezeigt, daß Ernährungsfette und Cholesterin auch die Immunzellen einhüllen.) Pritikin bewies, daß ein Altersdiabetes in den meisten Fällen durch eine fett- und cholesterinarme, hauptsächlich aus Vollkorngetreide und Gemüse bestehende Ernährung geheilt werden kann.

Neuere Forschungen, die in den 70er und 80er Jahren von James Anderson an der medizinischen Fakultät der Universität von Kentucky durchgeführt wurden, bestätigten Pritikins Hypothese. Anderson bewies, daß eine fettreiche Ernährung tatsächlich zu Diabetes führt und daß eine fettarme, ballaststoffreiche Ernährung einen Altersdiabetes umkehren und den Blutzuckerspiegel normalisieren kann. Anderson zeigte, daß lösliche Pflanzenfasern – die sich zum Beispiel in Vollreis, Gerste und Hafer finden – Fett und Cholesterin binden und aus dem Körper entfernen.

Andere Forscher bestätigten Andersons Ergebnisse, woraufhin die Vereinigung amerikanischer Diabetiker die Standardernährungsempfehlungen bei Diabetes änderte. Sie rät jetzt zu einer Ernährung, die fett- und cholesterinarm ist und überwiegend aus Vollkorngetreide, Gemüse und Ballaststoffen besteht. Altersdiabetiker erhalten immer noch Insulin und andere Medikamente, obwohl viele Patienten bei einer Veränderung der Ernährung und der Lebensweise auf eine Beendigung der Insulinzufuhr hoffen dürfen. Die Ernährung trägt auch dazu bei, den meisten Diabetes-Folgekrankheiten wie Arteriosklerose, Blindheit und Gangrän vorzubeugen.

Die Erfolge, die Pritikins »Zentrum für Langlebigkeit« bei der Behandlung des Altersdiabetes erzielt hat, sind inzwischen gut dokumentiert. Forscher von der Loma-Linda-Universität, die die Auswirkungen des Pritikin-Programms untersuchten, kamen zu dem Ergebnis, daß die Hälfte der Diabetiker, die Insulin nahmen, nach einem 30-Tage-Programm kein Insulin mehr brauchten und das Zentrum ohne Diabetessymptome verließen. Von den Patienten mit Al-

tersdiabetes, die Tabletten nahmen, verließen 80% das
Zentrum symptomfrei und ohne weiter auf Medikamente
angewiesen zu sein.

In der chinesischen Medizin gehört die Bauchspeicheldrüse
zum Erdelement und wird deshalb durch Erd- und Feuerelement-Nahrungsmittel, -Heilpflanzen und -Aktivitäten unterstützt (siehe die Kapitel über Milz und Magen). Sie wird
durch mäßig süße Nahrungsmittel, runde Gemüse (insbesondere Kürbis), Hirse, Mais und einige Heilpflanzen, etwa
Süßholzwurzel, ins Gleichgewicht gebracht; zu süße Lebensmittel dagegen verletzen sie. (Menschen, denen die
Bauchspeicheldrüse Probleme macht, auch Diabetiker,
sollten sich an die Ernährungsempfehlungen im Kapitel über
die Milz halten.)

Die Streßdrüsen

Wir haben zwei Nebennieren, die dreieckig geformt sind
und auf den Nieren sitzen. Sie bestehen aus zwei Funktions-
einheiten. Die Rinde, der äußere Bereich, sondert Hormon-
gruppen ab, die als Kortikosteroide und als Mineralokorti-
koide bezeichnet werden. Sie spielen eine wichtige Rolle für
den Proteinstoffwechsel, den Mineralstoffhaushalt, die Immunreaktion und die Knochengesundheit. Die Rinde gibt
auch Geschlechtshormone ab. Der innere Bereich, das
Mark, sekretiert eine andere Gruppe von Hormonen, zu denen vor allem Adrenalin gehört.

Zu den Kortikosteroiden gehören Hydrokortison und Kor-
tison, die beide die Bildung und den Stoffwechsel der Proteine unterstützen. Diese Hormone haben auch entzün-
dungshemmende Eigenschaften; bei übermäßiger Abgabe

schwächen sie das Immunsystem. Zu den Mineralokortikoiden gehört Aldosteron, das den Wasserhaushalt des Körpers steuert und für das Natrium-Kalium-Gleichgewicht sorgt. Andere von der Rinde freigesetzte Hormone verursachen Entzündungen der Gewebe, vor allem bei allergischen Reaktionen.

Adrenalin beschleunigt Herzfrequenz und Atmung und erhöht den Blutdruck. Es sorgt auch dafür, daß die glatte Muskulatur sich entspannt und die Bronchien sich zusammenziehen; deshalb kann es bei Allergien oder Asthmaanfällen eine Rolle spielen. Das Mark sekretiert außerdem Dopamin, einen Neurotransmitter, der reaktionsbereiter und aggressiver macht. Zusammen führen diese Hormone und Neurotransmitter zu einer stark beschleunigten Freisetzung von Energie. Sie regen auch das sympathische Nervensystem zu schnellen Muskelreflexen an, zur sogenannten Kampf- oder Flucht-Reaktion.

Die Nebennieren sind ausgesprochen streßempfindlich. In Streßsituationen sekretiert die Hirnanhangdrüse ACTH, das den Nebennieren signalisiert, Hydrokortison und Adrenalin abzugeben, die ihrerseits die Tätigkeit des Immunsystems unterdrücken, eine Entzündung auslösen und die Krankheitsanfälligkeit erhöhen.

Traditionelle chinesische Heiler betrachten die Nebennieren als Teil des Wasserelements. Sie werden deshalb durch Nahrungsmittel, Heilpflanzen und Therapien unterstützt, die dem Wasser- und dem Metallelement zugeordnet werden (siehe die Kapitel über Nieren, Blase, Lunge und Dickdarm). Wie Nieren und Blase sind die Nebennieren äußerst anfällig für Angst und Streß.

Das dritte Auge

Die Zirbeldrüse (Epiphyse) ist ein winziges, kegelförmiges Organ im Hirnstamm. Sie wächst nur bis zur Pubertät, ist aber das ganze Leben lang aktiv. Manche Autoren meinen, daß sie ein verkümmertes Organ ist, das Überbleibsel eines »dritten Auges«. Jahrhundertelang wurde die Zirbeldrüse ausschließlich spirituell bzw. religiös verstanden. Der französische Philosoph René Descartes behauptete im 17. Jahrhundert, sie sei der Sitz der Seele. Bis vor kurzem glaubten die Wissenschaftler, die Zirbeldrüse habe keine Funktion, weil sie bei Erwachsenen mit Kalziumablagerungen bzw. »Gehirnsand« durchsetzt ist. Neue Forschungen zeigen jedoch, daß die Zirbeldrüse verschiedene lebensnotwendige Aufgaben wahrnimmt; unter anderem spielt sie eine Rolle bei der Regulierung der Biorhythmen, der Hirnchemie und der Stimmung.

Ein Schlafender kann eine Intuition in bezug auf seine Krankheit haben und unter allen Substanzen die erkennen, die zu seiner Erhaltung und Gesundung beitragen.   *Franz Anton Mesmer*

Die Zirbeldrüse produziert das Hormon Melatonin und den Neurotransmitter Serotonin. Ein erhöhter Melatoninspiegel im Blut kann zu Depression, Reizbarkeit, Lethargie und einem vermehrten Schlafbedürfnis führen. Nachts und in einer dunklen Umgebung wird mehr Melatonin produziert, wenn die Augen Sonnenlicht ausgesetzt sind weniger. Die Sonne stimuliert Nervenfasern im Auge, die über den Sehnerv der Zirbeldrüse den Impuls geben, die Melatoninproduktion einzustellen.

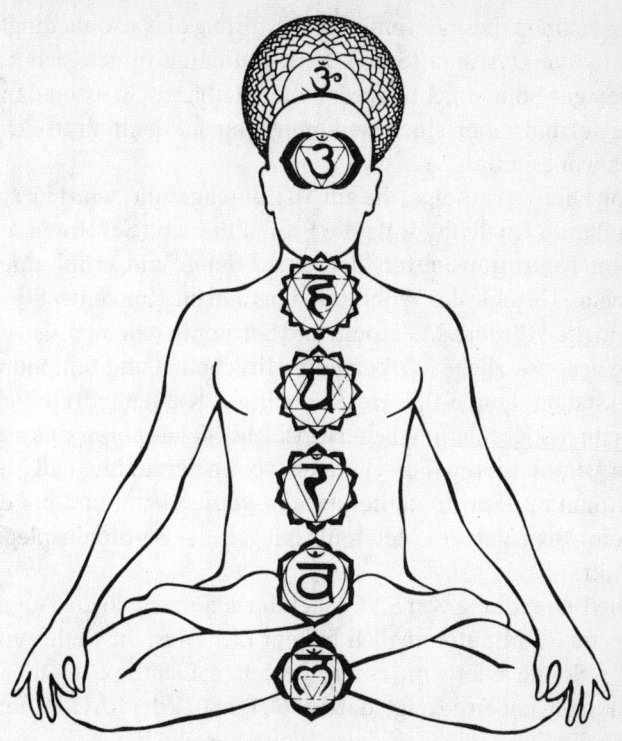

Abb. 26: Die Chakren – In vielen spirituellen Traditionen heißt es, daß sieben Energiezentren oder »Chakren« sich entlang einer senkrechten Achse in der Körpermitte aufreihen. Jedem Eneregiezentrum werden bestimmte Körperfunktionen und Charakteristika zugeordnet. Die Zirbeldrüse entspricht dem Chakra, das als drittes Auge bekannt ist und in der Mitte der Stirn liegt; es gilt als Quelle der Intuition und der Fähigkeit, die universelle Wahrheit zu erkennen.

Diese Forschungen erklären, warum Millionen Menschen, die in den nördlichen Breiten leben, im Herbst und Winter unter Depression und Lethargie leiden. Die Wissenschaftler bezeichnen diese Befindlichkeitsstörung als saisonbedingte affektive Dystonie (SAD). SAD-Patienten fühlen sich bei weniger Sonnenlicht depressiv und lethargisch, essen dann zuviel und haben einen Heißhunger auf kohlenhydratreiche Nahrungsmittel.

Forschungen zufolge, die am MIT durchgeführt wurden, stimulieren Kohlenhydrate die Produktion von Serotonin, einem Neurotransmitter, der einen tiefen und erholsamen Schlaf, Gefühle des Wohlbefindens und die Konzentrationsfähigkeit fördert. Melatonin und Serotonin scheinen also eine gegensätzliche Wirkung auf Hirnchemie und Stimmung zu haben. Durch den Heißhunger auf Kohlenhydrate versucht der Körper möglicherweise, die Melatoninproduktion zu kompensieren. Forschungen weisen darauf hin, daß Melatonin aus Serotonin hergestellt werden kann und bei einem Ansteigen des Melatoninspiegels der Serotoninspiegel sinkt.

Die Behandlung von SAD ist einfach: Setzen Sie die Augen bis zu 30 Minuten täglich hellem Licht aus, entweder von der Sonne oder von einer speziellen Lichtbox. Untersuchungen haben gezeigt, daß bei 60 bis 80 % der SAD-Patienten die Symptome auf diese Weise verschwinden.

»Leute, die den Winter haßten, werden plötzlich große Winterfans«, meint Dr. Martin Teicher, Leiter des Labors für Chronobiologie am McLean-Hospital in Belmont, Massachusetts. »Sie fangen mit dem Skifahren an. Sie lieben Weihnachten. Die Weihnachtsferien sind nicht mehr Anlaß für unangenehme Erinnerungen.«

Mehr als zwei Dutzend Untersuchungen haben gezeigt, daß Licht antidepressiv wirkt. Gefangene, die vorher in Zellen mit wenig oder keinem natürlichen Licht inhaftiert waren, wurden durch Verlegung in lichtreichere Zellen weniger gewalttätig. Interessanterweise haben entsprechende Studien auch ergeben, daß die blutreinigenden Organe, besonders die Leber, bei mehr Sonnenlicht besser funktionieren, als wenn der Körper im Dunkeln bleibt.

Die wissenschaftliche Erkenntnis, daß die Zirbeldrüse lichtempfindlich ist, unterstützt die weitverbreitete traditionelle Ansicht, daß die Zirbeldrüse für die Spiritualität wichtig ist. Licht wurde schon immer als Zugang zur Seele und den höheren spirituellen Reichen betrachtet. Alte spirituelle Traditionen, vor allem die hinduistische, begreifen den Körper als Kette von sieben Energiezentren. Diese sogenannten Chakren sind in einer senkrechten Linie der Körpermitte entlang aufgereiht und werden nach ihrer Lage als Scheitel-, Stirn-, Hals-, Herz-, Nabel-, Kreuzbein- (in Japan Hara) und Wurzelchakra bezeichnet. Jedem Energiezentrum werden bestimmte Charakteristika zugeordnet. Die Zirbeldrüse entspricht dem dritten Auge, das als Quelle der Intuition und der Fähigkeit gilt, die universelle Wahrheit zu erkennen.

28. Das Fortpflanzungssystem

In unserem »wissenschaftlichen« Zeitalter erklären wir die menschliche Sexualität gern nur anatomisch und physiologisch. Damit ist das Thema für Kaninchen vielleicht abgedeckt, aber Menschen sind völlig anders.

Benjamin Spock

In alten Zeiten und insbesondere im Orient wurde die Sexualität in einem ganz anderen Kontext gesehen als heute. Sie war nicht die große Versuchung, der sicherste Weg zur Hölle, sondern ein Weg spiritueller Entwicklung, das heißt größerer Nähe zum Göttlichen.

Diese Göttlichkeit wird als in uns allen angelegter Zustand der Ganzheit und Vollständigkeit gesehen. In den östlichen Traditionen (besonders im chinesischen Taoismus und im tibetischen Tantra) gelten Mann und Frau als gegensätzliche Hälften dieses allumfassenden Ganzen. Sie sind irdische Manifestationen der zwei kosmischen Schöpferkräfte, deren Verbindung alle Phänomene hervorbringt. Wenn Mann und Frau sich in der Sexualität vereinigen, kommen Himmel und Erde zusammen. Die sexuelle Erfahrung läßt uns die Ganzheit im Innern flüchtig erspähen. Sie ist eins der größten Geschenke, denn sie ist eine relativ zugängliche Möglichkeit, Frieden und Harmonie zu erleben, und dient so als Metapher für den höheren Sinn des Lebens. Dieser Sinn, so die Weisen, ist das Erreichen von Frieden und Harmonie durch die Vereinigung der Gegensätze. Schau um dich, würde Laotse sagen, und erkenne Mann und Frau als weiteren Ausdruck der kosmischen Dualität, die Tag und Nacht, Winter und Sommer, Positiv und Negativ, Norden und Süden, Himmel und Erde erschafft. Bring diese Gegensätze zusammen, und die Welt explodiert in spiritueller Ekstase, sagen die Taoisten.

»In Mann und Frau finden sich alle Materialien und Erfahrungen der Welt«, heißt es im Vorwort zum Großen Buch des Tantra von Nik Douglas und Penny Slinger. »Wenn Mann und Frau zusammenkommen, können diese Erfahrungen und Materialien sie auf die dynamische Einheit einstimmen, die der gesamten Realität zugrunde liegt. Jahrhundertelang wurde diese Vision der Einheit durch Menschen und Institutionen zu verschleiern gesucht, die Körper und Geist, religiöse Gefühle und Sexualität voneinander trennen wollten.«

Wie Douglas und Slinger sagen, ist die Sexualität eine mächtige Energie, die vielseitig kanalisiert und verwendet werden kann. »Tantra ist eine Philosophie, eine Wissenschaft, eine Kunst und eine Lebensweise, bei der die sexuelle Energie bewußt und kreativ eingesetzt wird«, schreiben sie. »Die als Tantra bekannten mystischen Abhandlungen zeigen uns eine breite Palette praktischer Techniken, um die sexuelle Bewußtheit zu erhöhen und die Transzendenz zu erreichen. Die im Geschlechtsakt verborgene Kraft ist der Ursprung jeglicher Kreativität. Wenn wir die praktischen Lehren des Tantra verstehen, eröffnet sich uns eine ganz neue Lebenserfahrung.«

Die mystischen Schriften der Ägypter, Hebräer, Griechen und Araber enthalten implizit dieselben Lehren. Jede Tradition verstand die Sexualität als Weg zu besserer Selbsterkenntnis, zu Gesundheit und Stärke und zur Erfahrung des Göttlichen.

Der Westen hat sich über weite Strecken seiner Geschichte hauptsächlich auf die dunkle Seite der Sexualität konzentriert. Heute leiden wir unter den schrecklichen Folgen dieser Einstellung. Gleichzeitig nähern wir uns einem Reifestadium unserer Entwicklung, denn wir können heute unsere Sexualität anders erkunden als früher.

Genauso wie die Struktur unserer Krankheiten uns zwingt, unsere Ernährungsgewohnheiten zu ändern, und die Umweltkrise uns aufruft, unsere Beziehung zur Erde neu zu gestalten, zwingt AIDS uns, unsere Sexualität zu überprüfen. AIDS fordert uns dazu heraus, uns, unser Potential und unsere natürlichen Grenzen besser zu verstehen. So kommt es zu dem Paradox, daß dieser kollektive Alptraum möglicherweise auch ein Geschenk enthält.

Die Anatomie der Geschlechter

Die Geschlechtsorgane des Mannes bestehen aus den beiden Hoden, dem Penis, der Prostata und einem System von Gängen, das sie alle miteinander verbindet, so daß Sperma und Samenflüssigkeit bei der Ejakulation nach außen gelangen können.

Die Hoden produzieren Spermien, die männlichen Geschlechtszellen, und Geschlechtshormone, sogenannte Androgene, die sich in Testosteron verwandeln. Die Hoden liegen geschützt im Hodensack (Skrotum), der sich ausdehnen oder zusammenziehen kann, was die Körpernähe der Hoden verändert. Dadurch bleibt ihre Temperatur konstant, so daß ein für die Spermaproduktion günstiges Milieu besteht.

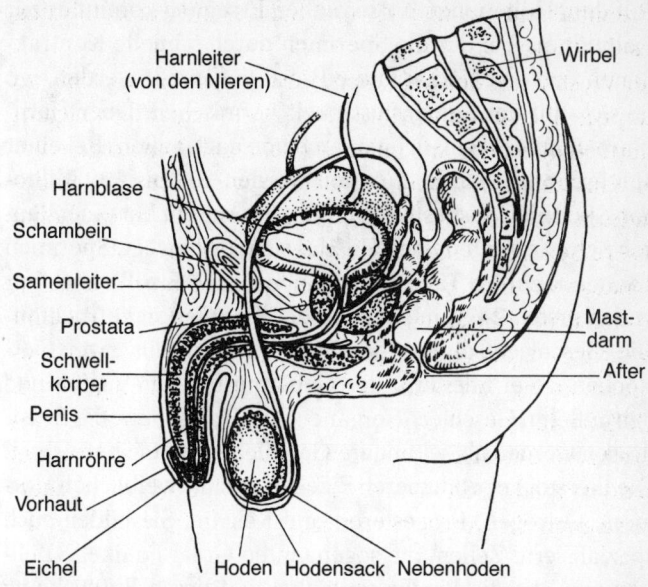

Abb. 27: Die männlichen Geschlechtsorgane – Die beiden Hoden eines Mannes produzieren Spermien, die männlichen Geschlechtszellen. Während der Ejakulation gelangen die Spermien über die Nebenhoden und den Samenleiter zur Prostata an der Peniswurzel. Dort vermischen die Spermien sich mit der Samenflüssigkeit, wandern in die Harnröhre und werden vom erigierten Penis ausgestoßen.

Die Hoden sind in Lappen bzw. Kammern eingeteilt, die winzige Röhren, sogenannte Hodenkanälchen, enthalten. In ihnen bilden sich die Spermien, die über die Nebenhoden und einen der beiden Samenleiter in die Prostata gelangen. Bei der Ejakulation verlassen die Spermien die Hoden und vermischen sich in der Prostata mit der Samenflüssigkeit. Diese ist leicht alkalisch und besteht aus Zink, Magnesium, saurer Phosphatase und zahlreichen Enzymen.

Auf dem Höhepunkt der sexuellen Erregung kommt es zur Ejakulation, bei der die Spermien durch schnelle Kontraktionen von den Hoden in die Prostata gepreßt werden, wo sie sich mit der Samenflüssigkeit vermischen. Über Harnröhre und Penis gelangen dann beide nach außen. Bei einer durchschnittlichen Ejakulation werden 200 bis 400 Millionen Spermien ausgestoßen. Jedes Spermium hat einen langen Schwanz, mit dessen Hilfe es sich fortbewegt. Spermien können mehrere Tage aktiv bleiben, eine Eizelle aber nur in den ersten 24 Stunden nach der Ejakulation befruchten.

Die Geschlechtsorgane der Frau bestehen aus zwei Eierstöcken, zwei Eileitern, der Gebärmutter, der Vagina und den äußeren Geschlechtsorganen. Die Brüste bzw. die Brustdrüsen werden als sekundäre Geschlechtsorgane betrachtet. Die Eierstöcke produzieren Eizellen und die weiblichen Hormone Östrogen, Progesteron und Relaxin. Sie bilden auch spezialisierte Zellen, die sogenannten Graaf-Follikel – Zellgruppen, die die Eizelle umhüllen und deren Entwicklung unterstützen. Bei der Geburt hat eine Frau ungefähr 200 000 solcher Follikel; ihre Zahl nimmt allmählich ab, bis bei der Menopause keine mehr vorhanden sind. Bei einer erwachsenen Frau vor den Wechseljahren entwickeln Eizelle und Follikel sich zusammen, bis sie den Eierstock verlassen; zu diesem Zeitpunkt wird die Eizelle freigesetzt – ein Vorgang, der als Eisprung bekannt ist. Er wird durch verschiedene Hormone unterstützt, die von der Hirnanhangdrüse gesteuert werden. Normalerweise findet der Eisprung alle 28 Tage statt; dann ist eine Eizelle produziert worden.

Sobald die Eizelle den Eierstock verläßt, gelangt sie in den Eileiter. Wenn dort keine Spermien sind, geht sie allmählich zugrunde und verläßt den Körper während der Menstruation. Die Menstruation entsteht dadurch, daß die Gebärmut-

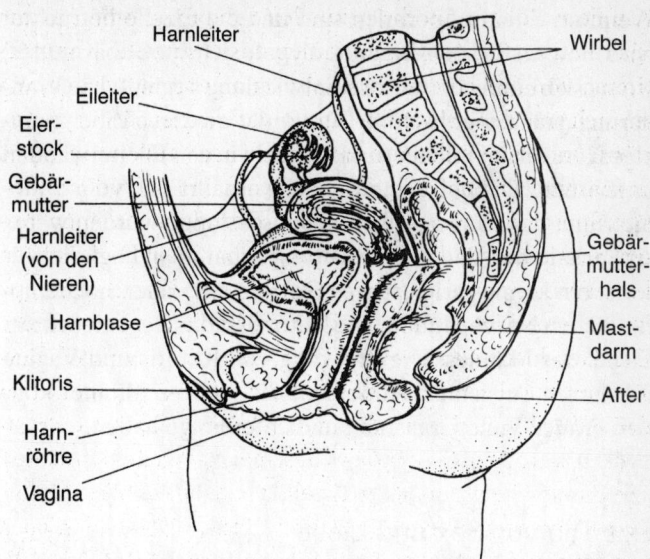

Harnleiter

Eileiter

Eier-
stock

Gebär-
mutter

Harnleiter
(von den
Nieren)

Harnblase

Klitoris

Harn-
röhre

Vagina

Wirbel

Gebär-
mutter-
hals

Mast-
darm

After

Abb. 28: Die weiblichen Geschlechtsorgane – Die Eierstöcke einer Frau produzieren ungefähr alle 28 Tage eine Fortpflanzungszelle, die Eizelle. Mit Hilfe verschiedener Hormone verläßt die Eizelle beim Eisprung den Eierstock und wandert in den Eileiter. Wenn dort keine Spermien sind, geht sie allmählich zugrunde und verläßt den Körper während der Menstruation. Wenn im Eileiter Spermien sind und die Eizelle befruchtet wird, wandert die nun Zygote genannte Zelle in die Gebärmutter, wo sie sich einnistet und ihre Entwicklung beginnt. Die Wanderung dauert vier bis fünf Tage und wird durch winzige Härchen im Eileiter und Muskeln in den Eileiterwänden unterstützt.

terwand sich aufgrund des zyklischen Absterbens von in ihr vorhandenen Geweben und Blutgefäßen mit Blut füllt. Dieser Teil der Gebärmutter, die äußere Schicht (Endometrium), wird etwa alle 28 Tage ausgestoßen. Mit der Blutung, die im allgemeinen vier bis sechs Tage dauert, wird eine unbefruchtete Eizelle ausgeschwemmt.

Wenn im Eileiter Spermien sind und die Eizelle befruchtet wird, bewegt diese sogenannte Zygote sich zur Gebärmutter, wo sie sich einnistet und ihre Entwicklung beginnt. Die Wanderung dauert vier bis fünf Tage und wird durch Zilien (winzige Härchen im Eileiter) und Muskeln in den Eileiterwänden unterstützt. Die befruchtete Eizelle ernährt sich vom Endometrium, das ohne Befruchtung ausgestoßen worden wäre. Außerhalb der Vagina in Richtung Schambein liegt die Klitoris, ein kleines erigierbares Gebilde mit vielen hochempfindlichen Nervenenden. Die Klitoris ist das Gegenstück zur Eichel des Mannes. Die Erregung von Klitoris und Vagina führt zum Orgasmus. Anders als die meisten Männer können Frauen viele Orgasmen in dichter Folge haben.

Das Tao von Sex und Liebe

Die am höchsten entwickelten östlichen Lehren zur Sexualität finden sich in China (Taoismus), Tibet (Tantra) und Indien (Yoga). Die tantrischen Praktiken Tibets gehen auf Taoismus und Yoga zurück. Alle hochentwickelten östlichen Traditionen einschließlich der Japans beruhen auf diesen drei im Grunde ähnlichen Lehren.

Taoismus und Tantra betrachten die Sexualität als den Aspekt des Menschseins, der Ausgangspunkt jeglicher Kreativität ist. Unser Wunsch und unsere Fähigkeit, etwas zu erschaffen – Kunst, Musik, Literatur, Mode – rühren von unserem sexuellen Wesen her. Unsere sexuelle Energie macht Kreativität möglich, sagen die taoistischen und tantrischen Lehrer. Die Zeugung ist nur ein Aspekt dieser Kreativität. In einem solchen Kontext sind die Worte Sexualität und Kreativität austauschbar; die Verwendung des Wortes Sexualität weist jedoch deutlicher auf die Quelle dieser kreativen Energie in uns hin.

Eine umfassende Darstellung taoistischer und tantrischer Lehren findet sich in anderen Büchern, die ausschließlich dem Thema Sexualität gewidmet sind. Zu den besten gehören *Das große Buch des Tantra* von Nik Douglas und Penny Slinger, *Tantra oder die Kunst der sexuellen Ekstase* von Margo Anand und *Das Tao der Liebe* von Jolan Chang. Alle taoistischen und tantrischen Sexualpraktiken gehen jedoch von bestimmten gemeinsamen Grundsätzen aus. Erstens: Der Körper ist der Tempel des Göttlichen und muß deshalb mit absoluter Vorsicht und Achtung behandelt werden. Wer durch ungesunde Nahrungsmittel, Getränke, Gedanken oder Verhaltensweisen mit dem Körper Mißbrauch treibt, zerstört die Heimstatt des allumfassenden Geistes. Wer dagegen den Körper respektiert und versteht, versteht das Universum, denn der Körper ist der Mikrokosmos von allem, was ist.

Um uns die heilige Kraft der Sexualität zu erschließen, müssen wir aufhören, sie zu einer bekannten Größe machen zu wollen. Anstatt zu versuchen, sie irgendeinem bequemen Modell anzupassen – sie als Form der Entspannung oder als besondere Abteilung unseres Lebens zu sehen, etwas, das nur im Bett stattfindet – müssen wir angesichts ihrer Mysterien die Einstellung eines Anfängers einnehmen. Dann werden wir uns ihrer subtileren Eigenschaften bewußt und sehen, wie diese unsere gesamte Interaktion mit unserem Partner erfüllen. *John Welwood*

Zweitens sind Seele, Körper und Geist ein einziges Ganzes, das durch einen umfassenderen Energiekörper zusammengehalten wird, der über unsere physische Form hinausgeht und sehr komplex ist. Zu den wichtigsten Bestandteilen dieses Energiekörpers gehört ein Energiekanal, der von den Geschlechtsorganen bis zur Schädeldecke die Wirbelsäule hinauffließt. Auf dieser »spirituellen Achse« befinden sich die sieben Chakren bzw. Energiezentren, die Bewußtseinsebenen darstellen, Aspekte des Inneren.

Das Sexualzentrum ist Ausgangspunkt einer mächtigen Energie, die als zusammengerollte Schlange oder weibliche Gottheit gedacht und Kundalini genannt wird. Während des Geschlechtsverkehrs kann diese Energie aus ihrem Schlummer geweckt und die spirituelle Achse hinaufgelockt werden, so daß jeder durch die einzelnen Chakren repräsentierte Bewußtseinszustand verwandelt und erleuchtet wird. Wenn die Kundalini die Stelle zwischen den Augenbrauen erreicht, das dritte Auge, das in den esoterischen Traditionen von Ost und West als Ort des kosmischen Bewußtseins gilt, und somit die ersten sechs Chakren verbunden hat, erlebt man »die freudige Ekstase der Einheit mit dem Universum außerhalb der Begrenzung durch die Zeit«, wie Douglas und Slinger in *Das große Buch des Tantra* schreiben. Ein großer Yogi, Anandagiri, beschreibt den Aufstieg der Kundalini so: »Die innere Frau, die sich auf den ›Königsweg‹ macht, legt an den geheimen Zentren eine Rast ein. Am Schluß umarmt sie die Lotusblüte auf dem Kopf, den höchsten Herren. Dieser Vereinigung entströmt ein köstlicher Nektar, der den Körper erfüllt; dann wird unaussprechliche Glückseligkeit erlebt.«

Der Aufstieg der Kundalini kann durch Visualisierungen bei Meditation und Sexualität und die Kontrolle des Atems angeregt werden. Mit Hilfe des Atems lernt man, die Sexualität auszudehnen, die innere Energie zu steuern und, beim Mann, den Orgasmus hinauszuzögern. Tantrische und taoistische Verfahren lehren, daß der Atem tief sein und bis in den Bauch reichen sollte. Der Bauch sollte sich nach außen wölben und die Form eines Topfes annehmen. Außerdem sollte der Atem ein bis vier Takte angehalten und dann voll ausgeatmet werden. Wie im Kapitel über die Lunge beschrieben, nehmen wir beim Atmen Lebensenergie auf. Jeder Atemzug kann uns neu beleben. Während der Atem angehalten wird, füllt das Qi den Körper aus und verbessert Gesundheit und innere Kraft. Beim Einatmen können Sie sich vorstellen, daß Qi zu bestimmten Organen fließt. Halten Sie dann den Atem an und sehen Sie, wie das Qi Ihre Organe belebt und Gesundheit und Vitalität wiederherstellt. Das Anhalten des Atems ist einer der Schlüssel zu mehr Kraft, Vitalität und Weisheit. Wer seinen Atem steuert, steuert seinen Geist, sagen die Yogis.

Beim Ausatmen befreien Sie sich von allen negativen Gedanken und Gefühlen. Atmen Sie tief und lange aus. Sehen Sie, wie die dunklen Wolken aus negativen Gedanken und Gefühlen, Krankheiten und unguten Verhaftungen den Körper verlassen und zur Erde zurückkehren, wo sie gereinigt werden.

Mit der Kontrolle über unseren Atem lernen wir die Kontrolle über unsere subtileren Energie-, Nerven- und Muskelsysteme. Dadurch können wir den Körper besser kontrollieren und den Liebesakt erfüllender gestalten. Tantrische und taoistische Praktiker empfehlen Liebenden auch, zusammen zu atmen und ihren Atem ineinanderfließen zu lassen, um eine tiefere und intimere Ebene der Sexualität zu erreichen.

Taoismus, Tantra und Yoga betrachten die Sexualität als Möglichkeit, das Selbst zu entwickeln. Im Tantra heißt es, daß dies ohne Liebe, Vertrauen und Hingabe an den Partner nicht möglich ist. Alle höheren menschlichen Werte müssen mit der Sexualität vereint werden, damit sie zu einer erhebenden, spirituellen Erfahrung wird. In einem solchen Kontext ist die Sexualität ein Weg zum höchsten Zentrum im Inneren.

29. Das Immunsystem

> Gesundheit und Krankheit sind im Grund der
> Erfolg oder Mißerfolg des Organismus, sich den
> Herausforderungen der Umwelt anzupassen.
>
> *René Dubos*

Im Jahr 1981 tauchte in den USA eine geheimnisvolle und bedrückende Krankheit auf, die dem menschlichen Immunsystem die Kraft nahm, gegen eine Reihe tödlicher Leiden anzukämpfen. Die Krankheit schien auf homosexuelle Männer beschränkt zu sein, weshalb die Ärzte sie »Schwulenimmundefizienz« (GRID) zu nennen begannen.

Ein Jahr später hatte die Anzahl der Fälle sich drastisch erhöht, und die ursprüngliche Bezeichnung wurde in AIDS (für Acquired Immune Deficiency Syndrome, d. h. erworbenes Immundefektsyndrom) geändert. Zu dieser Zeit war die Ursache der Krankheit immer noch unbekannt. 1983 jedoch isolierten französische Forscher am Pasteur-Institut in Paris das Virus, das Aids verursachte; sie nannten es HIV (Human Immunodeficiency Virus, humanes Immunschwächevirus).

1984 erkannten die Wissenschaftler HIV offiziell als Ursache für Aids an. Ihnen war bald klar, daß die Krankheit durch den Austausch von Körperflüssigkeiten verbreitet wurde, insbesondere sexuelle Beziehungen, intravenösen Drogengebrauch und Bluttransfusionen. Man erkannte auch, daß zwischen der Infizierung durch HIV und dem Ausbruch von Aids eine Latenzperiode lag. Das Virus konnte sich zehn Jahre im Körper aufhalten, bevor die Aidssymptome sich entwickelten.

Obwohl die Krankheit offensichtlich große Gefahren barg, war die Aufklärung der Öffentlichkeit Anfang der 80er Jahre praktisch gleich Null. Manchen Forschern wurde anfangs sogar davon abgeraten, das Aidsvirus zu untersuchen, denn man dachte, es wäre auf Homosexuelle beschränkt und daher der ernsthaften Aufmerksamkeit der wissenschaftlichen Fachwelt nicht würdig. Erst als die Franzosen wichtige Entdeckungen in der Aidsforschung machten, begannen auch amerikanische Wissenschaftler, die Krankheit intensiver zu untersuchen.

Gesundheit ist nicht gleichbedeutend mit Glück, Sattsein oder Erfolg. Sie ist vor allem das völlige Einssein mit allen Umständen, in denen wir uns befinden. Sogar unser Tod ist ein gesundes Ereignis, wenn wir die Tatsache, daß wir sterben, ganz annehmen.

Mwalimu Imara

Die Überzeugung, Aids wäre auf Homosexuelle beschränkt, wiegte die Öffentlichkeit in einem trügerischen Gefühl der Sicherheit. Es zerstob, als 1985 Rock Hudson, ein Symbol amerikanischer Männlichkeit, an Aids erkrankte. Hudsons Verfall und Tod waren ein Stück öffentlicher Aufklärung, das die Welt mit Entsetzen erlebte. Eins der bekanntesten Gesichter der Welt wurde innerhalb kürzester Zeit zu einem Schädel, der mit papierähnlichem Fleisch bedeckt war. Als Rock Hudson starb, wußte jeder, was Aids mit Menschen machte. Aber das war nur der Anfang.

Nach Hudsons Tod infizierten Leute sich mit HIV, weil sie in Krankenhäusern verseuchte Bluttransfusionen erhalten hatten. Plötzlich war der wahre Charakter der Krankheit klar. Sie war nicht einfach eine »Schwulenkrankheit«, sondern befiel Menschen ungeachtet ihrer sexuellen Neigungen. Nun wandten die Medien der »Aidsepidemie« ihre volle Aufmerksamkeit zu. 1986 war das Wort, das zur Beschreibung der öffentlichen Einstellung zu Aids am häufigsten benutzt wurde, »Hysterie«. Aufklärungskampagnen kamen ins Rollen und warnten jeden von der Grundschule aufwärts vor den Gefahren von ungeschütztem sexuellen Verkehr und der mehrfachen Verwendung intravenöser Nadeln.

1991 hatten sich in den USA über 160 000 Männer und Frauen Aids zugezogen, und mehr als 100 000 waren an der Krankheit gestorben. Heute schätzt man, daß weltweit ungefähr 14 Millionen Menschen mit HIV infiziert sind, von denen die meisten an Aids erkranken und sterben werden, falls es nicht gelingt, ein Heilverfahren zu finden. In der Bundesrepublik leben zur Zeit rund 60 000 Menschen mit dem Virus, fast 12 000 sind an Aids erkrankt. Am schnellsten verbreitet die Seuche sich in Schwarzafrika. Der Weltgesundheitsorganisation zufolge stellen die über 2 Millionen afrikanischen Aidspatienten nur die Spitze des Eisbergs dar. Allein in Uganda gibt es 800 000 HIV-Infizierte – das sind 20% der Bevölkerung und 88% der Prostituierten, die dort die Hauptursache für die Verbreitung der Krankheit sind. Ugandische Gesundheitsbeamte schätzen, daß bis zum Jahr 2000 jeder zweite Ugander mit HIV infiziert ist.

In Medizin und Wissenschaft genießt die Aidsforschung jetzt weltweit höchste Priorität; trotzdem meinen die Forscher, daß es einen Impfstoff in diesem Jahrhundert noch nicht geben wird und ein Heilverfahren sogar noch länger auf sich warten lassen wird. Der Hauptschutz besteht in der Vorbeugung, das heißt geschütztem Geschlechtsverkehr und, bei Drogenabhängigen, in der Verwendung steriler Nadeln.

Die Seuche Aids hat uns in vieler Hinsicht wachgerüttelt; nicht zuletzt hat sie uns auf das Wunder des menschlichen Abwehrsystems aufmerksam gemacht. Wir leben in einer Welt voller Mikroorganismen, chemischer Schadstoffe, radioaktiven Mülls und ganz normalen Staubs. Viele dieser körperfremden Substanzen sind tödlich. Aber obwohl wir sie praktisch mit jedem Atemzug in unseren Körper aufnehmen, können wir sie zerstören, ohne ihr Vorhandensein überhaupt zu bemerken. Dies gehört zu den Wundern der erstaunlichen körpereigenen Abwehr, des Immunsystems.

Die Phasen der Immunabwehr

Den ersten Schutzwall des Körpers bildet die Haut, die als Barriere gegen die zahllosen Organismen und Giftstoffe wirkt, die in jedem Augenblick auf uns einstürmen. Fremde Substanzen, die in die Haut eindringen, versucht der Körper zunächst durch Tränen, Schweiß und Speichel zu neutralisieren und loszuwerden.

Trotzdem gelangen Krankheiten in den Körper. Ein in die Zelle eindringendes Virus veranlaßt diese dazu, es immer wieder zu reproduzieren, so daß die Zellen zu Krankheitsfabriken werden. In den meisten Fällen jedoch zerstört das Immunsystem das Virus und die virenproduzierenden Zellen, bevor wir überhaupt merken, daß wir infiziert sind. Dies gilt auch für Krebszellen. Ab und zu entartet die DNS bzw. der genetische Code einer Zelle und veranlaßt die Zelle dazu, sich unkontrolliert zu vermehren. Trotzdem werden die Krebszellen im allgemeinen vom Immunsystem zerstört, bevor sie sich im Körper festsetzen. Für (fast) jedes Problem – Umweltgifte, Viren oder Krebszellen – hat das Immunsystem eine Lösung.

Der Organismus reagiert auf einen Eindringling in mehreren Phasen: Zunächst erkennt er den eindringenden Feind als etwas Körperfremdes; als nächstes veranlaßt er eine spezifische und effiziente Reaktion; dann schlägt er unter Einsatz verschiedener Methoden eine genau koordinierte Schlacht; und schließlich legt er fest, daß der Krieg gewonnen wurde, und stellt die Immunreaktion ein, damit sie nicht den gesunden Körper zerstört. Nachdem das Immunsystem seine Armee zurückgerufen hat, nimmt es seine allgegenwärtige Wachsamkeit wieder auf. Sehen wir uns die verschiedenen Phasen genauer an.

Sobald ein Virus im Blut oder in den Geweben erscheint, wird es sofort von einer Gruppe großer weißer Blutkörperchen umgeben, den Makrophagen bzw. Phagozyten (Freßzellen). Sie sind so etwas wie die Stadtteilpolizisten des Körpers und durchstreifen auf der Suche nach Missetätern das Blut. Die Makrophagen können auf ein eindringendes Virus oder Gruppen virenverseuchter Zellen auf verschiedene Weise reagieren: Sie verschlingen so viele Eindringlinge, wie sie können; sie bauen einen Teil der Zellmembran ab und zerstören so die Zelle; oder sie markieren Zellen, die sie nicht zerstören können, mit einem sogenannten Antigen, das den Eindringling als Fremdkörper kenntlich macht. Der Körper muß im Verlauf der gesamten Auseinandersetzung Eigenes von Fremdem unterscheiden können, damit die Immunzellen nicht gesundes Gewebe zerstören.

Das Antigen dient dazu, andere Immunzellen auf den Plan

zu rufen; deren erste Gruppe sind die T-Helfer- bzw. T-4-
Zellen. Sie werden so genannt, weil sie vor ihrem Einsatz
als Körperpatrouille von der Thymusdrüse trainiert wurden, auf Krankheiten zu reagieren. Die T-4- oder T-Helfer-
Zellen, die zur allgemeinen Kategorie der Immunzellen
oder Lymphozyten gehören, vermehren sich schnell und
werfen sich ebenfalls in die Schlacht.

Wir sollten unsere Krankheit lieben, denn sie sorgt dafür, daß wir
gesund bleiben. Ohne die Krankheit, die wir haben, könnten wir
an einer noch schlimmeren leiden. Krankheit ist immer ein schöpferischer Versuch, Probleme zu lösen. Wenn wir dies akzeptieren,
unserer Krankheit danken und in Verbindung mit anderen Menschen – einer Gruppe oder unserem Arzt – andere Möglichkeiten
entdecken, die Probleme zu lösen, die von der Krankheit deutlich
gemacht werden, nähern wir uns der Gesundheit.   *Lewis Mehl*

Die T-4-Zellen sind die Generäle des Schlachtfelds: Sie greifen den Eindringling nicht selbst an, sondern organisieren
die Reaktion des Körpers auf das eindringende Pathogen.
Sobald sie aktiviert sind, signalisieren sie den Makrophagen,
einen chemischen Stoff namens Interleukin-1 bzw. Il-1 ab-
zusondern, durch den, so die Wissenschaftler, die Immunzellen miteinander »kommunizieren«.
Interleukin-1 regt Fieber und tiefen Schlaf an. Die Wissenschaftler vermuten, daß Fieber ein wichtiger erster Schritt
zur Vernichtung des feindlichen Eindringlings ist, vielleicht
weil die erhöhte Körpertemperatur ein für ihn feindliches
Milieu herstellt. Schlaf wird wahrscheinlich induziert, damit
der Körper seine Energien ganz der Aufgabe widmen kann,
den Feind zu vernichten.

Die T-4-Zellen sondern dann einen weiteren chemischen Stoff ab, Interleukin-2 bzw. Il-2, das einen anderen Lymphozytentyp aktiviert, die T-Killer-Zellen. Sie zerstören die von Viren befallene Zellen, indem sie die Zellmembran attackieren, so daß das Virus sich nicht mehr vermehren kann.

Der höchste Reichtum ist ein gesunder Körper.   *Apokryphen*

Während die T-Killer-Zellen den Eindringling angreifen, rufen die T-4-Zellen eine andere Waffe des Immunsystems auf den Plan, die B-Zellen. B-Zellen bilden zur Bekämpfung des Virus spezialisierte, aus Proteinen bestehende Antikörper. Durch sehr komplexe Manöver mutieren und rekombinieren sie die Gene, um genau den Antikörper herzustellen, der das Virus zerstört. B-Zellen sind buchstäblich Laboratorien vor Ort. Sie sind die vielleicht produktivsten Chemiker, die je existierten, denn sie können über eine Million Antikörper-Arten bilden. Außerdem stellen sie Immunglobuline her, das heißt Proteine, die auch als Antikörper gegen Krankheiten fungieren.

Während die B-Zellen den richtigen chemischen Wirkstoff herstellen, wählen die T-4-Zellen das perfekte Gegengift für den Eindringling aus. Sobald es gefunden ist, regen die T-4-Zellen die B-Zellen dazu an, sich zu vervielfältigen und weitere Antikörper zu bilden.

Makrophagen, T-Helfer-Zellen, T-Killer-Zellen, B-Zellen und Antikörper sind die wichtigsten Soldaten auf dem Schlachtfeld des Körpers. Wenn der richtige Antikörper gefunden ist – was in über 99 % der Fälle gelingt –, speichert das Immunsystem die Formel und erinnert sich in Zukunft an sie. Wenn es dem pathogenen Eindringling das nächste

Mal begegnet, kann es ihn abwehren. Wir sind »immun« gegen Masern, Mumps oder Windpocken, wenn wir sie einmal hatten: Das Immunsystem trommelt sofort einen Schwung wirksamer Antikörper zusammen und traktiert mit ihnen die Krankheit, so daß der Eindringling vernichtet wird, bevor wir irgendein Symptom bemerken. Das Immunsystem fungiert daher auch als riesiger Computer, der sich an genetische Informationen erinnert. Die Immunaufzeichnungen stehen dem Körper jederzeit zur Verfügung. Wenn wir das nächste Mal bekannte Grippe- oder Windpockenviren einatmen, ist das stets wachsame Immunsystem vorbereitet.

Sobald die Schlacht gewonnen ist, muß das Immunsystem den Kampf abbrechen, damit nicht gesundes Gewebe bzw. letztendlich der gesamte Körper zerstört wird. Dazu werden die T-Suppressor-Zellen, sogenannte T-8-Zellen, aktiviert. Sie senden einen chemischen Stoff aus, der den T- und B-Zellen signalisiert, daß der Kampf vorüber ist und sie ihre Aktivität einstellen sollen, so daß die Immunreaktion unterdrückt wird. Das Immunsystem kehrt zum Gleichgewichtszustand ruhiger Wachsamkeit zurück.

Immunzellen sind an praktisch jedem Krankheits- und Heilungsprozeß beteiligt, auch an Herz-Kreislauf-Erkrankungen (siehe das Kapitel zum Gefäßsystem), Krebs und Arthritis, um nur ein paar zu nennen.

Heilung ist eine Sache der Zeit, oft aber auch einer günstigen Gelegenheit.   *Hippokrates*

Das Immunsystem ist stark und effizient, reagiert aber auch sehr sensibel auf das, was wir denken, fühlen und essen. Diese Faktoren entscheiden oft, ob wir krank werden oder nicht

und wie schnell wir uns erholen. Wie Geist, Seele und Ernährung die Tätigkeit des Immunsystems beeinflussen, wollen wir uns im folgenden näher ansehen.

Der Geist und die Immunität

Heute steht fest, daß der Geist für die Effizienz des Immunsystems eine wichtige – und manchmal sogar entscheidende – Rolle spielt. Dies wurde schon in den 40er Jahren deutlich, als der bahnbrechende Forscher Hans Selye ermittelte,
daß Geist und Seele die Funktionsweise des Körpers stark
beeinflussen können. Er stellte fest, daß Streß sofortige und
kumulierte Folgen für den Körper haben kann. Die Evolution hat den Körper dahingehend trainiert, bei einer Gefahr
entweder zu fliehen oder sich ihr zu stellen und zu kämpfen.
In der modernen Welt jedoch sind wir oft gezwungen, in einer gefährlichen Situation auszuharren und beide Bedürfnisse zu unterdrücken. Wenn zum Beispiel ein Polizist Ihnen befiehlt, Ihr Auto anzuhalten, weil Sie bei Rot über die
Ampel gefahren sind, besteht Ihr natürlicher Impuls darin,
noch stärker aufs Gaspedal zu drücken und die Flucht zu ergreifen oder aus dem Auto auszusteigen und dem Polizisten
gehörig die Meinung zu sagen. Wenn Sie nicht weitere negative Folgen riskieren wollen, ist beides nicht ratsam. Ähnlich ist es vielleicht mit Ihrem Arbeitgeber, Ihrem Kredit-
sachbearbeiter bei der Bank oder einem anderen Menschen,
mit dem Sie eine schwierige Beziehung haben. Wenn dieser
natürliche Instinkt unterdrückt wird, löst die angestaute
Spannung viele negative körperliche Reaktionen aus: Störungen des Hormon-, Atmungs-, Herz-Kreislauf- und Nervensystems. Diese Disharmonien, so Selye, können zu ei-

nem Nierenschaden, Herz-Kreislauf-Erkrankungen und dem Tod führen.

In den 60er Jahren identifizierten Dr. Meyer Friedman und Dr. Ray H. Rosenman sogenannte Typus-A- und Typus-B-Persönlichkeiten. Typus A ist zielorientiert, von Terminen gehetzt und stark am Ergebnis von Ereignissen interessiert; Typus B ist mehr dem Augenblick verhaftet, stärker beziehungsorientiert und weniger am Ergebnis von Ereignissen interessiert. Diese Arten des Verhaltens beeinflussen, wie Friedman und Rosenman gezeigt haben, die Gesundheit des Herz-Kreislauf-Systems auf ganz unterschiedliche Weise. Typus-A-Verhalten führt zu einem erhöhten Kortikosteroid-, Adrenalin- und Cholesterinspiegel sowie einem verstärkten Risiko für Herzkrankheiten oder einen Schlaganfall; Typus-B-Verhalten hingegen hat keine dieser negativen Folgen. Die Forschungen von Selye und Friedman-Rosenman haben gezeigt, daß Streß verheerende Folgen haben kann. Wie gut ein Mensch Streß bewältigt, bestimmt die Qualität und die Länge seines Lebens.

Unser Immunsystem ist unsere Schnittstelle mit der Umwelt. Wenn es gesund ist und richtig arbeitet, können wir mit Keimen in Kontakt kommen, ohne infiziert zu werden, mit Allergenen, ohne allergisch zu reagieren, mit Karzinogenen, ohne Krebs zu bekommen. Ein gesundes Immunsystem ist der Eckstein einer guten allgemeinen Gesundheit.   *Andrew Weil*

Daraufhin untersuchte die Geist-Körper-Forschung das Verhalten der Immunzellen. Seit Jahren ist bekannt, daß kurz nach dem Verlust eines geliebten Menschen für den Hinterbliebenen das Risiko zunimmt, eine Krankheit zu be-

kommen und zu sterben. Die Betreffenden sterben buchstäblich an einem gebrochenen Herzen. Dr. Stephen Schliefer und seine Kollegen am Mount Sinai Medical Center
haben festgestellt, daß ein schmerzlicher Verlust eine läh-
mende Wirkung auf die Lymphozyten haben kann: Bei
manchen Männern, die ihre Partnerin verloren haben, reagierten sie einfach nicht auf vorhandene Viren oder Fremdkörper. Wenn der Betreffende nach dem Tod des geliebten
Menschen lange genug überlebte – im allgemeinen sechs
Monate –, nahmen die Lymphozyten geheimnisvollerweise
ihr normales Verhalten wieder auf und funktionierten perfekt.

An der Harvard-Universität stellte Dr. John B. Jemmot fest,
daß das Immunsystem von Typus-A-Studenten schwächer
ist als das von Typus-B-Studenten. Die Wissenschaftler untersuchten die Menge an Immunoglobulin A (IgA), das von
den B-Zellen produziert wird. Während der schwierigen
Zeiten des Studienjahres, besonders während der Prüfun-
gen, verloren Typus-A-Studenten mehr IgA und brauchten
länger, es wiederherzustellen, als Typus-B-Studenten. Die
Ergebnisse bestätigten, daß Typus A dazu neigt, stärker in
das Ergebnis von Ereignissen zu investieren und sie oft als
Situationen sieht, in denen es um »Leben oder Tod« geht.
Die Typus-B-Studenten identifizierten sich sehr viel weniger mit Prüfungsergebnissen. Deshalb war ihr Immunsystem nicht so schwach.

Eine negative emotionale Verfassung schadet dem Immunsystem, positive Gedanken und Bilder jedoch tragen dazu
bei, es zu verbessern. Geist und Seele können bewußt zur
Stärkung der Immunzellen eingesetzt werden. Fälle wie der
von Norman Cousins, der angesichts einer Krankheit im
Endstadium sein Leben durch Lachen und eine positive Ein-

stellung verlängerte, beweisen dies ebenso wie die Arbeit von O. Carl Simonton, einem Onkologen, der berichtete, daß Visualisationen den Patienten helfen, ihr Leben zu verlängern und schwere Krankheiten einschließlich Krebs zu überwinden. Auch die zahlreichen Hinweise, daß Menschen in langfristigen, kooperativen Beziehungen länger und besser leben, weisen auf den dramatischen Einfluß hin, den Geist und Seele auf den Körper haben.

Neuere Untersuchungen haben ergeben, daß Lachen die Hormone, die Atmung und die Herztätigkeit erstaunlich positiv beeinflußt. Eine Studie zeigte, daß sogar ein Lächeln die Stimmung und die Hirnchemie zum Besseren verändert. Auch Meditation und die Erzeugung positiver Bilder stärken erwiesenermaßen das Immunsystem.

All diese Forschungen weisen auf die Notwendigkeit hin, im Leben das Gleichgewicht zu wahren. Menschen, die sich nur mit einem Aspekt des Lebens identifizieren, neigen dazu, ein schwächeres Immunsystem zu haben als Menschen, deren Leben vielseitiger und ausgeglichener ist. Irgend etwas im Menschen scheint Abwechslung zu brauchen.

Hier wird die Einheit von Geist, Seele und Körper unzweideutig sichtbar: Gesundheit ist das Ergebnis eines Gleichgewichts zwischen Arbeit, kooperativen Beziehungen und Selbstachtung.

Ernährung und Immunität

Zahlreiche Untersuchungen haben gezeigt, daß Ernährungsfaktoren wie Fett und Cholesterin, Vitamine, Mineral- und Ballaststoffe eine wichtige Rolle für die Stärke oder Schwäche unseres Immunsystems spielen. Diese Studien ergaben, daß eine bessere Ernährung sowie weniger und schwächere toxische Einflüsse das Immunsystem stärken.

Im Groben ist den Wissenschaftlern seit langem bekannt, daß eine unpassende Ernährung die Immunität schwächt und für zahlreiche Pathogene anfällig macht. Eine Mangelernährung ist mit vielen Krankheiten in Verbindung gebracht worden, von Skorbut über Malaria bis zu Blindheit. Heute weiß die Forschung, daß zwischen den Abwehrmechanismen des Körpers und unseren täglichen Eßgewohnheiten eine sehr viel spezifischere und intensivere Beziehung besteht.

Gesättigte Fette beeinflussen erwiesenermaßen die Makrophagen, indem sie deren Zellmembran ungünstig verändern und ihre Sensibilität vermindern. Makrophagen, die Müllmänner des Körpers, sind auf die Sensibilität ihrer Zellmembranen angewiesen, um Pathogene zu erkennen und zu zerstören. Wenn sie ein Pathogen nicht erkennen können, ist diese erste Phase der Immunreaktion ineffizient.

In der Ernährung enthaltene Fette werden ranzig bzw. oxidieren, sobald sie im Organismus sind. Diese ranzigen Fette zerfallen weiter in Substanzen, die als freie Radikale bezeichnet werden, hochgesättigte Moleküle, die extrem reaktionsbereit sind. Freie Radikale zerstören die DNS und verursachen Zellmutationen.

Die Wissenschaftler haben entdeckt, daß Beta-Karotin- sowie Vitamin-E- und -C-reiche Nahrungsmittel – zu ersteren gehören etwa Brokkoli, Karotten und Kürbis – so etwas wie die Müllabfuhr für die freien Radikale, das heißt Antioxidantien sind. Sie überlassen gleichgewichtsgestörten Atomen Elektronen und stellen so in Molekülen und Geweben die Stabilität wieder her. Die genannten Nahrungsmittel beugen auch der Bildung von freien Radikalen vor und stoppen die chemischen Veränderungen, die andernfalls in Geweben und Immunzellen eine verheerende Wirkung haben. Es hat sich gezeigt, daß Beta-Karotin sehr gut vor Krebs schützt, auch bei Zigarettenrauchern. Das Forschungsgremium der amerikanischen Akademie der Wissenschaften hat daraufhin die Bevölkerung aufgefordert, mehr Nahrungsmittel zu essen, die viel Beta-Karotin enthalten, um so das Krebsrisiko zu vermindern.

Vitamin-A-Mangel reduziert erwiesenermaßen die Größe und die Anzahl von T- und B-Zellen. Eisenmangel vermindert die Effizienz der weißen Blutkörperchen.

Mineralstoffe, etwa Zink, Selen, Mangan, Magnesium, Kupfer und Kalzium, beeinflussen die Immunreaktion sehr stark. In einer Untersuchung, die 1987 im *American Journal of Clinical Nutrition* veröffentlicht wurde, berichteten Wissenschaftler, daß Zinkmangel zu einer Rückbildung der Thymusdrüse führt und die Antikörperreaktion auf Antigene reduziert. Die Wissenschaftler verglichen zwei Gruppen von Kleinkindern: Die Ernährung der einen wurde mit Zink angereichert, die andere erhielt ein Placebo. Die Forscher kamen zu dem Ergebnis, daß die Zink-Gruppe weniger Infektionen und mehr weiße Blutkörperchen hatte als die Placebo-Gruppe. Mit diesen Ergebnissen vertraute Wissenschaftler meinen, daß die Ernährung bei der Behandlung von AIDS und anderen Krankheiten des Immunsystems eine nicht unerhebliche Rolle spielt.

Dr. Brian Leibovitz vom Fachbereich für Ernährungswissenschaft an der Universität von Kalifornien schrieb in *Nutrition Update*: »Zwei sehr wichtige Forschungsbereiche werden vernachlässigt: die Steuerung der Virusaktionen und die Verbesserung der Immunreaktion mit Hilfe der Ernährung. Ich bin fest davon überzeugt, daß dies die beiden wichtigsten Bereiche sind, die im Hinblick auf Aids erforscht werden sollten.«

Zahlreiche neue, interessante Studien untersuchen die Beziehung zwischen Ernährung und Immunsystem. Die ersten Forschungen scheinen die Wissenschaftler zu überzeugen, daß eine gesunde Ernährung die Grundlage für eine starke und optimale Immunreaktion bildet.

Aids: viele Ursachen

Obwohl heute feststeht, daß eine HIV-Infektion die Vorbedingung für Aids ist, haben die Wissenschaftler bemerkt, daß zahlreiche Beeinträchtigungen des Immunsystems notwendig sind, bevor eine HIV-Infektion zum Ausbruch von Aids führt. Diese Information zeigt, daß der Lebensstil dazu beitragen kann, Aids trotz einer HIV-Infektion zu verhindern.

Bei einer ihrer ersten Untersuchungen entdeckten die US-Gesundheitsämter bei der Anamnese homosexueller Männer mit Aids, daß diese auch reichlich Drogen konsumierten. Sie berichteten 1982, daß von den 87 untersuchten Männern mit Aids 97% sagten, sie würden »Popper« bzw. Amylnitrat nehmen, 93% sagten, sie würden Marihuana rauchen, 68% nahmen Amphetamine, 66% Kokain, 65% LSD, 59% Quaaludes (ein Methagualon-Präparat) und 12% Heroin. Die Gesundheitsämter stellten auch fest, daß die Männer im allgemeinen mehrere Drogen nahmen, nicht nur eine.

Von »Poppern« und anderen Drogen ist seit langem bekannt, daß sie das Immunsystem schwächen und Anämien, Darmstörungen und Leberschäden verursachen. Einige Studien weisen darauf hin, daß »Popper« möglicherweise

direkt mit dem Ausbruch des Kaposi-Sarkoms zusammen-
hängen. Heroin dezimiert erwiesenermaßen die T-Zellen.
Es ist auch bekannt, daß die Einführung von Sperma in den
männlichen Körper durch analen Geschlechtsverkehr die
Immunzellen quasi überrollt. Die Darmwände sind nur eine
Zelle dick. Forscher sagen, die Darmschleimhaut hätte die
Stärke eines nassen Blatts Seidenpapier. Die Darmwand
reißt leicht, so daß Spermien und Infektionen sich schnell im
Blut verbreiten können. (Die Vagina dagegen ist mit einer
dicken Schutzschicht ausgekleidet, die Spermien und andere Substanzen daran hindert, direkt ins Blut zu gelangen.)
Spermien sind konzentriertes Protein, das Purine, Ammoniak und andere Chemikalien enthält, die für Blut und Gewebe
toxisch sein können. Wenn Spermien ins Blut gelangen, verlangt dies einen schnellen Einsatz der Immunzellen, die so
von anderen Infektionsherden abgezogen werden müssen.
Die US-Gesundheitsämter berichteten auch, daß 80–90%
der HIV-infizierten männlichen Homosexuellen Darmpara-
siten hatten. Parasiten gelten als wichtiger Faktor für den
Ausbruch von Aids bei Heterosexuellen in Afrika und den
USA. Die Behandlung erfolgt im allgemeinen mit Antibiotika. Die Forschung hat jedoch gezeigt, daß Antibiotika das
Immunsystem schwächen. 1982 berichteten W. E. Hauser
und J. S. Remington im *American Journal of Medicine,* daß
Antibiotika die Tätigkeit von mindestens vier Immunbe-
standteilen hemmen.
Hinzu kommt, daß viele männliche Aidspatienten vorher
andere Geschlechtskrankheiten hatten, unter anderem Sy-
philis, Herpes, Hepatitis B, Gonorrhoe und Amöbenruhr.
Auch diese Krankheiten schwächen das Immunsystem.
Inzwischen haben Wissenschaftler von der Johns-Hopkins-
Universität in Baltimore entdeckt, daß eine kleine Zahl von

Patienten – rund 5 von 2000 – nach einer Infizierung bei Tests HIV-positiv abschnitt, ein paar Monate später jedoch wieder negativ war. Die Menschen waren offensichtlich in der Lage, das Virus zu zerstören, sobald es in ihrem Blut auftauchte.

Vorsicht bei der Lektüre von Gesundheitsbüchern: Sie könnten an einem Druckfehler sterben.   *Mark Twain*

Aids und andere Immunschwächekrankheiten – etwa vom Epstein-Barr-Virus hervorgerufene Lymphome und das chronische Ermüdungssyndrom – demonstrieren die Kraft, aber auch die Anfälligkeit des Immunsystems. Immer mehr Forschungsergebnisse weisen darauf hin, daß wir selbst die Stärke unserer Immunabwehr steuern, sie aber oft unabsichtlich hemmen und manchmal sogar zerstören. Weitere Informationen zu bestimmten Krankheiten finden Sie in den Kapiteln über die einzelnen Organe, Systeme und Sinne.

Zu den Nahrungsmitteln, die das Immunsystem stärken, gehören:

- *Die Zwiebelfamilie:* Zwiebeln, Knoblauch, Lauch, Schnittlauch und Schalotten verbessern das Immunsystem und schützen vor Magenkrebs. Einigen Untersuchungen zufolge kann der jährliche Verzehr von mindestens 50 Pfund dieser Gemüse Magenkrebs vorbeugen.
- *Die Kohlfamilie:* Brokkoli, Blumenkohl, Rosenkohl, Weißkohl und Grünkohl. Diese Gemüse schützen vor Dickdarm-, Mastdarm-, Magen- und Luftwegekrebs. Krautsalat und Sauerkraut sind ebenfalls wirksam.
- *Fisch:* Fischtran verbessert die Tätigkeit der weißen Blut-

körperchen, die fremde Zellen aufspüren und angreifen.
Es hat sich gezeigt, daß er in früheren Krebsstadien die
Metastasenbildung verhindert.

– *Miso:* enthält viel Lecithin und Linolsäure, die Fettablagerungen abtragen. Bedeckt die Darmwände mit nützlichen Laktobakterien; verbessert die Verdauung und die
Assimilation der Nährstoffe. Miso macht Blut und Darm
alkalisch.

– *Unbehandelte Nahrungsmittel:* An Leukämie, Prostata-
und Bauchspeicheldrüsenkrebs sterben in den USA meist
Farmer im sogenannten »Maisgürtel«. Seit 1945 wurden
gechlorte Kohlenwasserstoffpestizide in diesem Bereich
verwendet, und damit stieg die Zahl der Fälle deutlich an.
Weizenfarmer, die sehr viel weniger Insektizide benutzen, entwickelten diese Probleme nicht. Die syntheti-
schen Pestizide setzen viele Farmer längere Zeit einem
stark erhöhten Risiko aus und gefährden die Öffentlichkeit allgemein, wenn auch weniger stark. Einige Pestizide
werden über das Grundwasser und die Nahrungsmittelkette weitergegeben. Vermeiden Sie den Verzehr pesti-
zidbehandelter Nahrungsmittel, und essen Sie statt dessen unbehandeltes Obst und Gemüse.

– *Meeresgemüse:* Sie enthalten viel Kalzium, Eisen, Zink
und andere Spurenelemente. Meeresgemüse binden
Schwermetalle und Strontium 90 im Körper und bilden
unlösliche Salze, die aus dem Körper ausgeschwemmt
werden.

– *Shitakepilze:* Verbessern das Immunsystem und wirken
Tumoren entgegen. Das *U. S. Journal of Cancer Research*
berichtete, daß sich bei 6 von 10 Mäusen, die ein Sarkom
hatten (eine durch Viren ausgelöste Krebsart) und kurzzeitig mit Shitakeextrakt behandelt wurden, der Tumor

vollkommen zurückbildete. Bei höheren Konzentratio-
nen wurden bei allen Mäusen die Tumoren kleiner. Shitake senkt den Cholesterinspiegel ganz erheblich – bei
Tierversuchen in wenigen Tagen um 25 bis 45%. Die
Wirkung ist stärker, wenn der ganze Pilz verzehrt wird.
Fünf bis sechs Pilze täglich senken den Cholesterinspiegel
in einer Woche um 12%. Die Pilze enthalten Cortenelin,
ein Breitspektrumantibiotikum, das viele pathogene
Bakterien abtötet. Ein aus Shitake extrahierter Sulfidbe-
standteil wirkt bei bestimmten Hautkrankheiten antibio-
tisch. Forscher an der Medizinischen Fakultät der Yama-
gushi-Universität in Japan haben berichtet, daß der
Shitakeextrakt eine Schutzwirkung hat, die die zellzer-
störende Wirkung des HIV hemmt.

Eure Arznei sei die Nahrung.   *Hippokrates*

– *Vollkorngetreide:* Es enthält Vitamin B, das für das gute
  Funktionieren des Immunsystems unentbehrlich ist, und
  Ballaststoffe, die die Verdauung und die Darmtätigkeit
  fördern, außerdem viele komplexe Kohlenhydrate, die
  langanhaltende Energie geben, sowie Protein, zahlreiche
  Vitamine und Mineralstoffe.
– *Zink:* immunstärkend und unentbehrlich für die Produktion des Thymushormons, das die Reifung der Immunzellen fördert. Zuviel Zink kann allerdings die Immunität
  schwächen; deshalb ist es sicherer, es über die Nahrung
  aufzunehmen als durch zusätzliche Tabletten. Gute
  Spender sind: Meeresfrüchte, Vollweizen, Vollweizen-
  mehl, Bulgur, Cashewnüsse und die meisten Hülsenfrüchte.

Auch bestimmte Nährstoffe stärken das Immunsystem. Zu ihnen gehören:

- *Arginin:* eine Aminosäure. Regt die Immunreaktion bei Patienten an, deren Immunsystem durch Drogen oder eine Operation geschwächt ist. In Tierversuchen verbesserte es, zusätzlich zur Nahrung gegeben, die Immunreaktion, und hielt sie angesichts von Mangelernährung und fortgeschrittenem Krebs konstant.
- *Beta-Karotin:* Beta-Karotin ist immunstärkend, fungiert als Antioxidans und schützt vor Krebs und Herzkrankheiten. Enthalten in: Karotten, Kürbis, Brokkoli, Bohnensprossen, Pak-Choy-Kohl, Grünkohl, Rosenkohl, Pfirsichen, Aprikosen, Pflaumen, Wassermelonen.
- *Kalzium:* reguliert die Tätigkeit der Lymphozyten sowie die Synthese und Funktion der Prostaglandine. Gute Spender: Blattgemüse, vor allem Pak-Choy-Kohl, Grünkohl, Senfblätter und Meeresgemüse.
- *Chlorophyll:* enthalten in grünem Gemüse, Blaugrünalgen und Chlorophyllergänzungsgetränken; trägt dazu bei, das Immunsystem und die Thymusdrüse zu verjüngen und die Körperphysiologie wieder ins Gleichgewicht zu bringen; wirkt außerdem stark entgiftend.
- *Ballaststoffe:* enthalten in Vollkorngetreide, Gemüse, Obst. Schützen vor Dickdarmkrebs und einigen Studien zufolge auch vor Brustkrebs.
- *Selen:* wichtig für die Bildung von Antikörpern und Enzymen, die an der Immunität beteiligt sind. Enthalten in Meeresfrüchten, Vollkorngetreide und Knoblauch.
- *Vitamin-B-Komplex:* immunstärkend. Mangel vermindert Produktion und Effizienz der B- und T-Zellen und führt zur Rückbildung des Lymphgewebes, einer schlech-

ten Antikörperbildung und einer geringeren Aktivität des Thymushormons. B6-Mangel beeinträchtigt die von Zellen und Hormonen gesteuerte Immunität. Gute Spender sind Blattgemüse, Vollkorngetreide, Hülsenfrüchte, Kartoffeln, Mais, Nüsse, Avocados, grüne Paprikaschoten.

– *Vitamin C:* immunstärkend. Verbessert die allgemeine Widerstandskraft des Körpers gegen Viren und regt den Ausscheidungsprozeß an. Schützt erwiesenermaßen vor Speiseröhren- und Magenkrebs. Gute Spender sind: Brokkoli, Weißkohl, Erdbeeren, Orangen, Grapefruits, Honigmelonen, Blattgemüse, Sauerkraut, Kürbis sowie rote und grüne Paprikaschoten. Hagebutten und Hibiskustee sind besonders reiche Vitamin-C-Spender.

– *Vitamin E:* immunstärkend; »Müllabfuhr« für freie Radikale, was bedeutet, daß es in Zellen eindringen, Gewebe wiederherstellen und den oxidationsbedingten Verfall aufhalten kann. Schützt auch vor ozoninduzierten Schäden durch freie Radikale und verlangsamt den Altersprozeß. Forscher schätzen, daß Diätmaßnahmen, die den von freien Radikalen angerichteten Schaden unter Kontrolle halten, das Leben um mindestens fünf Jahre verlängern können. Vitamin C kann dazu beitragen, Vitamin E neu zu bilden. Spender: Vollkorngetreide, besonders Weizen und Bulgur; Meeresfrüchte.

Heilpflanzen, die das Immunsystem stärken, sind unter anderem:

– *Echinacea:* Sie können die Wurzel kochen, um einen Tee herzustellen, oder 15 bis 30 Tropfen Tinktur in Wasser geben. Stimuliert und stärkt das Immunsystem und wirkt

als Antibiotikum. Echinacea ist eine der effizientesten
Heilpflanzen bei allen Infektionen.

– *Kanadische Gelbwurz:* Der Kräuterheilkundler Michael
Tierra berichtet in seinem Buch *Planetary Medicine*, daß
diese Heilpflanze gegen »Erkältungen, Fieber und Infektionen aller Art wirkt; bei Hämorrhoiden, Hefepilz-
infektionen der Vagina und als Augenbad bei entzünde-
ten Augen.« Tierra warnt indes vor einem vorbeugen-
den Langzeitgebrauch, weil das die Flora im Darmtrakt
schwächen kann.

Epilog: Eine neue Sicht der Gesundheit und des menschlichen Potentials

> Wenn etwas heilig ist, dann der menschliche
> Körper   *Walt Whitman*

Was ist Gesundheit? Einfache Fragen wie diese sind oft am schwierigsten zu beantworten. Wenn wir ganz verstehen würden, was Gesundheit bedeutet, kämen wir dem Sinn des Menschseins näher. Wir würden unser menschliches Potential klarer sehen und sogar eine Ahnung von der Richtung unserer Evolution bekommen.

Vielleicht weil die Frage nach der Gesundheit zu so vielen brisanten Themen führt, versuchen die meisten Ärzte gar nicht erst, sie zu beantworten. Sie definieren Gesundheit als Abwesenheit körperlicher und geistig-seelischer Krankheiten. Aber das ist so, als würde man das Sonnenlicht als Abwesenheit von Dunkelheit definieren. Eine solche Antwort sagt über das Sonnenlicht bzw. die Gesundheit rein gar nichts aus. Wir hätten es gern konkreter. Oder, um im Jargon der westlichen Medizin zu bleiben, wir würden gern die »Symptome« von Gesundheit kennen. Besitzt zum Beispiel ein gesunder Mensch mehr Energie als ein kranker? Wie altert ein gesunder Mensch? Welche Arbeit tun gesunde Menschen? Hat ein Gesunder eher kooperative oder eher destruktive Beziehungen? Versteht ein gesunder Mensch sich selbst und seine Beziehung zum Leben besser?

Auf solche Fragen möchten wir eine Antwort, wenn wir über

die Bedeutung von Gesundheit nachdenken. Sie lenken unsere Gedanken in die richtige Richtung, denn im Grunde fragen wir uns, ob wir als gesunde Menschen besser gerüstet sind, die Probleme zu lösen, vor die das Leben uns stellt. Wenn dies der Fall ist, muß Gesundheit mehr sein als nur die Abwesenheit von Krankheit, denn das Leben ist genauso ein Kampf gegen Unwissenheit und Verwirrung wie gegen Krankheit.

Die Unfähigkeit unseres medizinischen Systems, Gesundheit zu definieren, ist von zentraler Bedeutung für die Krise unseres Gesundheitswesens. Als einziges je existierendes Heilsystem bietet das unsere keine einheitliche Definition der Gesundheit oder ihrer Ursachen. Da ein breitangelegtes Verständnis von Gesundheit und Krankheit fehlt, ist es unmöglich, ein umfassendes Konzept der Krankheitsvorbeugung bzw. der Verbesserung von Gesundheit zu entwickeln. Den Ärzten ist noch nicht klar, wie der Körper sich selbst heilt. Niemand weiß, welche Urkraft Wunden zur Heilung oder den Körper zum Kampf gegen die Krankheit veranlaßt. Ärzte können Teile des Prozesses beschreiben, aber nicht erklären, was ihn verursacht. Die konzertante Aktion des Körpers, der heldenhafte Kampf um Gesundheit, legt in bezug auf das Wesen des Lebens alles mögliche nahe, aber die Forscher wissen auch nicht ansatzweise, wie der menschliche Körper mit den größeren Kräften des Universums verbunden ist.

Der Arzt und Autor Andrew Weil schreibt in *Was uns gesund macht:* »Schulmediziner mögen sagen, daß Gesundheit die Abwesenheit von Krankheit ist, aber sie haben keine klare Konzeption oder Theorie dessen, was Krankheit ist, und auch kein allgemeines Behandlungskonzept ... Die fehlende kohärente Philosophie zur abstrakten Vorstellung,

daß Gesundheit Ganzheit, Vollkommenheit und Gleichgewicht ist, ermutigt die Schulmediziner, vor allem auf die
konkreten Manifestationen der Krankheit zu achten.«

Das gegenwärtige medizinische System des Westens basiert
ausschließlich auf materiellen Werten. Wenn Ärzte nach
Gesundheit suchen, prüfen sie das Verhalten von Zellen und
Organen. Sie konsultieren Maschinen, um den Zustand des
Körpers und die Ursache der Krankheit zu bestimmen. Mit
anderen Worten: Unser heutiges medizinisches System
sucht die Antwort auf Fragen nach Gesundheit und Krankheit bei den Elementen der Erde. Und es betrachtet Gesundheit und Krankheit als Zustände, die oft außerhalb der
menschlichen Kontrolle liegen. Wir atmen ein Erkältungs-
virus ein, und schwupp! haben wir eine Erkältung. Wir haben plötzlich eine Krebszelle, und schon ist unser Leben in
Gefahr.

Dieses Denken bildet die Grundlage der Genforschung, denn
es geht davon aus, daß Krankheiten wie Krebs, Diabetes,
Herzleiden und andere Störungen durch eine Änderung der
elementarsten Aspekte der menschlichen Biologie, der Gene, verhütet werden können. Mit der Genforschung hat die
moderne Wissenschaft ihre materialistischen Werte zum Extrem geführt, denn sie läßt Verhaltensweisen und Geistig-
Seelisches völlig außer acht. Statt dessen konzentriert sie sich
darauf, den Körper genetisch umzustrukturieren.

In der traditionellen Medizin umfaßt die Definition von Gesundheit praktisch alle Aspekte der menschlichen Erfahrung, denn die Weisen in Ost und West sehen Körper, Seele
und Geist als ein einziges, einheitliches Ganzes. Die drei
Aspekte werden durch einen grundlegenden Faktor in Einklang gebracht, den die alten Traditionen Lebenskraft nennen; sie ist eine spirituelle Energie, die das Universum erfüllt

und sich als individuelle Wesen, als du und ich manifestiert. Wenn diese Lebenskraft uns ganz durchdringt, funktionieren Körper und Geist optimal – das heißt, alle Zellen, Organe und Systeme realisieren ihr volles Potential. Und genauso wie das Ganze größer ist als die Summe seiner Teile, würden wir als Gesamtpersönlichkeit unser Potential voll realisieren. All unsere Talente und Fähigkeiten stünden uns zur Verfügung und könnten nach Belieben ausgedrückt werden. Die Weisen sagen, daß wir in diesem Zustand unsere Einheit mit der höchsten Realität, die Harmonie mit dem Schöpfer des Lebens erfahren könnten. Diese Philosophie bestimmte die Methoden, die zur Aufrechterhaltung der Gesundheit und zur Behandlung von Krankheiten benutzt wurden.

Das, was wir über die Ursachen der modernen Todesgefahren gelernt haben, kann ich in drei Sätzen zusammenfassen: Wir töten uns selbst durch unsere unachtsamen Gewohnheiten. Wir töten uns durch unsere unachtsame Verschmutzung der Umwelt. Wir töten uns dadurch, daß wir schädliche gesellschaftliche Zustände – Armut, Hunger und Unwissenheit – weiterbestehen lassen, die die Gesundheit zerstören, besonders von Babys und Kindern.

Joseph Califano

Der Weg zur Gesundheit war und ist also ein Weg spiritueller Entwicklung. Mit Hilfe der Selbsterforschung verstehen wir uns selbst so gut, daß wir wissen, was unsere körperliche und geistig-seelische Gesundheit fördert und was nicht. Da die Menschen direkt mit der Natur verbunden sind, können wir deren Früchte nutzen, um Krankheiten zu behandeln und die Gesundheit wiederherzustellen.

Dieses »ganzheitliche« Gesundheitsverständnis hat in der Menschheit die längste Tradition. Erst in der Neuzeit, genauer in den letzten 400 Jahren, haben wir Gesundheit so umdefiniert, daß sie sich nur auf den Körper bezieht. Parallel dazu haben wir die Vorstellung aufgegeben, daß wir unsere Gesundheit steuern können.

Wenn wir einige extreme Methoden beiseite lassen, können wir den Wert beider Systeme sehen. Die moderne Technologie und Wissenschaft haben uns viel Gutes beschert und sind für unsere Entwicklung unentbehrlich. Aber letztendlich liegt die Verantwortung für die Gesundheit bei jedem einzelnen und seinem Verhalten. Wenn wir Wert und Notwendigkeit beider Systeme erkennen, müssen wir uns die uralte Frage stellen: Gibt es eine Brücke zwischen Materiellem und Spirituellem? Gibt es eine Möglichkeit, Altes und Neues zu verbinden?

Weil die moderne Medizin den Wert der traditionellen Systeme nicht akzeptiert, ist unsere Gesellschaft nicht in der Lage, Gesundheit zu definieren. Wenn wir die traditionellen Methoden anerkennen würden, müßten wir auch die unsichtbaren Aspekte des Lebens und Heilens akzeptieren. Wir wissen bereits, daß unsere Gedanken, Gefühle und Erwartungshaltungen – die unsichtbaren Einflüsse – die Gesundheit verbessern oder verschlechtern. Die geistig-seelischen Aspekte spielen eine entscheidende Rolle für das Funktionieren des physischen Körpers. Es wäre willkürlich und falsch, sie auszuschließen. Außerdem hat sich gezeigt, daß die traditionellen Methoden der Gesundheitsversorgung funktionieren. Ernährung, Massagetherapie, Akupunktur und Heilkräuter verbessern erwiesenermaßen die Gesundheit.

Wie können wir Ost und West zusammenbringen? Wie kön-

nen wir Gesundheit so definieren, daß sie Physisches, Seelisches und Geistiges umfaßt?

Der Arzt und Autor Deepak Chopra meint, daß der Körper
eine Intelligenz besitzt, die nicht auf den Verstand bzw. den
Kopf beschränkt ist, sondern jede Zelle erfüllt. In *Creating
Health* schreibt er: »Alle Krankheiten entstehen aus der Un-
terbrechung des Intelligenzflusses. Die Intelligenz ist jedoch
nicht nur im Kopf. Sie kann sich auf der subzellulären und
der zellulären Ebene, der Ebene der Gewebe oder des Zentralnervensystems äußern.« Die unzähligen Enzyme, Gene,
Hormone, Immunbestandteile und Nerven sind Chopra zufolge »Ausdrucksformen der Intelligenz ... Mit perfektem
Know-how steuern sie lebensnotwendige Funktionen, und
zwar an den Außenposten des Körpers, weit weg vom Sitz
des Verstandes. Obwohl die Ausdrucksformen der Intelligenz lokalisiert werden können, ist dies in bezug auf die Intelligenz selbst nicht möglich ... sie durchdringt uns ganz
und ist überall in der Natur vorhanden.«

Wie diese Intelligenz die Zellen bei ihren selektiven Aktivitäten leitet, ist immer noch unbekannt, aber es gibt ein paar
interessante Theorien, die wir kurz ansprechen wollen.

Organe, die aus gesunden Zellen bestehen, verhalten sich
genauso planmäßig und effizient wie die Zellen selbst. Sie
werden im allgemeinen weder über- noch unteraktiv, und
wenn sie krank werden, können sie sich der Krankheit in relativ kurzer Zeit entledigen.

Krankheit andererseits ist chaotisch. Auf der atomaren Ebene brechen kranke Atome auseinander und zerfallen innerhalb kürzester Zeit, ein Phänomen, das als Bildung freier
Radikale bezeichnet wird. Diese degenerierenden Atome
führen zu neuen chemischen Verbindungen in den Zellen,
die wiederum zahlreiche Krankheiten auslösen können, von

Arthritis und Herzkrankheiten bis zu Krebs und Alzheimer.
Bemerkenswert ist, daß chaotische Zellen nicht in Harmonie mit dem übrigen Körper arbeiten, sondern ihrem spezi-
fischen Muster gemäß.

Andererseits wissen wir, daß auch unser eigenes chaotisches
Verhalten Krankheiten verursacht. Unregelmäßige Schlaf-
und Eßgewohnheiten, chaotische Gedanken und Verhaltensweisen führen alle zu der einen oder anderen Krankheit. Krankheit kann als ungeordnetes Verhalten auf der
makroskopischen und auf der mikroskopischen Ebene verstanden werden.

Lassen Sie nie einen Chirurgen ein »funktionsloses« Organ heraus-
nehmen, wenn es nicht wirklich krank ist. Funktionslose Organe
werden zu sehr nützlichen, sobald die Forscher die Möglichkeit der
Funktion zugeben und versuchen, sie zu dokumentieren.

Andrew Weil

Um Krankheiten zu heilen, benutzen wir Ordnung. Mehr
Ruhe, eine ausgewogenere Ernährung, ruhigere Gedanken
und weniger Streß tragen zu einer besseren Gesundheit bei.
Ordnung kann natürlich auch dogmatisch und starr werden
und zu Stagnation führen, das heißt zu der Weigerung zu
wachsen, was ebenfalls Krankheiten verursacht. Wachstum
ist im Grunde nur möglich, wenn alte Gewebe und Verhaltensmuster zerbrechen und dann durch stärkere Gewebe
oder neue Handlungsweisen ersetzt werden. Veränderung
und Evolution sind darauf angewiesen, daß alte Systeme
dem Chaos und dem Aufbau eines neuen Systems Platz machen. Das Leben selbst stagniert nicht, es ist ständig in Bewegung, ständig im Fluß.

Damit stehen wir wieder vor dem Paradox des Lebens, diesmal auf seiner grundlegendsten Ebene. Wir können dem Abenteuer der Veränderung nicht entkommen, das durch Ordnung und Chaos, Aufbau und Zerfall möglich wird. Oft verschließen wir uns der Realität, daß die Struktur des Lebens aus Gegensätzen besteht. Je mehr wir eine Seite aufbauen, desto mehr leugnen wir die andere. Der Physiker Fred Alan Wolf schreibt in seinem Buch *Der Quantensprung ist keine Hexerei:* »Die Natur ist dualistisch; ihr Verhalten folgt dem Grundsatz der Komplementarität ... Je mehr wir ein System im Hinblick auf eines dieser komplementären Teile bestimmen oder definieren, desto weniger wissen wir über das andere ... Alles, was wir erleben, hatte immer eine verborgene komplementäre Seite.«

Ordnungen müssen in Frage gestellt, Systeme verändert werden, wenn auf irgendeiner Ebene, im physischen Körper oder in Institutionen, Gesundheit herrschen soll. Gesundheit kommt auch zustande, wenn paradoxe Einflüsse ins Gleichgewicht gebracht werden, so daß beide in angemessenem Umfang existieren können. Hier stoßen wir auf eine andere Tatsache: Gesundheit braucht Gleichgewicht. Es kann keine Gesundheit geben, wenn extreme Verhaltensweisen gleich welcher Art das Leben bestimmen. Regeneration und Degeneration müssen im Gleichgewicht sein. Zuviel Arbeit, Ruhe, Kummer oder Kritik – Exzesse jeder Art bilden die Grundlage für Krankheiten.

Der wegweisende Streßforscher Hans Selye hat in dem Buch *Stress – Bewältigung und Lebensgewinn* die Frage des Alterns angesprochen und darauf hingewiesen, daß niemand am Alter stirbt, sondern am Zusammenbruch eines oder mehrerer vitaler Organe, von denen der gesamte Körper abhängig ist. »Bei all meinen Autopsien (und ich habe viele vorgenommen) habe ich nie einen Menschen gesehen, der am Alter gestorben ist. Am Alter sterben würde bedeuten, daß alle Organe des Körpers gleichmäßig abgenutzt wären, einfach weil sie zulange in Gebrauch waren. Das ist nie der Fall. Wir sterben ausnahmslos, weil ein unentbehrlicher Teil im Verhältnis zum übrigen Körper zu früh verschleißt. Das Leben, die biologische Kette, die unsere Einzelteile zusammenhält, ist nur so stark wie das schwächste unentbehrliche Glied.«

Selye empfahl, den Verschleiß zu generalisieren. »Der menschliche Körper hält – wie die Reifen an einem Auto oder der Teppich auf dem Boden – am längsten, wenn er gleichmäßig abgenutzt wird. Wir können uns in dieser Hinsicht viel Gutes tun, wenn wir einfach unserem natürlichen Bedürfnis nach Abwechslung im Alltag nachgeben. Wir sollten nicht vergessen, daß jeder Teil um so weniger abgenutzt wird, je mehr wir unsere Handlungen variieren.« Indem wir also, kurz gesagt, ausgeglichen leben.

Gegensatz und Gleichgewicht bilden die Grundlage aller traditionellen Heilsysteme. Egal ob wir uns auf das Yin-Yang-System der Chinesen, die vier Körpersäfte der Griechen oder die hinduistische Dreiheit Brahma (Schöpfung), Vishnu (Erhaltung) und Shiva (Zerstörung) berufen – die Gesundheit hängt immer davon ab, daß die im Körper und im Leben generell existierenden Gegensätze ins Gleichgewicht gebracht werden.

Die traditionellen Völker haben verstanden, daß Gesundheit kein statischer Zustand ist, sondern ein Fließen, das sich ständig an seine Umgebung anpaßt. Warum ist Gesundheit immer im Fluß, immer in Bewegung? Weil Gegensätze bzw. Paradoxe ständig in unserem Leben vorhanden sind und wir uns ständig an sie anpassen müssen. Manchmal brauchen wir mehr Ruhe, manchmal weniger; manchmal mehr von diesen Nahrungsmitteln, manchmal weniger; heute betonen wir die Arbeit, morgen das Nichtstun.

Gegensätze erzeugen Bewegung und Energie, die Grundlagen des Lebens. Diese Erkenntnis war in der vormodernen Zeit Ost und West gemeinsam. Nichts war elementarer, nichts nützlicher bei materiellen und spirituellen Problemen.

Diesen Systemen zufolge findet die Heilung statt, wenn genügend fließende Lebensenergie vorhanden ist. Ob das Problem eine Schnittwunde oder Krebs ist, die Lebensenergie ist die Urkraft, die die Zellen dazu veranlaßt, die Wunde zu schließen oder die Krankheit zu beseitigen. Die Lebensenergie fließt am besten, wenn das physische, emotionale und spirituelle Leben im Gleichgewicht sind. Maximale Gesundheit, Vitalität und spirituelle Entwicklung ergeben sich aus einem ausgewogenen Verhalten. Das chinesische und das griechische Heilsystem beruhen darauf, daß gegensätzliche Kräfte ins Gleichgewicht gebracht werden. Der »mittlere Weg« ist das buddhistische Ideal der spirituellen Entwicklung. Der Logos, die Wahrheit, stellt sich ein, wenn die Gegensätze im Alltag ins Gleichgewicht gebracht werden, meinte der griechische Philosoph Heraklit. Gleichgewicht läßt die Lebensenergie fließen und so Heilung geschehen.

Das Zeitalter der Energiemedizin

Obwohl die Vorstellung von einer Lebenskraft vielen fremd ist, entsteht zur Zeit eine neue medizinische Wissenschaft, die diese Auffassung stützt. Diese Wissenschaft wird Energiemedizin genannt; sie untersucht, wie die elektromagnetische Energie im Körper fließt.

Wie wir in diesem Buch gesehen haben, ist der Körper mehr als eine chemische und mechanische Maschine; er ist auch eine elektrische Einheit. Die Wissenschaft hat meist behauptet, daß diese elektrischen Phänomene in bestimmten Organen lokalisiert sind, dem Herzen etwa oder dem Nervensystem. Neue Forschungen zeigen jedoch, daß die elektromagnetische Energie in Bahnen fließt, die den von der chinesischen Medizin beschriebenen Meridianen entsprechen. Die wissenschaftliche Forschung belegt auch, daß die elektromagnetische Energie durchaus die Urkraft sein könnte, die den Heilungsprozeß auslöst.

Die wissenschaftliche Grundlage der Energiemedizin wird oft schlecht verstanden, und die Energien des Körpers gelten bei vielen Ärzten immer noch als geheimnisvolle Phänomene, die der menschlichen Erkenntnis nicht zugänglich sind. Wenn die Energiemedizin ihren rechtmäßigen Platz als wirksame Form der medizinischen Therapie einnehmen soll, muß sie auf eingeführten wissenschaftlichen Prinzipien und gründlichen wissenschaftlichen Experimenten aufgebaut werden.   *Robert Becker*

In seinem Buch *Heilkraft und Gefahren der Elektrizität* dokumentiert Dr. Robert O. Becker das Vorhandensein einer elementaren elektromagnetischen Lebenskraft, die den Körper belebt und dafür sorgt, daß er wächst und heilt. Bekker, der die Messung kleinster elektromagnetischer Energien erforscht hat, demonstriert, daß der menschliche Körper ein komplexes Gewebe elektrischer Ströme bildet. Sie regen Zellen dazu an, die Gesundheit wiederherzustellen,

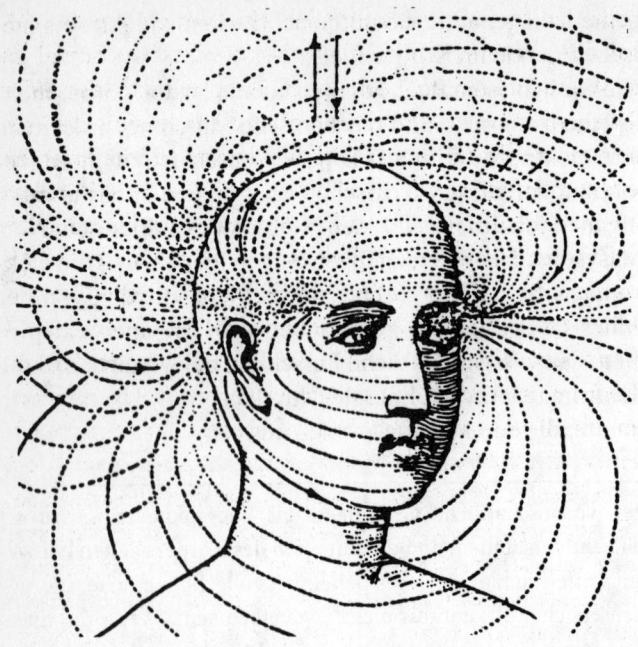

Abb. 29: Das Energiefeld des Körpers – Wissenschaftler und alternative Heiler sehen den menschlichen Körper jetzt nicht mehr nur als chemische und mechanische Einheit, sondern auch als eine elektrische Einheit, die elektromagnetische Felder sowohl erzeugt als auch durch sie beeinflußt wird. Der Zellbiologe Jim Oschman meint, daß die einzelnen Teile des Ganzen durch verschiedene Arten von Energiefeldern miteinander verbunden sind. Manche Wissenschaftler vermuten sogar, daß die elektromagnetische Energie die Urkraft ist, die den Heilungsprozeß auslöst.

Wunden zu schließen und Wachstum zu fördern. Die elektromagnetische Energie ist der Auslöser für den Heilungsprozeß, stellt Becker fest.

Becker kombinierte Biologie, Chemie und Physik, formulierte eine Hypothese und bewies dann, wie der Heilungsprozeß funktioniert. Er zeigt, daß eine Verletzung das Gehirn dazu veranlaßt, ein schwaches elektrisches Signal an die Wunde zu senden, das die Heilung anregt. Wenn der Heilungsprozeß fortschreitet, nimmt die Intensität des »stimulierenden Signals« ab. Dies wiederum verlangsamt die Reparaturarbeiten vor Ort. Wenn die Wunde schließlich vollständig verheilt ist, hört das Signal auf und damit auch die Reparaturtätigkeit der Zellen.

Das war aber nur der Anfang. Becker bewies auch, daß das elektrische Netzwerk des Körpers den Akupunkturmeridianen der Chinesen entspricht. Die Punkte auf diesen Akupunkturmeridianen verstärken den im Körper fließenden elektromagnetischen Strom. Becker schreibt: »Wir stellten fest, daß rund 25 % der Akupunkturpunkte auf dem menschlichen Unterarm existierten, denn sie besaßen spezifische, reproduzierbare und signifikante elektrische Parameter und waren bei allen Versuchspersonen vorhanden. Als nächstes sahen wir uns die Meridiane an, die diese Punkte zu verbinden schienen. Wir stellten fest, daß sie die elektrischen Merkmale einer Übertragungsleitung haben; die nicht-meridiane Haut weist diese Merkmale nicht auf. Wir folgerten, daß das Akupunktursystem tatsächlich existiert und höchstwahrscheinlich elektrisch funktioniert. Auf diesem Weg wird das von der Verletzung abgegebene Signal wahrscheinlich an das Gehirn übermittelt.«

Warum produziert ein Fingernagel keine Leberzellen? Was steuert die DNS so, daß bestimmte Gene aktiv sind, andere dagegen inaktiv bleiben? Becker versuchte, diese Fragen zu beantworten, indem er die Regenerationsfähigkeit von Salamandern untersuchte. Salamander können ein Bein originalgetreu nachwachsen lassen. Sie können auch ein Auge, ein Ohr, ein Drittel ihres Gehirns, fast ihren gesamten Verdauungstrakt und einen Großteil ihres Herzens nachwachsen lassen. Wenn wir einem Salamander das Bein abschneiden, die sich entwickelnden neuen Zellen abnehmen und an die Stelle geben, an der dem Salamander auch der Schwanz abgetrennt wurde, wird der Salamander einen Schwanz nachwachsen lassen. Wenn wir den Schwanz abschneiden und nachwachsende Zellen auf ein Bein legen, wird der Salamander ein originalgetreues neues Bein nachwachsen lassen. Solche Experimente zeigen Becker, daß »es im lebenden Salamander einen Mechanismus gibt, der den Gesamtplan für den Körper des Salamanders enthält und die Information zur Verfügung stellt, die dem Blastem (den neugebildeten Zellen) sagt, welches Gewebe es herstellen soll.«

Wer sich heute auf den Operationstisch legt, hat mehr Chancen zu sterben als ein englischer Soldat auf dem Schlachtfeld von Waterloo.   *Sir James Young Simpson*

Becker fragte sich, wie es möglich ist, daß die Regenerationsfähigkeit des Salamanders einem derart geordneten Schema folgt, wo doch der gesunde Menschenverstand annehmen würde, daß an einem solchen Ort nur Chaos herrschen kann.

Mit Hilfe rigoroser wissenschaftlicher Untersuchungen bewies er, daß diese morphogenetischen Felder eigentlich elektrische Felder sind, die einen lebenden Organismus durchdringen und umgeben. Die Felder enthalten komplexe Informationen, die den Heilungsprozeß steuern und festlegen, welche Zelle wo wächst. In diesen Energiefeldern könnte auch die Intelligenz angesiedelt sein.

Bemerkenswerterweise gleicht das Skelett- und Nervensystem des Salamanders dem des Menschen. »Das Vorderbein des Salamanders hat dieselben Knochen, Muskeln, Blutgefäße und Nerven in derselben Anordnung wie der menschliche Arm«, schreibt Becker. »Das Gehirn und die Anordnung der Nerven im Körper sind im Grunde genauso wie bei uns, außer daß der Denkbereich unseres Gehirns sehr viel größer ist.«

Becker, ein Orthopäde, der zweimal für den Nobelpreis nominiert wurde, hat dargelegt, daß die optimale Menge an elektromagnetischer Energie bestimmt, wie gesund ein Mensch ist. Diese Entdeckung, meint er, bildet die Grundlage für die Geburt einer neuen Medizin – der elektromagnetischen.

Ihr geht es um die Verbesserung bzw. Stärkung der Lebensenergie im Körper. Viele alte und neue Heilungstechniken einschließlich so unterschiedlicher Methoden wie Schamanismus und Homöopathie können, wie Becker gezeigt hat, die Lebensenergie im Körper stärken. Er hat die vielen Techniken in drei Gruppen eingeteilt.

Die erste bezeichnet er als Minimal-Energie-Techniken; zu ihnen gehören Visualisationen, Placebos, Schamanismus und Hypnose. Die zweite sind energieverstärkende Techniken, etwa Akupunktur, Magnetismus, Ernährung, Homöopathie, Heilkräuter und Massage. Die dritte sind Hoch-Energie-Transfertechniken, bei denen dem Körper von außen Energie zugeführt wird, etwa durch Maschinen, die dem Körper mehr Energie geben und auf diese Weise Zellen reparieren und die Gesundheit wiederherstellen.

Wenn diese Methoden richtig angewandt werden, funktionieren sie, sagt Becker; trotzdem ist noch viel Forschungsarbeit erforderlich, um zu bestimmen, wie sie am besten benutzt werden können, vor allem die dritte Kategorie, der Hoch-Energie-Transfer. Becker rät eindringlich, bei der Wahl eines Energiemediziners vorsichtig zu sein. Die elektrische Akupunktur zum Beispiel kann für die Zellen gefährlich sein, weil nur winzige Gleichstrommengen im Körper aktiv sind. Wenn zuviel Strom zugeführt wird, kann dies die Zellen schädigen und ein Chaos verursachen. Becker war ein Pionier in diesem Bereich, aber jetzt entwickeln auch viele andere Wissenschaftler die elektromagnetische Medizin und ihre Techniken weiter, so unter anderem Forscher an der New-York-State-Universität, der Universität von Kalifornien und der Syracuse-Universität.

Die Maschinenanalogie besitzt in bezug auf den erwachsenen Organismus eine gewisse Plausibilität: Maschinen, besonders solche mit Feedback-Kontrollmechanismen, gleichen tatsächlich künstlichen Organismen oder Organen: Flugzeuge sind wie Vögel, Kameras wie Augen, Pumpen wie Herzen, Computer wie Gehirne. Maschinen, die von Menschen hergestellt wurden, um den Zielen des Menschen zu dienen, spiegeln einige der organischen, zweckgebundenen Eigenschaften der Menschen, die sie machen und benutzen. Aber auch wenn Maschinen künstlichen Organismen gleichen, bedeutet das nicht, daß Organismen nur Maschinen sind.

Rupert Sheldrake

Es könnte durchaus sein, daß die elektromagnetische Medizin sowohl die Zukunft der Gesundheitsversorgung als auch die Brücke zwischen Ost und West, Altem und Neuem, Geist und Materie verkörpert.

Gesunde Menschen sehen gesünder und jünger aus als ungesunde Menschen. Sie haben nicht so viele Krankheiten, und das sieht man. Sie sind außerdem glücklicher, sagt

Deepak Chopra. Der Grund: Gesundheit kann nur in einer Atmosphäre gesunder Gedanken gedeihen. Die Psychoneuroimmunologie hat gezeigt, daß Gedanken das Immunsystem tiefgreifend beeinflussen und so direkt auf die Gesundheit einwirken. Depressionen, chronischer Streß, Ärger und Einsamkeit schwächen die Immunität und machen den Körper für viele Krankheiten anfällig, von normalen Erkältungen bis zu Herzkrankheiten und Krebs. Positive Gedanken andererseits haben eine die Gesundheit verbessernde Wirkung auf den Körper.

»Es scheint, daß Glück, das heißt einfach, die meiste Zeit glückliche Gedanken haben, biochemische Veränderungen im Gehirn auslöst, die wiederum eine ausgesprochen wohltuende Wirkung auf die Physiologie des Körpers haben«, schreibt Chopra. »Jedem Bewußtseinszustand entspricht ein physiologischer Zustand. Wenn Sie zum Beispiel feindselige Gedanken haben, zeigen sie sich an Ihrer Stimmung, Ihrem Gesichtsausdruck, Ihrem sozialen Verhalten und daran, wie Sie sich körperlich fühlen.«

Jene wahre Bibel ... der menschliche Körper.   *Andreas Vesalius*

Der Zustand, den wir Gesundheit nennen, erfüllt also jede Faser unseres Wesens, jeden Aspekt unseres Lebens. Eine der besten Definitionen von Gesundheit, die auch unser Potential erahnen läßt, stammt von Michio Kushi. Für ihn hat ein gesunder Mensch sieben Merkmale: Er hat viel Energie, ohne zu ermüden, einen guten Appetit, einen tiefen und erholsamen Schlaf, ein gutes Gedächtnis, er ist nie ärgerlich, immer froh und munter und dem Leben und anderen Menschen unendlich dankbar.

Ein solcher Mensch ist bestens ausgerüstet, sich am Leben zu freuen und sein Potential voll zu verwirklichen. Das, sagte der große Schweizer Psychiater C. G. Jung, ist der Sinn des Lebens. Wer bereit ist, dem Pfad des Lebens mit Mut und Verständnis zu folgen, wird vom Leben unweigerlich zu seinem inneren Wesen geführt, dem wahren Zentrum des Seins. Jung bezeichnete diesen Weg zur Selbsterkenntnis als Individuation.

»Individuation bedeutet, ein einzigartiges, homogenes Wesen zu werden, und da ›Individuation‹ unsere innerste, höchste und unvergleichliche Einzigartigkeit umfaßt, bedeutet sie auch, daß man zum eigenen Selbst wird. Deshalb könnten wir Individuation als ›zu sich selbst kommen‹ oder ›Selbstverwirklichung‹ übersetzen.«

Genau dahin, sagen die traditionellen Lehren, führt Gesundheit: zur Erkenntnis des eigenen Wesens.

Bibliographie

Anatomie, Physiologie und westliche Medizin

The American Medical Association's Encyclopedia of Medicine. Random House, 1989.

Brody, Jane: *Jane Brody's New York Guide to Personal Health*. Times Books, 1982.

Gray, Henry: *Gray's Anatomy: Descriptive and Surgical*. Bounty Books, 1927.

Hooper, Judith, und Dick Teresi: *Das Drei-Pfund-Universum*. Düsseldorf, Wien, New York: Econ-Verlag, 1988.

Juhan, Deane: *Körperarbeit*. München: Droemer Knaur, 1992.

Steene, Edwin, und Ashley Montagu: *Anatomy and Physiology*, Bd. I und II. Barnes & Noble Books, 1985.

Frühe und traditionelle Heilsysteme

Grossinger, Richard: *Wege des Heilens*. München: Goldmann, 1985.

Preuss, Julius: *Biblisch-talmudische Medizin*. Reprint der Originalausgabe von 1911, Wiesbaden: Fourier, 1992.

Thorwald, Jürgen: *Macht und Geheimnis der frühen Ärzte*. München: Droemer Knaur, [10]1993.

Geschichte der Medizin

Bettmann, Otto L.: *A Pictorial History of Medicine*. Springfield: Charles C. Thomas, 1956.

Castiglioni, Arturo: *A History of Medicine*. Aus dem Italienischen übers. u. hrsg. v. E. A. Krumbhaar. New York: Alfred A. Knopf, 1947.

Clendening, Logan: *The Romance of Medicine: Behind the Doctor.* Garden City: The Garden City Publishing Co. Inc., New York, 1933.

Eckart, Wolfgang: *Geschichte der Medizin.* Berlin: Springer, 1990.

Goerke, Heinz: *Arzt und Heilkunde. Vom Asklepiospriester zum Klinikarzt. 3000 Jahre Medizin.* München: Callwey, ²1987.

Servetus, Michael: *De trinitatis erroribus libri VII.* Nachdruck der Ausgabe Hagenau 1531–1532, Frankfurt/Main: Minerva, 1965.

Smith, Anthony: *The Body.* New York: Viking Penguin, 1986.

Chinesische und japanische Medizin

Fierbrace, Peter: *Acupuncture: Restoring the Body's Natural Healing Energy.* Harmony Books, 1988.

Garvey, John W.: *Introducing the Five Phases of Food: How to Begin.* Brookline, Massachusetts: Wellbeing Books, 1982.

Des Gelben Kaisers Klassiker der Akupunktur. Übersetzt von C. Schnorrenberger. Freiburg: Hochschulverlag, ²1988.

Kaptchuk, Ted J., und Michael Croucher: *The Healing Arts.* New York: Summit Books, 1987.

Kaptchuk, Ted J.: *Das große Buch der chinesischen Medizin.* München: Heyne, 1994.

Kushi, Michio: *Das Buch der Makrobiotik.* Südergellersen: Verlag Bruno Martin, 1984.

Lu, Henry, C.: *Chinese System of Food Cures.* New York: Sterling Publications Co., 1986.

Matsumoto, Kiiko, und Stephen Birch: *The Five Elements and Ten Stems.* Brookline, Massachusetts: Paradigm Publications, 1983.

Muramoto, Naburo: *Heile dich selbst durch bewußte Ernährung.* Haldenwang: Irisiana-Verlag, 1981.

Ohashi, Waturo, und Tom Monte: *Körperdeutung.* Freiburg (Br.): Bauer, ²1994.

Dürckheim, Karlfried von: *Hara – Die Erdmitte des Menschen.* München: O. W. Barth-Verlag, 1983.

Wing-Tsit Chan: *Chinese Philosophy, A Source Book.* Princeton University Press, 1963.

Wong, K. Chimin, und Wu Lien-Teh: *History of Chinese Medicine.* Tientsin, China: The Tientsin Press, Ltd., 1936.

The Yellow Emperor's Classic of International Medicine. Übersetzt und mit einer Einführung versehen von Ilza Veith. Berkeley und Los Angeles: University of California Press, 1949.

Ayurveda

Ballentine, Rudolph: *Diet and Nutrition.* The Himalayan International Institute, 1978.

Chopra, Deepak: *Ayurveda: Gesundsein aus eigener Kraft.* München: Goldmann, 1991.

Lad, Vasant: *Das Ayurveda-Heilbuch.* Aitrang: Windpferd, [8]1994.

Monro, Robin: *Yoga bei Beschwerden.* München: Mosaik, 1991.

Svoboda, Robert E.: *Prakruti: Your Ayurvedic Constitution.* Albuquerque, New Mexico: Geocom, 1989.

Homöopathie

Panos, Maesimund B., und Jane Heimlich: *Homöopathische Hausapotheke.* München: Heyne, [17]1994.

Richardson, Sarah: *Homeopathy: Stimulating the Body's Natural Immune System.* Harmony Books, 1988.

Ullman, Dana: *Homöopathie.* Bern, München, Wien: Scherz, 1991.

Naturheilkunde

Hausmann, Patricia, M. S.: *The Calcium Bible.* Warner Books, 1985.

Hutchens, Alma R.: *Indian Herbology of North America.* Shambhala, 1991.

Mairesse, Michelle: *Health Secrets of Medical Herbs.* Acro Publishing, 1981.

Mindell, Earl: *Die Vitaminbibel*. München: Heyne, [9]1994.

Tierra, Michael: *Planetary Herbology*. Lotus Press, 1988.

–: *The Way of Herbs*. New York: Washington Square Press, 1983.

Trattler, Ross: *Better Health Through Natural Healing*. McGraw-Hill, 1988.

Griechische Medizin

Plato: *Werke*. Griechisch und deutsch, 8 Bde., hrsg. v. Eigler, Gunther. Darmstadt: Wissenschaftliche Buchgesellschaft, 1990, und andere Ausgaben.

–: *Der Staat*. Essen: Magnus, 1984, und andere Ausgaben.

The Presocratics. Philip Wheelwright (Hrsg.), The Odyssey Press, Abteilung der Bobbs-Merrill Co., 1966.

Die Vorsokratiker. Griechisch und deutsch. Ditzingen: Reclam, o. J.

Alternative Heilverfahren und Synthese von Ost und West

Becker, Robert O.: *Heilkraft und Gefahren der Elektrizität*. Bern, München, Wien: Scherz, 1993.

Carlson, Richard, und Benjamin Shield (Hrsg.): *Was ist heilen?* München: Kösel, 1992.

Colbin, Annemarie: *Food and Healing*. Ballantine Books, 1986.

Diamond, John: *Der Körper lügt nicht*. Verlag für angewandte Kinesiologie, [5]1990.

Monte, Tom: *The Way of Hope*. Warner Books, 1989.

Samuels, Michael: *Healing with the Mind's Eye*. Summit Books, 1990.

Pearsall, Paul: *Super Immunity*. McGraw-Hill, 1987.

Price, Shirley: *Aromatherapie bei Beschwerden*. München: Mosaik, 1992.

Pritikin, Nathan, und Patrick McGrady: *Das Pritikin-Programm*. München: Heyne, 1983.

Pritikin, Nathan, et al.: *Live Longer Now*. Grosset & Dunlap, 1974.

Sattilaro, Anthony J., und Tom Monte: *Gesundes Leben – auf natürliche Weise*. Holthausen/Münster: Mahajiva, 1987.

–: *Rückruf ins Leben*. Holthausen/Münster: Mahajiva, 1985.

Serinus, Jason (Hrsg.): *Psychoimmunity and the Healing Process*. Celestial Arts, 1986.

Weil, Andrew: *Was uns gesund macht*. Weinheim, Basel: Beltz, 1991.

Bildquellen

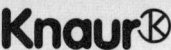
Knaur®

Die alternative Hausapotheke

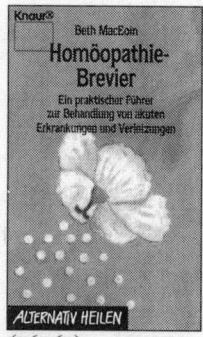

Knaur®
Beth MacEoin
Homöopathie-Brevier
Ein praktischer Führer zur Behandlung von akuten Erkrankungen und Verletzungen

ALTERNATIV HEILEN

(76062)

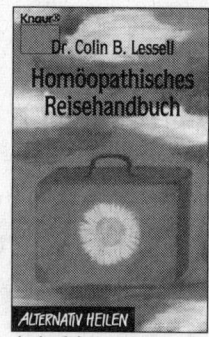

Knaur®
Dr. Colin B. Lessell
Homöopathisches Reisehandbuch

ALTERNATIV HEILEN

(76065)

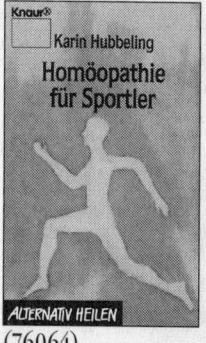

Knaur®
Karin Hubbeling
Homöopathie für Sportler

ALTERNATIV HEILEN

(76064)

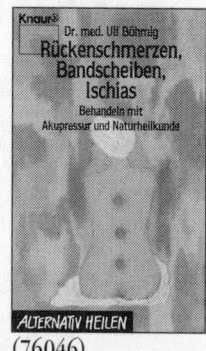

Knaur®
Dr. med. Ulf Böhmig
Rückenschmerzen, Bandscheiben, Ischias
Behandeln mit Akupressur und Naturheilkunde

ALTERNATIV HEILEN

(76046)

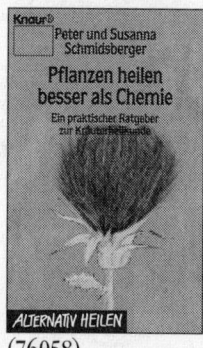

Knaur®
Peter und Susanna Schmidsberger
Pflanzen heilen besser als Chemie
Ein praktischer Ratgeber zur Kräuterheilkunde

ALTERNATIV HEILEN

(76058)

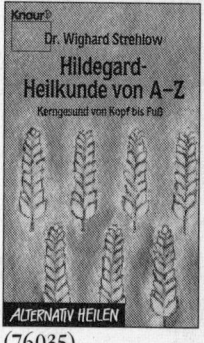

Knaur®
Dr. Wighard Strehlow
Hildegard-Heilkunde von A–Z
Kerngesund von Kopf bis Fuß

ALTERNATIV HEILEN

(76035)

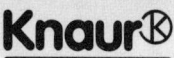
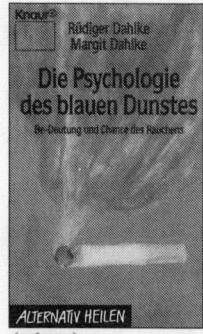
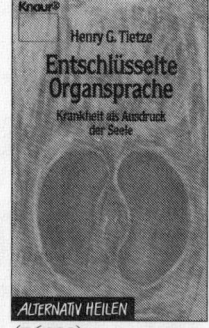
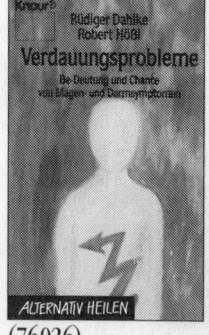
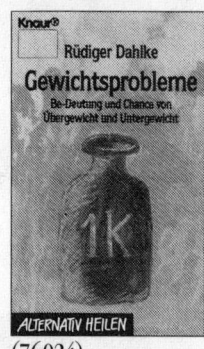
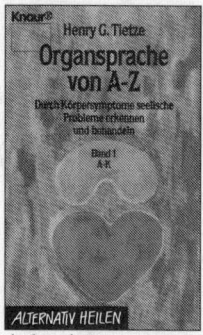
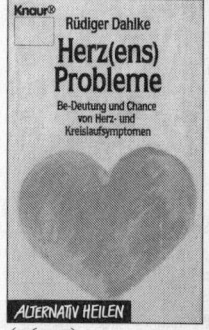

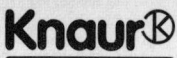

ALTERNATIV HEILEN

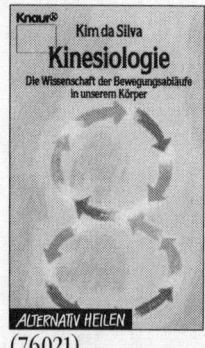

Kim da Silva
Kinesiologie
Die Wissenschaft der Bewegungsabläufe
in unserem Körper

ALTERNATIV HEILEN

(76021)

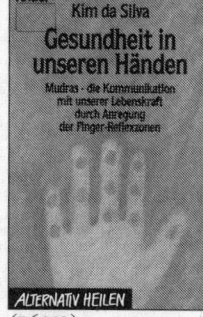

Kim da Silva
Gesundheit in unseren Händen
Mudras - die Kommunikation
mit unserer Lebenskraft
durch Anregung
der Finger-Reflexzonen

ALTERNATIV HEILEN

(76019)

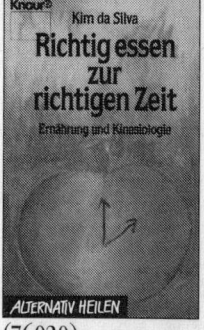

Kim da Silva
Richtig essen zur richtigen Zeit
Ernährung und Kinesiologie

ALTERNATIV HEILEN

(76020)

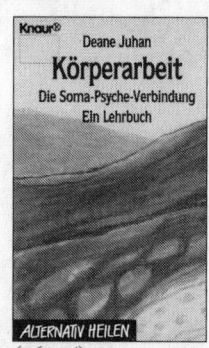

Deane Juhan
Körperarbeit
Die Soma-Psyche-Verbindung
Ein Lehrbuch

ALTERNATIV HEILEN

(76004)

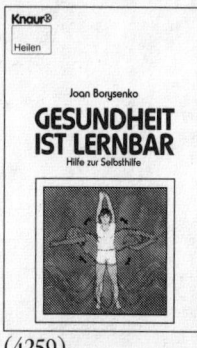

Heilen

Joan Borysenko
GESUNDHEIT IST LERNBAR
Hilfe zur Selbsthilfe

(4259)

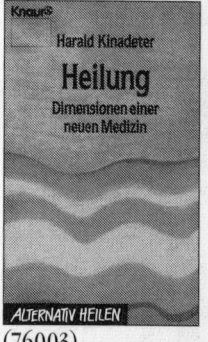

Harald Kinadeter
Heilung
Dimensionen einer
neuen Medizin

ALTERNATIV HEILEN

(76003)